W0259205

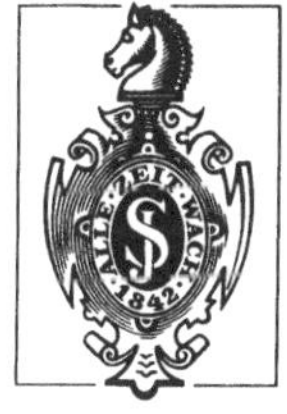

P. R. McHugh P. R. Slavney

Psychiatrische Perspektiven

Eine methodologische Einführung

Übersetzt und bearbeitet von
Karl Koehler und Henning Saß

Mit 4 Abbildungen

Springer-Verlag
Berlin Heidelberg New York Tokyo

PAUL R. MCHUGH, M. D.
Professor of Psychiatry, Johns Hopkins University School of Medicine; Director of the Department of Psychiatry, Johns Hopkins Hospital, Baltimore, MD 21200, USA

PHILLIP R. SLAVNEY, M. D.
Associate Professor of Psychiatry, Johns Hopkins University School of Medicine; Director of Residency Education of the Department of Psychiatry, Johns Hopkins Hospital, Baltimore, MD 21200, USA

Übersetzer:

Professor Dr. KARL KOEHLER
Universitäts-Nervenklinik und Poliklinik, Sigmund-Freud-Straße 25, D-5300 Bonn 1

Dr. HENNING SASS
Psychiatrische Klinik, Voßstraße 4, D-6900 Heidelberg

Titel der englischen Originalausgabe:
The Perspectives of Psychiatry by P. R. McHugh, P. R. Slavney

---

ISBN-13:978-3-642-70923-4 e-ISBN-13:978-3-642-70922-7
DOI: 10.1007/978-3-642-70922-7

CIP-Kurztitelaufnahme der Deutschen Bibliothek

McHugh, Paul R.:
Psychiatrische Perspektiven : e. methodolog.
Einf. / P. R. McHugh ; P. R. Slavney. Übers.
u. bearb. von Karl Koehler u. Henning Sass.
– Berlin ; Heidelberg ; New York ; Tokyo :
Springer, 1986
The perspectives of psychiatry ⟨dt.⟩
ISBN-13:978-3-642-70923-4

NE: Slavney, Phillip R.: ; Koehler, Karl [Bearb.]

Softcover reprint of the hardcover 1st edition 1986

2125/3130-543210

Vorwort zur amerikanischen Ausgabe

Dieses Buch soll allen an der Psychiatrie Interessierten dabei helfen, sich mit den grundlegenden Konzepten des Faches vertraut zu machen. Eine Beschäftigung mit den Kernfragen der Psychiatrie erscheint nicht nur angebracht, weil innerhalb dieses Fachgebietes mehr konzeptuelle Auseinandersetzungen als in anderen medizinischen Bereichen geführt werden, sondern auch weil viele Lernende im Fach sich bereits am Beginn ihrer psychiatrischen Tätigkeit einer bestimmten konzeptuellen Richtung verschreiben, obwohl sie deren axiomatische Voraussetzungen und die damit verbundenen Konsequenzen noch kaum übersehen. In diesem Zusammenhang ist von Interesse, daß viele Menschen sehr früh im Laufe ihres Bildungsganges mit psychiatrischen Ideen in Berührung kommen, oft zu einem Zeitpunkt, an dem sie noch über keinerlei Kompetenz verfügen, diese Gedanken auch zu beurteilen. Das vorliegende Buch entstand aus dem Bemühen, bei der Überprüfung von früh fixierten konzeptuellen Einstellungen und bei der Entwicklung eines Interesses an Methodologie zu helfen, um so zu einem umfassenden Zugang zur Psychiatrie anzuregen.

Unser Vorhaben richtet sich auf mehr denn bloße intellektuelle Flexibilität oder eine eklektische Haltung. Uns geht es um eine Methode des Lernens und Lehrens, in deren Mittelpunkt Fragen wie die folgenden stehen: Wie können wir wissen, was wir wissen? Warum überlegen wir auf diese Weise und nicht auf eine andere? Wie lassen sich unsere Auffassungen in Frage stellen oder widerlegen? Solche Fragen stellen die ersten Hürden am Beginn der psychiatrischen Ausbildung dar. Die Art, wie diese Hürden überwunden werden, ist von großer Bedeutung für die künftige Entwicklung des Psychiaters.

Bei diesem schmalen Band handelt es sich eher um eine Reihe von einführenden Essays als um ein ausführliches Textbuch. Es ist nicht nur für Studenten in der Zeit ihrer Ausbildung in der Psychiatrie und in benachbarten klinischen Disziplinen gedacht, sondern auch für Psychiater und klinische Psychologen sowie für Sozialarbeiter, Krankenschwestern und Krankenpfleger, die im psychiatrischen Bereich tätig sind. Darüber hinaus hoffen wir, daß es auch Zugang zu einer allgemeineren Öffentlichkeit finden wird, soweit sie interessiert ist an konzeptuellen Grundlagen der Psychiatrie sowie an den Entstehungsbedingungen und Lösungsmöglichkeiten für solche Konflikte, die aus methodologischen Vorentscheidungen folgen.

Dieses Buch ist das Ergebnis von mehr als 10 Jahren Unterrichtstätigkeit bei Studenten der Medizin, Psychologiepraktikanten und Ärzten in psychiatrischer und neurologischer Weiterbildung. Ihnen sowie unseren Lehrern und Kollegen schulden wir Dank.

Danksagungen

Eine frühere Fassung der ersten zwei Kapitel dieses Buches erschien als Artikel in der Zeitschrift Comprehensive Psychiatry. Wir veröffentlichen Teile dieses Artikels mit der freundlichen Erlaubnis der Herausgeber.

Ein Teil der Arbeit an diesem Buch wurde durch eine Unterstützung des National Institute of Mental Health, Psychiatric Education Training Grant MH 05361 gefördert.

Wir danken Marshal Folstein, Jerome Frank, Jonathan Javitch, Antonio Lobo, Richard Mindham, Edmond Murphy, Neil Pauker, Michael Schwartz und Milton Strauss für die kritische Lektüre früherer Fassungen dieses Buches.

Ebenso möchten wir Deborah Holifield, Barbara Carberry und Carmilla Middleton Dank sagen für ihre unermüdliche und freundliche Hilfe bei der Herstellung des Manuskriptes.

Schließlich möchten wir Jean, Clare, Patrick, Denis und Jacqueline Dank und Anerkennung zollen für ihre freundliche Geduld während des sehr langen Entstehungsprozesses dieses Buches. Sie besaßen häufig mehr Vertrauen als wir selbst, daß es eines Tages das Licht der Welt erblicken würde.

Die Bearbeiter der deutschen Ausgabe danken den Assistenzärzten Hermann Ebel und Dimitrios Vartzopoulos sowie den Krankenschwestern Anne Braune und Lydia Limbach für ihre kritischen Kommentare zu den deutschsprachigen Entwürfen. Insbesondere sind wir auch Frau Kastenholz Dank schuldig für ihren engagierten Einsatz bei der Fertigstellung des deutschen Manuskriptes.

Inhaltsverzeichnis

Teil III

Das Konzept der Dimensionen

Teil IV

Das Konzept der Verhaltensweisen

Teil V

Das Konzept der Lebensgeschichten

Teil VI

Konflikte und Konzepte

Einführung zur deutschen Ausgabe: Der junge Psychiater und die psychiatrischen Sehweisen

KARL KOEHLER und HENNING SASS

Die meisten Akademiker in Europa kennen Karl Jaspers und haben von seinen philosophischen Schriften gehört. Dem größten Teil der deutschen Psychiater mag darüber hinaus vertraut sein, daß Jaspers einige Jahre an der Heidelberger Psychiatrischen Klinik gearbeitet und dort ein Werk über Psychopathologie verfaßt hat, ein Werk allerdings, das wohl nur wenige vollständig studiert haben dürften. Das Wissen über Jaspers und seine Beziehung zur Psychiatrie erschöpft sich häufig in einigen typischen Schlagwörtern wie Phänomenologie, Erklären und Verstehen oder Prozeß und Entwicklung. Kaum jemandem ist genau vertraut, wie diese Begriffe sich in den Gesamtkontext der Jasperschen Methodenlehre (Huber 1984) einfügen lassen. Hierfür sind mehrere Gründe verantwortlich.

Die „Allgemeine Psychopathologie" stellt schon in rein quantitativer Hinsicht einen großen Band dar – die letzte Ausgabe enthält 716 Textseiten (Jaspers 1965). Der Schreibstil des Autors ist nicht immer leicht verständlich; hinzu kommt, daß er das Werk von Auflage zu Auflage – leider, wie Janzarik (1980) bemerkte – immer mehr mit dem Gedankengut seiner Existenzphilosophie angereichert hat, was der Lesbarkeit nicht förderlich war. Die rigorose Art, in der Jaspers jede einzelne der dargelegten Methoden einer strengen Kritik unterzog, kann den unerfahrenen Leser verwirren und zu einer gewissen Resignation führen. Aus solchen Erwägungen heraus hat Gruhle (1947) sogar empfohlen, man müsse die „Allgemeine Psychopathologie" vom Anfänger fernhalten.

Ein weiterer gewichtiger, der Rezeption Jaspers' entgegenstehender Grund ergibt sich aus einem besonderen Zeitgeist in der Gegenwart. Wenn heute über Lehrmeister der deutschen Psychiatrie wie Jaspers gesprochen wird, so geschieht dies häufig nur im Sinne einer historischen Reminiszenz oder einer bloßen Pflichtübung. Mit unterschiedlicher Deutlichkeit werden die früheren Autoren gern als zwanghaft symptomatologisch orientierte Systematiker apostrophiert, deren Leistungen bestenfalls als überholt angesehen werden, nicht selten jedoch auch als Hemmschuh für die neuen Sehweisen einer psychodynamischen Psychiatrie mit tiefenpsychologischen Theorien, Lehranalysen, Selbsterfahrungsgruppen u. a. m. Unberücksichtigt bleibt dabei meist, daß viele der neuen Lehren trotz der Betonung von Begriffen wie „Seele" oder „psychisch" im Grunde nur maskierte Formen einer modischen identitätstheoretischen Philosophie materialistischer Couleur darstellen (Koehler 1984).

Gewiß ist gegen eine psychodynamische Ausbildung des psychiatrischen Nachwuchses wenig einzuwenden, sofern eine Verabsolutierung des gewählten Standpunktes vermieden wird. Leider stellen die zweifellos erforderlichen tiefenpsychologischen Aspekte noch keinen selbstverständlichen Teil einer integralen psychiatrischen Ausbildung an den deutschen Kliniken dar, in denen der junge Assistenzarzt sein diagnostisches und therapeutisches Wissen erwirbt (Mombour 1984). Deshalb sieht er sich fast überall gezwungen, unter zum Teil erheblichen Schwierigkeiten seinen Zusatztitel für Psychotherapie „außer Haus" zu erwerben. Dessen schwere Zugänglichkeit, die vor allem institutionell bedingt ist, mag zur Tendenz beitragen, daß die psychodynamische Sehweise eine herausgehobene Position erhält und in der Vorstellung gerade der psychiatrischen Anfänger leicht zum dominierenden Denkansatz gerät.

Dazu kann auch der irrige Eindruck verführen, der Umgang mit den wenigen Diagnosen, die es in der Psychiatrie zu stellen gilt, und mit den wenigen Medikamenten, die man einsetzen kann, lasse sich so rasch aneignen. Nach einigen Monaten mag der Anfänger sich die Frage stellen, ob dies alles sei, was es in der Psychiatrie zu lernen gebe. Viele, die hieran ein Ungenügen verspüren, verbinden mit dem Wunsch nach dem psychotherapeutischen Zusatztitel die Vorstellung, dort gäbe es noch etwas sehr Komplexes, die Materie von Grund auf Klärendes zu lernen; erst damit ausgerüstet werde man ein vollwertiger Psychiater und – last not least – auch ein abrechnungsberechtigter Psychotherapeut.

Die Psychotherapie als eine unter verschiedenen psychiatrischen Methoden erscheint zu wichtig, als daß sie im Rahmen der Ausbildung allein auf die psychotherapeutischen Institutionen und die dort gültigen Lehrmeinungen beschränkt bleiben sollte. Hiermit stellen wir uns einer kürzlichen Forderung des Sprechers psychotherapeutischer Organisationen in der Bundesrepublik bewußt entgegen (Hoffmann 1985). In den Vereinigten Staaten von Amerika befindet sich, den besonderen Verhältnissen in den USA entsprechend, in dieser Hinsicht offenbar ein regelrechter Befreiungsprozeß in vollem Gange (Murray 1979). Ähnlich sollte hierzulande die Psychotherapie wieder ganz selbstverständlich in die psychiatrischen Kliniken integriert, dort kritisch gepflegt und *allen* in der Ausbildung stehenden Assistenzärzten systematisch vermittelt werden. Der Lösungsvorschlag von

Heinrich und Lauter (1985) erscheint gut geeignet, um dieses Ziel zu erreichen.

Bisher allerdings sind manche innerhalb der psychiatrischen Kliniken bestehenden psychotherapeutischen Einrichtungen in ihrer Ausbildungsfunktion noch recht insuffizient, sonst bestünde nicht die unbefriedigende Situation, daß die deutsche Fachbezeichnung für Psychiatrie nicht auch die Anerkennung als Psychotherapeut umfaßt. Vielleicht liegt dies zuweilen an übertriebenen Vorstellungen vom nötigen Basiswissen für die Psychotherapie und von ihren Möglichkeiten. Diese mögen durch organisatorische Besonderheiten und Zugangsbeschränkungen, welche die Psychotherapie manchmal in die Nähe einer Geheimwissenschaft bringen (Frank 1985), genährt werden.

Ein nach den allgemein gültigen Grundsätzen als wissenschaftlich zu bezeichnender Umgang mit den verschiedenen Formen der Psychotherapie erfordert nicht nur die Begeisterung für ihre Chancen, sondern es müssen auch die Schwächen und Grenzen ihrer Methoden klar gesehen werden (Lancet 1984; Shepherd 1984). Dies zu akzeptieren, mag im anfänglichen Überschwang des Kennenlernens einer attraktiven Lehre sowohl intellektuelle, vor allem aber emotionale Schwierigkeiten bereiten, besonders wenn Vorbilder in Gestalt kritischer Lehrer dünn gesät sind. Ein rein biologisch orientierter Psychiater wäre aufgrund seiner theoretischen Vorentscheidungen für diese Aufgabe ebenso wenig geeignet wie ein ausschließlich psychodynamisch orientierter Kollege.

Angesichts dieser Situation unseres Faches mit seiner spannungsreichen Heterogenität erscheint eine konsequente Rückbesinnung auf die methodologischen Grundlegungen im Werk von Karl Jaspers heute aktueller denn je. In diesem Sinne hat Shepherd 1982 im British Journal of Psychiatry eine ausführliche Würdigung der „Allgemeinen Psychopathologie“ einschließlich einiger Vorschläge publiziert, wie dieses Buch zumindest in Teilen dem Anfänger wieder zugänglich gemacht werden kann.

Das vorliegende Buch „Psychiatrische Perspektiven“ von McHugh und Slavney ist u.E. auf exemplarische Weise geeignet, in Fortführung der Jasperschen Methodenlehre zur Lösung der geschilderten Aufgaben beizutragen. Neben der deutschen Bearbeitung, die bereits einige der für die zweite amerikanische Auflage vorgesehenen Veränderungen enthält, wird gegenwärtig von Pichot (1984) eine französische Ausgabe des Buches vorbereitet; ferner soll es in italienischer, spanischer und japanischer Sprache erscheinen, was auf das allgemeine Bedürfnis nach theoretischer Orientierungshilfe in unserem Fach hinweist. Allerdings, die strenge Gliederung des Stoffes kann auf den ersten Blick darüber hinwegtäuschen, daß es sich hier um eine sehr differenzierte psychiatrische Methodenlehre handelt. Nüchtern, knapp und klar werden nacheinander die verschiedenen Sehweisen in der Psychiatrie, deren flexible Handhabung der Kliniker wie der Forscher beherrschen sollte, mit ihren Vorzügen und Nachteilen entwickelt. Gerade angesichts der dargelegten Gesichtspunkte zu psychodynamischen Betrachtungsweisen gewinnt die konstruktive Kritik im 1. und 5. Teil des Buches besondere Bedeutung, wo die Methode der Interpretation von Lebensgeschichten analysiert wird.

Die hier entwickelte Methodenlehre steht in ihrer systematischen Diskussion von Schwächen und Stärken der verschiedenen psychiatrischen Sehweisen ganz in der Jasperschen Tradition. Insbesondere Teil 1, der sich mit der Dialektik der Erklärungsmöglichkeiten befaßt, zeugt davon, wieviel McHugh und Slavney im Grunde Karl Jaspers zu verdanken haben. Trotzdem vermeiden es die Autoren, uns lediglich eine kurze Zusammenfassung der Jasperschen Begrifflichkeit zur allgemeinen Psychopathologie zu liefern. Im Gegenteil gehen sie, obwohl die meisten der methodologischen Einsichten von Jaspers berücksichtigt werden, häufig in modifizierter Weise mit ihnen um, wie es angesichts der methodologischen und klassifikatorischen Fortentwicklungen seit Jaspers unvermeidlich ist. Deshalb konnten auch im deutschen Text nicht sämtliche Begriffe in strenger Anlehnung an Jaspers gehalten werden. Sollte der Leser beispielsweise das Konzept des „Erklärens" im vorliegenden Buch immer in der sehr engen Auffassung von Jaspers sehen, so geht er an der Intention der Autoren vorbei, weil der Begriff hier nicht nur in dieser eingeschränkten Bedeutung benutzt wird, sondern auch Aspekte des Jasperschen Konzeptes vom Verstehen umfaßt. Der Leser wird also den Gebrauch der Begriffe und die damit verbundene Argumentation in diesem Buche unbefangen auf sich wirken lassen müssen, um nicht durch ein pseudogenaues Haften an bestimmten Definitionen zu einer Verzerrung der eigenen Gedankengänge von McHugh und Slavney zu kommen.

Vielleicht werden die „Psychiatrischen Perspektiven" nicht nur den jungen, sondern auch den erfahrenen Psychiater ermutigen, einmal wieder zum Original von Jaspers' „Allgemeiner Psychopathologie" zu greifen. Ob man heute in jedem Punkt den vielschichtigen Argumentationen von Jaspers folgt, ist nicht entscheidend; wichtiger erscheint, daß der Psychiater sich erneut mit Jaspers und dem Bemühen um methodologische Klärung auseinandersetzt. Will man seine psychiatrische Tätigkeit, wie Kurt Schneider (1938) es ausdrückte, nicht nur als reinen Broterwerb betrachten, so sind Anstrengungen besonderer Art erforderlich, um das wichtige deutschsprachige Erbe in der Psychiatrie zu pflegen. Einstieg und Ansporn hierzu bieten McHugh und Slavney im vorliegenden Buch, das einmal mehr zu einer neuen Belebung unserer psychiatrischen Tradition von außen beiträgt.

Literatur

Frank IR (1985) Die Heiler. Klett/Cotta, Stuttgart
Gruhle HW (1947) Buchbesprechung von Karl Jaspers, „Allgemeine Psychopathologie". Nervenarzt 18:380–381
Heinrich K, Lauter H (1985) Psychiatrie und Psychotherapie in der ärztlichen Weiterbildung. Probleme, Entwicklungstendenzen, Alternativen. Spektrum 14:279–293
Hoffmann SO (1985) Bemerkung zur Initiative, eine Gebietsbezeichnung „Arzt für Psychiatrie und Psychotherapie" einzuführen. Spektrum 14:294–296
Huber G (1984) Die Bedeutung von Karl Jaspers für die Psychiatrie der Gegenwart. Nervenarzt 55:1–9
Janzarik W (1980) Persönliche Mitteilung
Jaspers K (1950) Zur Kritik der Psychoanalyse. Nervenarzt 21:465–468
Jaspers K (1965) Allgemeine Psychopathologie. 8. Aufl. Springer, Berlin Heidelberg New York 1965
Koehler K (1984) Gibt es noch eine Seele? Thomas von Aquin und die moderne Psychiatrie. Fortschr Neurol Psychiat 52:329–337
Lancet, Editorial (1984) Psychotherapy: Effective treatment or expensive placebo? Lancet 14:83–84
Mombour W (1984) Psychiatrische Aus- und Weiterbildung. Springer
Murray RM (1979) A reappraisal of American psychiatry. Lancet 3:255–258
Pichot P (1984) Persönliche Mitteilung
Schneider K (1938) 25 Jahre „Allgemeine Psychopathologie" von Karl Jaspers. Nervenarzt 11:281–283
Shepherd M (1982) Book review of Karl Jaspers' „General Psychopathology". Brit J Psychiatry 141:310–312
Shepherd M (1984) What price psychotherapy? Brit Med J 288:809–810

Teil I
Der psychische Befund und die Möglichkeiten des Erklärens in der Psychiatrie

Kapitel 1

Das psychische Leben und seine Erfassung

Psychiater arbeiten mit einer besonderen Gruppe von Menschen – mit ihren Patienten. Deshalb sind sie aber keineswegs als Fachleute für jeden Aspekt des menschlichen Lebens anzusehen. Die Tätigkeit in der Klinik lenkt die Aufmerksamkeit eher auf die Schwächen und weniger auf die Stärken des Menschen. Die klinischen Störungen lassen in der Regel die Belastungen des Lebens klarer hervortreten und verdecken die helleren Seiten.

In diesem Buch sollen die Perspektiven untersucht werden, die sich aus der Beschäftigung mit Patienten ergeben, also diejenigen Perspektiven, von denen der Informationsstand und die Auffassungen der Psychiater bestimmt werden. Bei einer solchen Untersuchung zeigt sich, daß jede der klinischen Perspektiven einen gewissen Bereich von Kenntnissen eröffnet, aus dem sich einige Gesichtspunkte der Patienten erhellen lassen, während andere dabei in den Hintergrund treten. Die jeweils gewählte Perspektive bestimmt, worüber die Psychiater mit Gewißheit etwas aussagen können.

In diesem ersten Kapitel beschäftigen wir uns mit einigen der grundlegenden Fragen, die zum Gegenstand der Psychiatrie zu stellen sind. Danach gehen wir auf die beiden bevorzugten Erklärungskonzepte für psychische Symptome ein, die sich aus den verschiedenen klinischen Perspektiven ergeben und häufig miteinander in Konflikt geraten. In den folgenden Kapiteln werden die einzelnen Perspektiven nacheinander analysiert. Aus der Interaktion der Erklärungskonzepte und der klinischen Perspektiven bestimmen sich am Ende das theoretische Wissen und die tägliche Praxis der Psychiater. Allerdings sind mit diesen Interaktionen viele Probleme verbunden, die der Klarheit des Denkens ebenso im Wege stehen wie der Effizienz unserer klinischen Tätigkeit, dem Impetus in der Forschung und der Entwicklung einer gemeinsamen Identität in der Psychiatrie.

Die Psychiatrie gehört zwar zu den medizinischen Disziplinen, doch ist sie durch eine Reihe wichtiger Fragen ebensosehr mit der Psychologie und mit anderen Verhaltenswissenschaften verbunden. Wie können wir etwas über das psychische Leben wissen und wie können wir es erklären? Die Suche nach Antworten auf diese grundlegenden Fragen macht einen großen Teil der Faszination in der Psychiatrie aus und scheint auch der Grund für die meisten Meinungsverschiedenheiten zu sein. Die unterschiedlichen Lösungsvorschläge aus psychodynamischer, biologischer oder behavioristischer Sicht werden in der Regel als konkurrierende und nicht als einander ergänzende Ansätze präsentiert. Wir scheinen gefangen zu sein zwischen Glaubensfanatikern einerseits und Skeptikern andererseits oder, wie Edmund Murphy es ausdrückt, zwischen „der krassen Ablehnung des einen Standpunktes und der naiven Gefolgschaft gegenüber einem anderen" [98]. Einen Ausweg aus diesen Schwierigkeiten sehen wir am ehesten im Erkennen der Stärken, der Schwächen und der sinnvollen Anwendung der unterschiedlichen Grundkonzeptionen, das heißt in einer Klärung dessen, was wir wissen und wie wir es wissen.

Im üblichen Klinikalltag liegt der Unterschied zwischen den Psychiatern und Kollegen anderer medizinischer Fachrichtungen nicht darin, daß sie sich mehr mit der „Psyche" als mit dem „Körper" beschäftigen, sondern daß es um Beschwerden geht, die mehr im Denken, im Wahrnehmen, in der Gestimmtheit und im Verhalten des Menschen in Erscheinung treten, nicht an der Haut, an den Knochen, an Muskeln und Eingeweiden. Das vorliegende Symptom kann so umfassend sein wie eine Bewußtseinsstörung oder so isoliert wie eine situationsgebundene Phobie, das Stellen einer Diagnose mag einfach oder schwierig sein. Stets aber sind die kausalen Erklärungsversuche sehr komplex und abhängig von der Befähigung des Arztes sowie den Informationen, über die er verfügt. Diese können sich vom intermediären Stoffwechsel (ein „körperlicher" Aspekt) bis hin zu zwischenmenschlichen Kommunikationsstörungen (ein „seelischer" Aspekt) erstrekken. Die psychiatrische Kompetenz reicht also von der Infrastruktur des Körpers bis hin zu Beziehungen zwischen Gruppen verschiedener Individuen in einem sozialen Zusammenhang.

Es gibt jedoch noch ein ganz spezielles Problem in der Psychiatrie, das in etwas anderem als in der Weite ihres Zuständigkeitsbereiches begründet liegt. Gemeint ist die Ambiguität, die sich in der Beziehung des Körpers zur Seele ausdrückt und mit der wir stets zu kämpfen haben. In der hierarchischen Abfolge der psychiatrischen Erklärungsmodelle gibt es eine fundamentale Diskontinuität, die erhebliche Unklarheiten über die Beziehungen etwa zwischen Aspekten des Metabolismus und der Kommunikationsschwierigkeiten verursacht. Diese Diskontinuität liegt an dem Punkt, den wir als die Verknüpfung zwischen Gehirn und Psyche bezeichnen, ein Punkt, über dessen Lokalisierung wir nichts wissen und an dem sich die von uns beschriebenen Phänomene plötzlich aus greifbaren Erscheinungen, wie

Zellen, Neurone oder Gehirne, in nicht mehr greifbare Gegebenheiten wie Gedanken, Stimmungen oder Intentionen verwandeln.

In anderen Gebieten der Medizin gibt es keinen vergleichbaren Bruch. Die Kardiologie verfügt zwar ebenfalls über unterschiedliche Ebenen der Beschreibung und Erklärung, wenn sich ihre Untersuchungen von der Förderleistung des Herzens bis hin zur molekularen Biologie der Myokardfasern erstrecken, also von dem Organ als Ganzem bis hin zur Funktion seiner konstituierenden Teile. Aber diese Hierarchie geht ohne Bruch in dem Gesamtwissen der Fachrichtung auf, und das, was auf einer niedrigeren Ebene beschrieben wird, kann zur Erklärung der auf einer höheren Ebene beobachteten Phänomene beitragen. Die Weiterführung und logische Verknüpfung der Beobachtungen zu immer grundsätzlicheren Ebenen in einer regelmäßigen und kontinuierlichen Abfolge ist in einem solchen Fachgebiet erforderlich und möglich.

Dagegen mag man in der Psychiatrie zwar erkennen, daß im psychischen Leben eine untrennbare Verknüpfung zwischen den Beobachtungsbereichen besteht, die Gedanken und Gefühle umfassen, und denjenigen, die Neurone und synaptische Strukturen betreffen. Dennoch müssen in beunruhigender Weise Fragen offenbleiben, bei denen es darum geht, wie der eine Bereich zum anderen beiträgt, wie die Art und die Richtung der wechselseitigen Interaktionen bestimmt ist und wie also letzten Endes eine Beziehung zwischen einem Molekül und einem Gedanken hergestellt werden kann. Synthetische Erklärungen vom Molekül an aufwärts und reduktionistische Analysen vom Gedanken aus abwärts treffen einander nicht, sondern klaffen weit auseinander. Es ist uns nicht möglich, das offensichtlichste Merkmal geistigen Lebens – nämlich das subjektive Gefühl von Zielgerichtetheit und Sinn – in Verbindung zu bringen mit der objektiv nachweisbaren Tatsache, daß unser psychisches Leben abhängig ist von der Unversehrtheit auf neuronaler Ebene.

In diesem fundamentalen Problem liegt die Unklarheit darüber begründet, ob die psychischen Phänomene reale Tatsachen darstellen und wie sie sich am besten erklären lassen. Die konzeptuelle Ambiguität in diesen Fragen liefert nicht nur einen ständigen Anlaß für Auseinandersetzungen, sondern sie behindert auch die Weiterentwicklung des Faches. Einige Grundkonzeptionen zu diesen Fragen sollen in diesem Kapitel erörtert werden, wobei wir zunächst mit der Natur von psychischen Zustandsbildern beginnen, um uns dann ihrer Erklärung zuzuwenden.

Psychischer Befund und operationale Kriterien

Die wesentlichen Ausgangsdaten für den Psychiater stammen aus den Beschreibungen des psychischen Erlebens eines Patienten, seines Temperamentes, seiner intellektuellen Fähigkeiten und verschiedener Verhaltensweisen. Bei der Untersuchung dieser Phänomene verwenden wir Ausdrücke wie *Bewußtsein, Angst* oder *Halluzinationen*. Die nachdenklicheren unter den Studenten verlangen für solche Begriffe eine Erklärung, was auf unterschiedliche Weise formuliert werden kann. Heutzutage geschieht dies häufig in Form der Frage, ob es befriedigende „operationale Kriterien" für die Entscheidung darüber gibt, daß bei einem Patienten so etwas wie Angst oder ein anderer Zustand oder aber überhaupt nichts Besonderes vorliegt. Besitzen wir reproduzierbare und allgemein zugängliche Maßstäbe als Grundlage für unsere Beurteilung?

Solche Fragen betreffen nicht nur Teilaspekte der Untersuchungstechnik und des methodischen Vorgehens, sondern auch grundsätzlichere Gesichtspunkte, die eine entscheidende Herausforderung bedeuten: Sprechen wir über reale Entitäten oder sind wir nur in die alte Falle des Nominalismus getappt, indem wir einer Sache einen Namen geben und anschließend folgern, sie existiere auch? Die Lokomotive bewegt sich aufgrund der lokomotorischen Kraft. Dieses ontologische Problem ist oft in der Suche nach operationalen Kriterien verborgen.

Der Operationalismus und sein Wiener Vetter, der logische Positivismus, stellen zeitgenössische Entwicklungen in der Philosophie dar. Beide beziehen sich auf die allgemeine Tradition des Empirismus, doch ist der Operationalismus eher eine amerikanische Entwicklung, die im Pragmatismus amerikanischer Philosophen wie Charles Sanders Peirce, William James und John Dewey verwurzelt ist. Es war der Physiker P. W. Bridgman, der, fasziniert durch Einsteins Infragestellung der Grundlagen der Physik Newtons, den Vorschlag machte, der neue Wissenschaftler müsse seine Begriffe „operational" definieren. Dies sollte Fehlentwicklungen der Vergangenheit vermeiden, in der nach Bridgmans Meinung irreführende Konzepte (z. B. die absolute Zeit und der absolute Raum) in das Gebäude der Physik eingebaut wurden. Solche Konzepte sah er als „sinnlos" an, weil sie nur aufgrund ihrer gegebenen Eigenschaften und ohne Beziehung zu einer externen Größe definiert waren, nicht aber aufgrund von „Operationen", vermittels derer sie beobachtet und gemessen werden konnten. Wenn, so Bridgman, die Definitionen aus den Operationen aufgebaut wären, dann wäre ihre Relativität für bestimmte Zwecke der Erklärung und ihre Abhängigkeit vom Beobachter klargeworden und damit auch ihre Funktion beim Aufstellen der eigentlichen Theorie. Die Konzepte sollten „*synonym mit dem dazugehörigen Satz von Operationen* sein. Wenn es sich z. B. um ein physikalisches Konzept wie die Länge handelt, dann sind die Operationen physikalische, nämlich solche, mit denen Länge gemessen wird" [13].

Die Gedanken des Operationalismus wurden in den psychologischen Wissenschaften von Forschern aufgegriffen, die meinten, ein operationaler

Ansatz würde die Psychologie zumindest methodologisch mit den „harten" Wissenschaften verbinden. Man muß sich allerdings, wie Herbert Fiegl bemerkt hat, darüber im klaren sein, was Operationalismus bedeutet und was nicht:

„Operationalismus ist kein philosophisches System. Er stellt keine Technik für die Formulierung von Konzepten oder Theorien dar. Er wird von sich aus keine wissenschaftlichen Ergebnisse hervorbringen. Diese entstehen durch die harte Arbeit und den Einfallsreichtum der Forscher. Der Operationalismus stellt lediglich ein Gefüge von regulierenden oder kritischen Normen dar. Mit ihrer Hilfe kann die Zweckmäßigkeit und Fruchtbarkeit wissenschaftlicher Konzepte eingeschätzt werden. Die wesentlichen Forderungen lassen sich, wie der Operationalismus zu Recht betont hat, wie folgt formulieren: Konzepte, die innerhalb der Realwissenschaften einen Wert besitzen sollen, müssen sich durch Operationen definieren lassen, die 1. logisch konsistent sind, 2. ausreichend definiert (wenn möglich quantitativ präzise), 2. empirisch begründet, d.h. durch prozedurale und überprüfbare Verbindung mit dem Beobachtungsgegenstand verknüpft, 4. unter natürlichen Verhältnissen oder besser noch experimentell durchführbar, 5. intersubjektiv überprüfbar und wiederholbar, 6. mit der Absicht geschaffen, Konzepte zu bilden, die zu Gesetzen oder Theorien mit größerer Vorhersagekraft führen" ([37] S. 250–259).

Diese Forderungen haben dazu beigetragen, in vielen Gebieten der psychologischen Forschung konzeptuelle Klarheit zu schaffen, etwa bei der Untersuchung der Intelligenz, der Verhaltensweisen und der psychophysiologischen Funktionen. Dagegen mag die Forderung nach operationalem Vorgehen bei der Untersuchung mancher psychischer Gegebenheiten entweder als überflüssig oder als undurchführbar erscheinen: Überflüssig deshalb, weil wir ein ganz unmittelbares Gefühl für die psychischen Phänomene in unserer Innenwelt besitzen; undurchführbar wegen des nagenden Zweifels, ob wir überhaupt eine sichere Kenntnis über entsprechende Phänomene in der privaten Welt anderer Menschen erlangen können.

Wir scheinen in der Tat Phänomene wie Bewußtsein und Angst „durch und durch" zu kennen, da wir sie so unmittelbar und lebendig an uns selbst erfahren. Die „Operationen" dagegen, die wir zur Erlangung dieses Wissens anwenden, sind so privat wie das Wissen selbst, so daß die Forderung des Operationalismus nach einer öffentlich zugänglichen Methode unerfüllbar erscheint. Noch deutlicher werden die Grenzen dieser Technik, wenn es um die Feststellung solcher Erscheinungen bei anderen Menschen geht. Lassen sich überhaupt operationale Kriterien für psychische Phänomene wie Bewußtsein und Angst finden, die über introspektive Unmittelbarkeit verfügen?

Ein Lösungsweg für dieses Problem liegt in der Wahl von Kriterien, die auf den Ausdruck eines psychischen Zustandes im Verhalten zielen. Der Mensch ist bewußtseinsklar, weil sich zeigen läßt, daß er sich bewußt verhält, oder er ist ängstlich, weil beobachtet werden kann, wie er zittert. Einige Forscher haben diesen methodischen Zugang gewählt, doch entspricht er kaum der ärztlichen Praxis und lehnt sich zu stark an den Behaviorismus an.

Ein besserer Lösungsweg geht von der Annahme aus, daß introspektive Berichte geeignete Objekte für intersubjektive Untersuchungen darstellen und daß auch in operationaler Hinsicht Methoden gerechtfertig sind, die etwa auf Fragen an eine Person beruhen, ob sie sich wach oder ängstlich fühle. Wie die Frage gestellt ist, wie man die Antworten aufzeichnet, der äußere Ablauf der Untersuchung und das systematische Vorgehen bei der Befragung – dies alles sind Einzelaspekte von Operationen, die darauf gerichtet sind, durch Kommunikation solche Inhalte intersubjektiv zugänglich zu machen, die im Grunde privat sind.

Es mag einfach klingen, stellt jedoch eine wichtige Tatsache dar, daß die grundlegenden Operationen bei diesem Vorgehen sich explizit formulieren lassen. Sie beruhen auf der Fähigkeit eines Menschen, seine privaten Erfahrungen einer anderen Person mitzuteilen, sowie auf der reziproken Fähigkeit dieses anderen, die Mitteilungen zu verstehen und sich zumindest in einer ersten Annäherung in die beschriebenen Vorgänge aus der privaten Welt des anderen einzufühlen. Diese operationale Abfolge von Kommunikation und Verstehen stellt das Fundament und den wichtigsten Gegenstand bei der psychiatrischen Untersuchung mit systematischer Erhebung des psychischen Befundes dar. Ergänzend können dabei auch Fragebogen und andere „Papier- und Bleistift"-Methoden eingesetzt werden. Das Ziel besteht darin, Form und Inhalt des bewußten psychischen Lebens des Patienten zu erfassen.

Karl Jaspers bezeichnete die so gewonnenen Berichte und Informationen als das Ergebnis der Phänomenologie, i.e. „ein empirisches Verfahren, es wird allein in Gang gehalten durch das Faktum der Mitteilung seitens der Kranken" [66]. Wir können die privaten Erfahrungen eines anderen Menschen durch die kommunikativen Fähigkeiten, die wir mit ihm teilen, erfassen. Bridgman, der Vater des Operationalismus, nannte diese menschlichen Fähigkeiten „Projektion" [14].

Wenn wir unsere kommunikativen Methoden verfeinern, so gewinnen wir immer mehr Informationen und können so in anderen Menschen Verfassungen und Gefühle entdecken, die dem ähnlich sind, was wir an uns selbst als Bewußtsein, Angst usw. kennen. Der phänomenologische Ansatz akzeptiert, daß die Welt der Introspektion eine andere als diejenige ist, die wir mit der Allgemeinheit teilen, geht aber dennoch davon aus, daß die introspektive Welt real, lebendig und eindrucksvoll ist. Obwohl sie lediglich durch die individuelle Person erfahren werden kann, läßt sie sich doch operational anderen Menschen mitteilen.

Es besteht kein Widerspruch zwischen der Einsicht, daß der introspektive Bericht eines anderen ein legitimes Objekt für eine psychologische Untersuchung sein kann und auf definierten „Operationen" (Mitteilung und Verständigung) beruht, und der Erkenntnis, daß diese Operationen recht kompliziert und voller Fallstricke sein können. Sie müssen wie viele andere

Fertigkeiten auch sorgsam erlernt werden. Zu ihrem Gelingen gehören Anstrengungen beim Beobachter wie beim Beobachteten. Der Erfolg hängt vom Geschick des Untersuchers wie von der Mitarbeit und der Befähigung der untersuchten Person ab.

Die Anwendung solcher Operationen ist bei Kindern schwieriger, ferner wird sie durch soziale und kulturelle Unterschiede zwischen den Teilnehmern am Untersuchungsvorgang kompliziert [83]; dennoch lassen sich bestimmte Vertrauensbereiche für die Schlußfolgerungen bestimmen, und der Verifizierungsprozeß beginnt, indem man die Reliabilität der Operationen einschätzt, auf denen die introspektiven Berichte beruhen.

Daneben gibt es Methoden „zweiter Ordnung", um die Resultate zu überprüfen, die aus der Erhebung des psychischen Befundes gewonnen werden. Dabei handelt es sich um Verfahren, die eigenständige Operationen darstellen, zum Beispiel die Untersuchungen der körperlichen Korrelate des psychischen Befundes, die Daten aus dem Enzephalogramm bei Studien über das Bewußtsein [110] oder die Befunde über den Blutfluß im Unterarm bei Untersuchungen über die Angst [69]. Solche Forschungen belegen, daß es sich im Bereich der Phänomenologie nicht nur um Behauptungen, sondern auch um überprüfbare Konstrukte handelt.

Die Auswahl der jeweiligen Methoden hängt von den Zielen der Untersuchung ab. Wenn es um Forschungsvorhaben geht, sind nur die am sorgfältigsten überprüften Verfahren zulässig, zudem sollten mehrere konvergierende Methoden eingesetzt werden. Wenn es um eine klinische Demonstration für Unterrichtszwecke geht, dann mag ein kurzes Interview ausreichen, mit dem versucht wird, ein bestimmtes Phänomen ans Licht zu bringen. Bei einem Sachverständigengutachten wird sich die Formulierung der operationalen Kriterien nach dem Zweck der Äußerung und den damit verbundenen Folgen richten. Probleme, die es dabei zu berücksichtigen gilt, sind etwa die Konsequenzen eines Übersehens von merkmalspositiven Probanden, die zu eng gefaßte Kriterien nicht erfüllen (falsch negative Fälle), aber auch die Folgen einer fälschlichen Identifizierung von Patienten, die zu weit gefaßte Kriterien erfüllen (falsch positive Fälle).

Gelegentlich erhalten im Rahmen eines unkritischen Operationalismus die Definitionen ein zu großes Gewicht. Definitionen sind keine Operationen. Sie sind kurzgefaßte Umschreibungen für Begriffe und beobachtete Phänomene. Definitionen bringen uns keine Informationen, sie dienen lediglich dazu, den Umgang mit der Vielfalt des deskriptiven Materials zu erleichtern.

Somit zeigt sich, daß der Ruf nach Operationen im Grunde den Ruf nach einer Überprüfung der fundamentalen Arbeitsweisen in Psychiatrie und Psychologie bedeutet. Er stellt eine Herausforderung für unsere Denkgewohnheiten und für die Sicht unserer wichtigsten Untersuchungsgegenstände dar. Der Operationalismus hat dazu beigetragen, unser praktisches

Vorgehen abzusichern und zu konsolidieren. Er zwang uns zur Überprüfung unserer Methoden und zur Formulierung expliziter Definitionen, die den Skeptiker etwas mehr zufriedenstellen. Abgesehen jedoch von solchen günstigen Auswirkungen kann ein rigider und doktrinärer operationaler Standpunkt auch eine Behinderung des Fortschrittes bedeuten, wenn nämlich nur solche Konzepte akzeptiert werden, die sich mit den gegenwärtigen Methoden und Techniken definieren lassen, während Konzepte, die neue Methoden und Erkenntnisse bringen können, verworfen werden, solange sie noch nicht vollständig ausgereift sind. Konzepte und Operationen stehen in einer reziproken Beziehung zueinander, und der Fortschritt hängt davon ab, wie sie sich gegenseitig fördern und modifizieren.

Reliabilität und Validität: Der Prozeß der Verifizierung

Der Operationalismus hat, auch wenn die ursprüngliche Herausforderung nicht mehr so stark ist, doch eine bedeutsame Nachwirkung hinterlassen, nämlich das Bemühen um die Verifizierbarkeit. Es wurde ein Prozeß der Verifizierung in Gang gesetzt, bei dem es um die Reliabilität und die Validität geht. Reliabilität bedeutet die Verifizierung der Beobachtungen, Validität die Verifizierung der Annahmen. Beide verdanken ihre Herkunft dem Operationalismus, doch erhalten sie ihre Dynamik durch die Logik, die statistischen Techniken und das hypothetisch-deduktive wissenschaftliche Denken.

Die Reliabilität oder Beobachterübereinstimmung bietet ein Maß für die Genauigkeit, mit der wir beobachten können. Sie wird festgestellt, indem eine Korrelation zwischen den Ergebnissen verschiedener Beobachter, welche dieselbe Beobachtungstechnik benutzen, aufgestellt wird. Diese Techniken können ebenso bestimmte Schritte der körperlichen Untersuchung wie Abschnitte des psychiatrischen Interviews oder Antworten im Rahmen von Fragebogen betreffen.

Bei einigen psychiatrischen Beobachtungen besteht eine hohe Reliabilität. Das bedeutet, daß Psychiater recht gut feststellen können, ob ein Patient abnorme psychische Befunde wie etwa Wahnphänomene oder Halluzinationen aufweist. Durch Reliabilitätsstudien wurde gezeigt, daß solche Beobachtungen durch Training verbessert werden können, aber auch, daß einige Aspekte im Verhalten des Patienten, etwa seine affektiven Reaktionen, sich weniger genau einschätzen lassen, und schließlich fand man, daß bestimmte Methoden des Interviews sich für manche Untersuchungszwecke besser eignen als andere [4, 76, 86, 112]. Obwohl die Beobachtungen, die auf der Verständigung zwischen Arzt und Patienten beruhen, einige Irrtumsquellen enthalten, ist unser Vertrauen in ihre Genauigkeit doch groß genug, um sie bei der Aufstellung erklärender Konzepte zu verwenden. Eine Verifizierung solcher auf Beobachtungen beruhenden Konstrukte geschieht dann durch die Validierung.

Mit der Überprüfung der Reliabilität bestimmen wir die Genauigkeit unseres Beobachtungsvermögens. Der Prozeß der Validierung dient zur Überprüfung der Konzepte, die ein Erklärungsmodell für den Zusammenhang einer bestimmten Gruppe von Beobachtungen bieten. Diese Überprüfungstätigkeit soll eine Bestätigung dessen bringen, was zu Beginn lediglich eine Annahme darstellt: Daß nämlich einer bestimmten Gruppe von Ergebnissen, die mit einer bestimmten Beobachtungsmethode gewonnen wurden, ein faßbares Konstrukt oder ein überprüfbares Konzept zugrunde liegt, mit dem diese Ergebnisse erklärt werden können. Die einzelnen Beobachtungen (z.B. Summenwerte bei Testverfahren oder Symptomkombinationen) stellen Indikatoren für das Konstrukt dar, doch sind sie nicht synonym damit, wie es bei einem strikten Operationalismus unterstellt werden könnte.

Das Konstrukt bedeutet eine gedachte Beziehung zwischen verschiedenen Bereichen (z.B. psychologischen, biologischen, sozialen und historischen), von denen jeder eine mögliche Quelle für Beobachtungen darstellt, die das Konstrukt überprüfbar machen. In der somatischen Medizin kann eine bestimmte Krankheit so ein Konstrukt darstellen. Dabei wird eine besondere Konstellation von Zeichen und Symptomen konzeptualisiert als bedingt durch einen zugrundeliegenden biologischen Krankheitsvorgang, einen bestimmten pathogenetischen Mechanismus und eine spezifische Ursache. Die Validierung einer Krankheitseinheit in diesem Sinne beruht keineswegs allein auf der Reliabilität, mit der Zeichen und Symptome beobachtet werden können, oder auf der operationalen Sprache, in der sie definiert wird. Die Validierung einer solchen Krankheitseinheit erfordert vielmehr auch die Entwicklung empirischer Methoden, welche die zugrundeliegenden anatomischen und pathophysiologischen Verhältnisse untersuchen, aus denen sich der innere Zusammenhang solcher Zeichen und Symptome ergibt.

Daraus folgt, daß die Verifizierung eines bestimmten Beobachtungsverfahrens durch Bestimmung seiner Reliabilität eine endliche Aufgabe darstellt. Ist sie bewältigt, so handelt es sich nur noch um die Wiederholung des Erreichten. Die Verifizierung eines Konstruktes, also seine Validierung, ist dagegen niemals „erledigt“. Validierung ist ein kontinuierlicher Prozeß, bei dem durch die Untersuchung möglichst vieler benachbarter Bereiche gezeigt wird, daß die provisorisch formulierte Erklärung eines beobachtbaren inneren Zusammenhanges weiter gültig bleibt.

Die Validierung solcher Erklärungen kann auf verschiedene Weise scheitern. Es könnte sich zum Beispiel herausstellen, daß eine anfängliche Gruppe von Ergebnissen mit einer ungeeigneten Technik oder durch Untersuchung einer falschen Stichprobe gewonnen wurde, so daß sich ähnliche Ergebnisse bei Änderung der Technik oder mit einer anderen Population nicht finden lassen.

Konstrukte werden niemals bewiesen. Sie bleiben bestehen, wenn sich ihre Anwendbarkeit bei den beschriebenen Überprüfungen bestätigt, aber sie werden ersetzt, sobald bessere Erklärungsmodelle auftauchen, – besser in dem Sinne, daß diese neuen Erklärungsmodelle für eine größere Anzahl von Fragestellungen geeignet sind, die Gesichtspunkte der inneren Zusammengehörigkeit zufriedenstellender erfüllen und überlegene Beobachtungsmethoden hervorbringen.

Konstrukte sind nicht etwas von der Natur Vorgegebenes. Sie stellen konzeptualisierte Netzwerke von Beziehungen dar, die aus Beobachtungen und Annahmen gewonnen werden. Es sind Hypothesen, die den inneren Zusammenhang von Beobachtungen sinnvoll erscheinen lassen. Die besten Konstrukte sind solche, die vieles erklären, die aber dennoch durch einfache Methoden der Validierung überprüft werden können, von denen einige das Konstrukt vielleicht bestätigen, die jedoch alle dazu dienen, die Vertrauensbereiche zu markieren, innerhalb derer das Konstrukt Gültigkeit besitzt. Bei Konstrukten, die alle Beobachtungen erklären, ohne in Frage gestellt werden zu können, handelt es sich um eine Doktrin, bei Konstrukten, die wenig erklären und rasch widerlegt werden, um gedankliche Eintagsfliegen. Den Fortschritt bringen jene Konstrukte, die sich zwischen Doktrinen und Eintagsfliegen bewegen, und jene Forscher, welche die Dynamik der Validierung als Motor einer kontinuierlichen Verbesserung der Konstrukte einsetzen.

Der Nutzen des Validierungsprozesses sowie der Techniken von Reliabilität und Validität besteht zum einen in den Ergebnissen, die damit gewonnen werden, zum anderen aber auch in der Atmosphäre von Vertrauen und Einheitlichkeit, in die unsere Beurteilung eingebettet wird. In einem Arbeitsgebiet, in dem die Bestätigung einer bestimmten klinischen Auffassung selten durch eine Autopsie gewonnen werden kann, besteht eine besondere Notwendigkeit für ein entschiedenes Ringen um Reliabilität und Validität.

Indem wir prüfen, wie wir psychische Phänomene einschätzen, wollen wir uns nicht nur vergewissern, daß dem Psychiater mit dem Interview zur Untersuchung des psychopathologischen Befundes ein grundlegendes Arbeitsinstrument und eine zuverlässige Methode zur Erkennung realer Gegebenheiten zur Verfügung steht. Darüber hinaus soll der Boden bereitet werden für die Frage, wie zu verstehen und zu erklären ist, warum jemand halluziniert oder stuporös und ängstlich ist.

Kapitel 2

Die Dialektik der Erklärung

Wenn wir uns auch darauf verständigen können, daß psychische Erlebnisse wirkliche Phänomene darstellen und daß sie intersubjektiv mitgeteilt und verläßlich registriert werden können, so müssen wir doch anerkennen, daß die Erklärungsmöglichkeiten für solche Erlebnisse, seien sie normaler wie pathologischer Natur, noch recht unvollständig sind. Auf diesem Feld der Erklärungsversuche hat die Psychiatrie mehr als alle anderen Fachgebiete eine Vielzahl von Schulen und Glaubensrichtungen hervorgebracht. Diese Situation ist unbefriedigend, doch erscheint sie gegenwärtig unvermeidlich, weil auf irgendeine Weise all die verschiedenen Daten integriert werden müssen, die von der Biochemie bis hin zur Soziologie reichen, und weil der Tatsache Rechnung getragen werden muß, daß der Mensch gleichermaßen Subjekt wie Objekt, Agens wie Organismus ist.

Angesichts solcher Probleme haben sich viele Psychiater für einen einzigen Erklärungsrahmen, z. B. die Psychoanalyse oder den Behaviorismus, entschieden, dessen sie sich bedienen, um ihren ganzen Tätigkeitsbereich zu erfassen. Eine solche Entscheidung mag eine gewisse Beruhigung und ein Gefühl der Sicherheit verleihen. Dennoch bleibt jede dieser allumfassenden Theorien lediglich für einige Ärzte überzeugend, für andere dagegen unbefriedigend. Diese Situation führt dazu, daß es in der Psychiatrie als der einzigen Fachrichtung in der Medizin sinnvoll und sogar logisch erscheint, nach der „Orientierung" oder „Philosophie" eines Arztes zu fragen. Solche Fragen zeigen, daß es gegenwärtig keine verbindliche berufliche Identität für sämtliche Psychiater gibt.

Die Hauptursache dieses Problemes scheint in der Trennung zwischen Gehirn und Psyche zu liegen. Diejenigen Bereiche der Medizin jedenfalls, die, wie etwa die Kardiologie, keine vergleichbare Spaltung ihres Untersuchungsgegenstandes oder Lücke in der Stufenreihe der Erklärungsmodelle aufweisen, haben kaum Schwierigkeiten, trotz aller Veränderungen und neuen Entdeckungen in ihrem Fach eine gemeinsame professionelle Identität aufrecht zu erhalten. Die Fähigkeit zur ständigen Korrektur verbindet die Vergangenheit mit der Gegenwart und die Gegenwart mit der Zukunft. Die „alten Meister“ und die „Jungtürken“ sind in einer direkten Abstammungslinie miteinander verbunden.

Die vielfältigen Erklärungsmodelle für psychische Erlebnisse können im großen und ganzen in zwei große Typen differenziert werden. Entweder werden die Erlebnisse als bestimmte Formen innerhalb der Gesamtheit der Formen des Bewußtseins angesehen und aufgrund ihrer definierten Merkmale, Häufigkeit, zeitlichen Abfolge und Verknüpfung als normal oder abnorm eingeschätzt; oder die psychischen Erlebnisse können als Funktionen, d.h. als psychologisch verständliche Hervorbringungen eines Individuums angesehen werden, das durch sie seine Intentionen und seine Individualität offenbart.

Formen oder Funktionen, Merkmalsmuster oder Intentionen, Ausdruck von Mechanismen oder von Bedeutungen: Die Entscheidung für die eine oder andere Sicht scheint das Kernproblem für die unterschiedlichen Erklärungsmodelle in der Psychiatrie auszumachen. Die meisten Konflikte haben hier ihren Ursprung. Die Entscheidung, wie die Trennung zwischen Gehirn und Psyche überwunden werden kann, provoziert die grundsätzliche Dialektik unseres Faches. Daß es hier um These und Antithese geht, für die es keine Synthese gibt, wird klarer, wenn man sich die widerstreitenden Auffassungen vergegenwärtigt.

In unserem Jahrhundert hat Sigmund Freud den wichtigsten Beitrag für ein Erklärungsmodell geliefert, bei dem die psychischen Erfahrungen im Sinne einer Funktion oder einer Bedeutung aufgefaßt werden. Er war der Meinung, daß die psychischen Ereignisse (also Träume und Versprecher ebenso wie psychopathologische Symptome) nicht etwa als bedeutungslos abgetan oder als zufällige Reibungspunkte in der Maschinerie des psychischen Lebens angesehen werden können. Sie sollen vielmehr auf verschiedene Weise dazu dienen, wichtige Intentionen des Individuums zu erkennen, das diese psychischen Ereignisse erlebt und ausdrückt. Gedanken und Verhaltensweisen, die andere vielleicht als trivial, unbeabsichtigt und unverständlich auffassen mochten, besaßen für Freud ebenso große Bedeutung wie eine völlig bewußt durchdachte Idee oder Handlung. Dies ist eine umfassende Sehweise, die sich für alle Aspekte des psychischen Lebens eines Menschen interessiert und daraus ein Verstehen seines seelischen Zustandes ableiten möchte.

Die andere Sicht psychiatrischer Phänomene setzt auf einer niedrigeren Ebene der Abstraktion ein und stellt zunächst wenig Vermutungen über die fraglichen Phänomene an, außer daß sie existieren und erkannt werden können. Psychische Ereignisse wie Träume, Wahnphänomene, Gestimmtheiten und Halluzinationen werden als Bestandteile des Bewußtseins differenziert und durch ihre jeweiligen formalen Merkmale identifiziert. Ihre Erkennung wird zu einer Technik, die vergleichbar ist mit den Untersuchungsmethoden bei der Erhebung des körperlichen Befundes eines Patienten, um in einzelnen Organen des Körpers nach pathologischen Erscheinungen zu suchen.

Nach der Identifizierung der individuellen symptomatologischen Unterschiede kommen die kategorialen Abgrenzungen. So werden Patienten, die bestimmte Zeichen und Symptome gemeinsam haben, von solchen getrennt, die andere oder überhaupt keine dieser Merkmale aufweisen. Schließlich lassen sich dann Erklärungen für das Auftreten der Symptome aus den Beziehungen mit anderen Gegebenheiten ableiten, welche die Mitglieder jeder einzelnen Kategorie gemeinsam haben. Es kann sich dabei um Merkmale biologischer Art handeln, z.B. um eine gemeinsame biochemische Normabweichung; sie können aber auch psychologischer Natur sein, z.B. ein ähnlicher Intelligenzmangel; oder soziologischer Art, wie die gemeinsame Vorgeschichte, z.B. hinsichtlich eines plötzlichen Belastungsereignisses, des Verlustes eines Elternteils in der Kindheit oder der Zugehörigkeit zu einer bestimmten sozialen Klasse.

Bereits aus dieser kurzen Beschreibung ergibt sich, daß die Unterschiede zwischen den beiden Vorgehensweisen in der Praxis mehr als unterschiedliche Perspektiven bedeuten: Jeder dieser Ansätze stellt eine umfassende Sicht dar, die auf bestimmten ebenso legitimen wie folgenschweren Voraussetzungen beruht, und jeder von ihnen gerät bei seiner Entwicklung in ein gewisses Oppositionsverhältnis zum anderen. Wegen dieser Gegensätzlichkeit in den Annahmen und Schlußfolgerungen der beiden Standpunkte bezeichnen wir sie als dialektisch. Daher rührt auch, daß die Auseinandersetzungen zwischen den Vertretern der verschiedenen Positionen zuweilen in schroffer gegenseitiger Ablehnung enden, sehr zum Erstaunen unserer Patienten, unserer Studenten und unserer medizinischen Kollegen.

Bestimmte Konsequenzen dieser dialektischen Opposition haben eine besondere Bedeutung für die Psychiatrie. Zunächst einmal können neue Informationen und experimentelle Ergebnisse wenig dazu beitragen, den Streit zu beenden. Die neuen Resultate können nämlich in der Regel ebenso zum Ausgangspunkt für gegensätzliche Interpretationen werden wie die bereits vorhandenen Kenntnisse. Zweitens werden Einigungsbemühungen selten akzeptiert, weil die jeweiligen Parteien in der Regel unterstellen, daß der Schlichter entweder die Stärken der eigenen Position nicht richtig erkennt oder daß er ein verkappter Anhänger gegnerischen Standpunktes ist. Weiter folgt, daß Meinungsänderungen, die selbst bei den Protagonisten gelegentlich vorkommen, eher den Charakter eines Konvertierens als den der Entwicklung neuer Auffassungen tragen. Der Übertritt vollzieht sich als totaler Bruch mit den früheren Ideen, nur wenig wird mit in die neue Position hinüber genommen. Schließlich werden viele Anstrengungen darauf verwandt, den Nachwuchs als erster zu unterrichten, weil das Ziel darin besteht, eine Gruppe Gleichgesinnter heranzubilden, wobei man wohl annimmt, daß frühe Eindrücke geeignet sind, später eine starke Loyalität zu erzeugen.

Die Beschreibung dieser mißlichen Situation gelingt mit dem von Kuhn [78] geprägten Begriff der wissenschaftlichen Krisen nur unvollständig. Es trifft zwar zu, daß die Auffassungen im Gegensatz zueinander stehen und zu einer Verwirrung im Bereich der Psychiatrie geführt haben, doch existieren sie völlig unabhängig voneinander. Ihre Unterschiede resultieren nicht aus der verschiedenen Interpretation experimenteller Ergebnisse, die aus einem gemeinsamen Paradigma hervorgehen. Vielmehr gibt es zwei isolierte Grundkonzeptionen mit verschiedenen Regeln, Operationen und Paradigmen. Jede entwickelt die Implikationen ihrer eigenen Methode in völliger Isolation von der anderen. So wenig Kraepelin durch Freud widerlegbar ist, so wenig lassen sich die Freudianer etwa durch psychopharmakologische Daten in Verlegenheit bringen.

Die grundsätzliche Differenz bei dieser Auseinandersetzung liegt in der Antwort auf die Frage, wie sich psychische Erfahrungen und Verhaltensweisen erklären lassen. Die Psychiatrie hat für diese Kontroverse einen hohen Preis bezahlen müssen. Persönlich geführte Auseinandersetzungen und die Exkommunikation von Häretikern waren nur einige der Folgen, die sich aus dem Ausdruck gegenseitiger Mißachtung ergeben haben. Doch wie können wir aus dieser dialektischen Opposition herauskommen, wenn keine Hoffnung besteht, daß die Probleme sich durch neue Erkenntnisse lösen lassen oder daß eine Revolution im Sinne der Wissenschaftstheorie von Kuhn ihren Weg nehmen wird? Es hieße die Grundsatzfrage vernachlässigen, wollte man lediglich das wählen, was sich pragmatisch bewährt, wobei der Konflikt vernebelt oder überhaupt nicht verstanden würde. Darüber hinaus mag ein solcher Eklektizismus bei seinen Anhängern ein unangenehmes Gefühl der Unsicherheit in einer Welt von lauter zuversichtlichen und entschlossenen Parteigängern hervorrufen.

Ein wichtiger Schritt liegt bereits darin, dieses Problem erst einmal als ein dialektisches zu erkennen, weil damit die nervenaufreibende Erwartung beendet wird, daß neue Ergebnisse die eine oder die andere Seite zum Schweigen bringen. Außerdem versteht man leichter, warum die Gemüter sich erhitzen, wenn die Vertreter der einzelnen Aufassungen aufeinandertreffen; zuviel steht auf dem Spiel. Vor allem aber kann das Aufdecken dieser dialektischen Sackgasse zur Suche nach anderen Wegen ermutigen, um diesen Streit hinter sich zu lassen, und zwar Wege, auf denen die Überlegungen beider Positionen Berücksichtigung finden. Nach unserer Auffassung läßt sich zeigen, daß diese beiden Methoden lediglich Spezialfälle der Anwendung von ganz allgemeinen Grundgewohnheiten des Denkens in der Psychiatrie darstellen, von denen jede innerhalb ihrer Grenzen durchaus als nützlich anzusehen ist. Diese Einsicht kann ohne gegenseitige dialektische Bosheiten zu einer Respektierung beider Methoden führen.

Die Analyse der Form

Wir wollen mit unseren Überlegungen bei der Methode beginnen, die psychische Erlebnisse als Formen auffaßt. Es gibt nur zwei spezielle Bedingungen, um dieses an sich für die Naturwissenschaften übliche Vorgehen auch in der Psychiatrie anwenden zu können: Erstens, daß psychische Erlebnisse als real anerkannt werden, und zweitens, daß Kommunikation erforderlich ist, um die bewußten psychischen Erlebnisse anderer Menschen zu erkennen. Zwar kann diese Kommunikation mit Fehlern behaftet sein, doch erscheint die Annahme nicht unlogisch, daß die Erlebnisse innerhalb des Bewußtseins, die wir beobachten wollen, einen gewissen Bezug zur Realität haben und deshalb als Einheiten oder Formen untersucht werden können.

Bei dieser Methode wird ein psychisches Phänomen wie etwa eine Gestimmtheit oder ein Gedanke aufgefaßt als eine spezielle Form im Bewußtsein, wobei dieser Denkansatz demjenigen ähnelt, der für gegenständliche Formen in der äußeren oder nichtgeistigen Welt benutzt wird. Mit einem solchen Ansatz werden zwei Ziele angestrebt, die eine Grundvoraussetzung für jede wissenschaftliche Fragestellung sind: Zu erkennen, um was für eine Einheit oder Geschehen es sich handelt, und zu entscheiden, wie diese entstanden sind.

Zunächst geht es um die Identifizierung, dann um die Erklärung. Die Art der hier gemeinten Erklärung folgt dem üblichen Weg der Entwicklung allgemeiner Prinzipien durch Fortschreiten von Hypothesen zu Theorien und dann zu Gesetzen, mit dem Ziel eindeutiger und quantifizierter Formulierungen, die exakt das Auftreten eines bestimmten psychischen Ereignisses oder Zustandes unter genau definierten Umständen vorhersagen.

Wenn es um einen Patienten geht, der über eine ungerechte Behandlung klagt, dann liegt ein Untersuchungsziel in der Unterscheidung, ob die Person einen Wahn hat oder nicht. Dieser Identifizierungsprozeß richtet sich danach, ob bestimmte definierte Merkmale von Wahnphänomenen erfüllt sind, etwa daß sie fixierte, falsche, idiosynkratische Überzeugungen darstellen. Der Untersucher forscht in den Antworten des Patienten auf bestimmte Fragen nach diesen Merkmalen. Dabei werden die Rolle des Untersuchers und insbesondere die Fragen, die am besten geeignet sind, um Wahnphänomene von anderen Formen des Denkens, wie etwa soziale Vorurteile oder fixe Ideen, zu unterscheiden, soweit es geht standardisiert, damit die Beobachter auswechselbar sind und ihre Beobachtungen so allgemein zugänglich und zuverlässig wie möglich gestaltet werden.

Unser Vertrauen in die Fähigkeit, das Ziel der Identifizierung erreichen zu können, wird exakt bestimmbar durch die Überprüfung der Reliabilität der vorgeschlagenen Operationen. Dies kann auf verschiedene Weisen geschehen. Häufig vergleicht man die Beobachtungsergebnisse verschiedener Untersucher, die auf ähnliche Weise eine Klärung derselben Frage versuchen: Liegt bei dieser Person ein Wahn als Ursache des Gefühles von Ungerechtigkeit vor oder nicht?

Die Aufgabe der Identifizierung beschränkt sich nicht auf die Prüfung des Vorhandenseins diskreter, das heißt abtrennbarer formaler Gegebenheiten im Bewußtsein, etwa in der Art von Wahnphänomenen. Wir können in ähnlicher Weise erwarten, daß auch diejenigen Formen psychischer Erlebnisse bestimmbar sind, die entlang von Dimensionen variieren, also etwa Verstimmungen oder Wachheitsgrade, aber auch solche abrupten Veränderungen, die auf den Verlust einer normalen psychologischen Fähigkeit hinweisen, wie etwa Amnesie oder Aphasie.

Von dieser Ebene der Bestimmung einzelner psychischer Formen ist es nur ein Schritt zum Erkennen von Phänomengruppen, also Syndromen, die in regelmäßiger Weise vorkommen, auch wenn sie gegenwärtig noch nicht hinreichend erklärt werden können.

Die Standardmethode des Identifizierens von Symptomen in einem Untersuchungsgespräch wurde durch „Papier und Bleistift"-Methoden erweitert, also etwa Fragebögen und Skalen. Diese Instrumente wurden zur Verbesserung unserer Fähigkeit entwickelt, bestimmte Formen oder Merkmalsmuster zu identifizieren und sie von anderen zu unterscheiden. Die Methoden zur Bestimmung der Sensitivität, der Reliabilität und der Validität solcher Instrumente wurden an anderer Stelle behandelt [145], im allgemeinen folgen sie den Prinzipien, die im ersten Kapitel dargestellt wurden.

Bei der Analyse psychischer Erlebnisse als Formen wird nach dem Schritt der Identifizierung das Ziel der Erklärung angestrebt: Wodurch kann ein solches Ereignis oder eine solche Gruppe von Ereignissen verursacht werden? Nochmals, ein derartiger Ansatz ist typisch für die Naturwissenschaften. Die festgestellten Formen oder Merkmalsmuster stellen jetzt Variablen dar, die bestimmte Menschen von anderen unterscheiden. Das Vorkommen, das Fehlen oder der Ausprägungsgrad der Form ist mit anderen Unterscheidungsmerkmalen zu korrelieren als abhängig von einer unabhängigen Variable. Dabei ist darauf zu achten, daß die unabhängigen Variablen ihrerseits reliabel bestimmt werden müssen und daß sie in den verschiedensten Gebieten angesiedelt sein können, sei es im biologischen, psychologischen oder sozialen Bereich.

Ein Beispiel für einen solchen Denkansatz bietet das Erklärungsmodell für die Angst. Menschen, bei denen – als abhängige Variable – eine mehr oder weniger große Angst festgestellt wurde, lassen sich hinsichtlich irgendeiner unabhängigen Variable miteinander vergleichen, also etwa dem Blutspiegel des Schilddrüsenhormons, der Familienkonstellation, der sozialen Bindungen oder plötzlicher Lebensereignisse. Dieser Vergleich läßt sich graphisch darstellen: Man kann z. B. Patienten auf der Y-Achse entsprechend ihres Grades der Angst anordnen und auf der X-Achse entsprechend einer bestimmten unabhängigen Variable.

Das Ziel der Erklärung liegt darin, eine Gesetzmäßigkeit zu finden, durch die die Angst mit einer oder mehreren dieser unabhängigen Variablen verknüpft ist. Da die unabhängigen Variablen überall in biologischen, psychologischen und sozialen Bereichen gesucht werden können, benötigt man zum Feststellen und zur Interpretation ihrer Beziehungen zu den abhängigen Variablen die Methoden und das Spezialwissen des jeweiligen Fachmannes. Deshalb ist eine aktive, sich gegenseitig respektierende Zusammenarbeit zwischen Psychiatern und den Wissenschaftlern anderer Disziplinen erforderlich.

Der Prozeß der Erklärung beginnt also mit der Suche nach Korrelationen. Es gibt eine Reihe von Problemen hinsichtlich der Interpretation korrelativer Beziehungen, aber die Entdeckung einer Korrelation kann der erste Schritt in Richtung auf eine Hypothese, eine Theorie oder ein Gesetz sein. Korrelationen betreffen von Anfang an Bedingungen allgemeiner Natur, weil es stets um Gruppen von Patienten geht. Solche Beobachtungen lassen sich z. B. quantitativ hinsichtlich der Zusammenhänge mit Risikofaktoren, genetischen Beziehungen oder Dosis-Wirkungs-Verhältnissen formulieren. Feststellungen dieser Art können durch zusätzliche Erkenntnisse bestätigt oder entkräftet werden. Damit findet der bekannte hypothetisch-deduktive Ansatz der Naturwissenschaften seine Anwendung in der Psychiatrie.

Das Vertrauen in ein auf diese Weise entstandenes Erklärungskonstrukt wächst mit Zunahme der Erfahrungen, wobei entweder ähnliche Korrelationen der abhängigen Variable mit ähnlichen unabhängigen Variablen in anderen Untersuchungszusammenhängen gefunden werden (Vorhersagen), oder es zeigen sich Veränderungen der abhängigen Variable, die durch bestimmte Manipulationen an der unabhängigen Variable bewirkt werden (Kontrollen). Mit dem gewonnenen Vertrauensbereich tauchen neue Fragestellungen auf, die eine Suche nach weiteren Antworten in einer Serie von reproduzierbaren, standardisierten Operationen in Gang setzen. Diese Operationen erfordern mehr und mehr spezialisierte Fähigkeiten des Untersuchers und können dann zu kumulativen, progressiven und generalisierten Ergebnissen führen.

Es lassen sich viele Resultate nennen, die auf diesem Wege durch Identifizierung und Erklärung in der Psychiatrie erzielt wurden. Dabei ist von Bedeutung, daß diese Abläufe sich nicht allein auf den biologischen Bereich beschränken. Der auf die Analyse der Form gerichtete Denkansatz ist nicht mit der biologischen Psychiatrie identisch. Es ist vielmehr die Psychiatrie als solche, die auf den vorgezeichneten Wegen zu den Zielen der Identifikation und Erklärung fortschreitet.

So haben wir etwa im biologischen Bereich gelernt, daß Störungen des Bewußtseins mit einer Verlangsamung im Elektroenzephalogramm korreliert sind und daß viele Toxine im Körper gleichzeitig eine Trübung oder eine Unterbrechung in der Kontinuität des Bewußtseins bewirken können [110]. Wir haben festgestellt, daß die Wirksamkeit der neuroleptischen Behandlung bei Schizophrenie mit ihren Dopamin-blockierenden Fähigkeiten zusammenhängt [101] und daß Stoffe, welche die Neurotransmitter verändern, zu einem Zustand führen können, welcher der idiopathisch auftretenden schizophrenen Störung ähnlich ist [126].

Ebenso haben wir aber auch gelernt, daß die Demoralisierung bei kriegerischen Auseinandersetzungen sowohl mit der Dauer der Kampfhandlungen wie auch mit der Verwundungsrate in einer Kompanie verknüpft ist [129]. Diese Beziehungen sind genauso gesetzmäßig wie Erscheinungen, die aus den Funktionen des Körpers folgen. Brown und seine Kollegen haben gezeigt, daß das Erkrankungsrisiko für eine depressive Verstimmung bei jungen Frauen der Arbeiterklasse in Großbritannien direkt proportional zu dem Maße ansteigt, in dem sie bestimmten Risikofaktoren ausgesetzt sind, etwa einem belastenden Lebensereignis in der jüngeren Vergangenheit, Arbeitslosigkeit, 3 oder mehr Kindern unter 14 Jahren im gemeinsamen Haushalt, dem Verlust der Mutter vor dem Alter von 11 Jahren und dem Fehlen einer engen, vertrauensvollen Beziehung zum Ehemann [15].

Die biologischen, psychologischen und sozialen Einflußbereiche sind mit dieser Methode der Analyse gleichermaßen zu bearbeiten. Die Annahme, daß lediglich der biologische Bereich diesen Regeln gehorcht, stellt einen Kardinalirrtum dar. Allerdings kann man mit dieser Methode keine Fortschritte erzielen, ohne sich um eine wachsende Zusammenarbeit mit den Spezialisten anderer Fachgebiete zu bemühen, die den Psychiatern das Wissen ihrer Disziplinen vermitteln, so wie z.B. Physiologen, Biochemiker und Immunologen unschätzbare Beiträge zu den Fortschritten in der inneren Medizin geleistet haben. Wenn die Psychiatrie in dieser Weise arbeiten will, muß sie ebenfalls solche Fachleute hinzuziehen; ja die Psychiater selbst müssen zu einem gewissen Grad Experten in der einen oder anderen Nachbarregion werden, wenn sie ihr Arbeitsgebiet in diese Richtung ausdehnen wollen.

Zusammenfassend ergibt sich, daß die folgenden Merkmale dieser Analyse der Form dem Vorgehen in den Naturwissenschaften ähneln und daß unser Vertrauen in die sich daraus ergebenden Schlußfolgerungen auf entsprechende Weise zustandekommt: Erstens führt der auf die Form gerichtete Denkansatz zu einer Objektivierung der psychischen Erlebnisse. Er gibt dem Beobachter eine Position „außerhalb" der psychologischen Gegebenheit, die es zu untersuchen gilt. Der Patient, der eine Stimmung, einen Gedanken oder eine Wahrnehmung erlebt, wird vom Untersucher ermutigt, in einem Untersuchungsgespräch oder mit einem Fragebogen seine Angst, seine Zwangsgedanken oder seine Halluzinationen so zu beschreiben, als handele es sich um eine Gegebenheit, die als Teil von ihm existiert wie etwa sein Bein (daher die Bezeichnung *Form*). Zweitens, die Identifizierung ist synonym mit der Diagnose, deshalb wird bei dieser Methode großer Wert auf die Genauigkeit der Diagnose und die Vollständigkeit der Differentialdiagnose gelegt. Es besteht Einigkeit über die Notwendigkeit einer sorgfältigen Abgrenzung psychischer Gegebenheiten, da jedes Verwischen der Grenzen den Erklärungsvorgang behindern müßte, indem die Gruppe klarer Fälle verwässert wird. Drittens sind für die Erklärungsbemühungen große Fallzahlen erforderlich, welche die in Frage stehende Form erläutern. Viertens geschieht der Erklärungsvorgang bei dieser Methode durch Vorschläge, die zurückgewiesen oder bestätigt werden können, woraus eine zunehmend besser fundierte Tendenz zur Verallgemeinerung entsteht. Als letztes läßt sich feststellen, daß jedes mit einer gut definierten Gruppe erzielte Ergebnis leicht auf andere geeignete Patienten übertragen werden kann, weil die Kriterien der Identifizierung festgelegt sind.

Vor- und Nachteile der Analyse der Form

Die Methode der formalen Analyse zielt in überzeugender Weise auf die Frage, was wir wissen und wie wir es wissen. Ihre Stärke liegt vor allem darin, daß sie Grenzen anerkennt. Sie beginnt auf einer niedrigen Ebene der Abstraktion, sie ignoriert die Trennung Gehirn–Psyche, sie akzeptiert die Realität der psychischen Gegebenheiten, sie hält sich exakt an die Korrelationen. Ihre Fortentwicklung geschieht durch Erklärungsmodelle, die der öffentlichen Überprüfung standhalten müssen. Die Erklärungen können durch leicht zu erhebende Kriterien beurteilt werden, z. B. ob sie die Therapie oder die Prognose bestimmter Patientengruppen verbessern oder nicht. Die Methode ermutigt zu weiterem Forschen, weil die von ihr gestellten Fragen und Antworten umschrieben und klar sind. Sie bringt einen Fortschritt, der den jeweils folgenden Generationen von Lernenden und Fachleuten übermittelt werden kann, und sie verschafft unserem Fachgebiet eine Kompetenz und Informationsdichte, wie sie sonst nur in anderen Bereichen vorkommen, die weit von der täglichen Praxis der Psychiatrie entfernt sind.

Das Wissen, das wir aus der Analyse der Form gewinnen, ist um so dankbarer zu akzeptieren, als aus seiner Anwendung für viele Patienten ein wichtiger Nutzen gezogen werden kann. Die Unterscheidung der Manie von der Schizophrenie und der Nachweis der Wirksamkeit von Lithium bei der Behandlung der erstgenannten Störung stellen hervorragende Beispiele für die folgerichtige Nutzanwendung dieser Methode dar.

Allerdings beinhaltet das Vorgehen, die psychischen Erlebnisse mit der Methode der Identifizierung und Erklärung der Form anzugehen, auch einige Nachteile und Gefahren. Einer der Nachteile ist typisch für jede Art von kategorialem Denken: Die fast unwiderstehliche Tendenz, die Zahl der Unterscheidungen zwischen den einzelnen formalen Elementen zu vergrößern. Damit wird unsere Zielvorstellung von einer Kategorie verwässert, wonach eine große Gruppe ähnlicher Individuen oder Phänomene umfaßt werden soll, statt dessen wird eine große Zahl geringfügiger Unterscheidungen gemacht. Der gewohnte Streit zwischen den „lumpers“ („Zusammenwerfern“) und den „splitters“ („Aufsplitterern“) wird darüber geführt, ob in oder zwischen bestimmten Kategorien relevante Grenzlinien zu ziehen sind. Auf diese Weise wird z. B. immer wieder über den Wert der Abgrenzung zwischen der Paranoia und der Schizophrenie gestritten oder über das Zusammenwerfen vieler unterschiedlicher Persönlichkeiten unter dem Begriff *Borderline*.

Ein weiteres Problem besteht vor allem aus der Sicht der praktisch tätigen Ärzte. Zwar bringt dieser Denkansatz allgemeinere Schlußfolgerungen hervor, doch sind viele von ihnen im Ausmaß sehr begrenzt. So mag es z. B. den Anschein haben, als ob relativ geringe Korrelationswerte, die an einer großen Gruppe von Patienten gewonnen werden, nur wenig Informationsgehalt besitzen, außer für den Fachmann, der die nächste Etappe in einem langen Forschungsprojekt anpeilt. Der Fortschritt wird mit dieser Methode typischerweise durch eine Vielzahl von sehr kleinen Schritten erreicht. Es muß mit langen Phasen gerechnet werden, in denen auf das Auftauchen neuer Techniken oder gar einer neuen Wissenschaft gewartet wird. Manchmal kommt es vor, daß mit dieser Methode über Zeiträume, die sich über Generationen erstrecken, keine Aussicht auf neue Hilfen für den Patienten oder neue Erkenntnisse für seinen Arzt verbunden ist.

Aus dem Gegensatz zwischen einem natürlichen Bedürfnis nach Hoffnung einerseits und den recht mageren Forschungsergebnissen andererseits wird teilweise die höchst ungerechtfertigte Konsequenz gezogen, unser Denken auf die Methode kausaler Gesetzmäßigkeiten zu beschränken. Dies ist eine recht einseitige Haltung gegenüber der Vielzahl klinischer Fragestellungen, die dann entsteht, wenn man in einer Disziplin unter allen Umständen eine einzige Sehweise durchsetzen will.

Natürlich können Gesetze einfacher Art sehr befriedigend sein, wenn sie auffindbar sind. Einfache Gesetze jedoch, die sich auf wirkliches empirisches Wissen gründen, sind sehr selten. Trotz (und vielleicht auch wegen) dieser Tatsache besteht eine Tendenz, Spekulationen über die mögliche Erklärung zahlreicher Fragestellungen allein auf der Grundlage eines Aspektes anzustellen, der sich bei einer früheren Gelegenheit einmal als nützlich erwiesen hat. Diesen Spekulationen wird dann gern der Rang einer besonderen Errungenschaft zugemessen. Ein solches Vorgehen behindert nicht nur die Einbeziehung weiterer empirischer Kenntnisse aus anderen Wissenschaftsdisziplinen, sondern kann auch zu einer Einschränkung im konzeptuellen Repertoire der Ärzte führen, die eigentlich viele verschiedene Ansätze erproben müssen, um ihren Patienten zu helfen.

Einige Tendenzen bei einem radikalen Behaviorismus oder einer einseitigen biologischen Psychiatrie neigen dazu, den Untersuchungsansatz einer formalen Analyse zu überdehnen bis hin zu einem doktrinären Reduktionismus für die gesamte Psychiatrie. Ein solches Vorgehen leitet sich in zwar verständlicher, aber dennoch bedauerlicher Weise von unberechtigten Hoffnungen über mögliche Lösungen verschiedener Fragen ab, die gegenwärtig in ihrer Beziehung zu anderen Gesichtspunkten noch mysteriös sind. Der Behaviorismus unterstellt, daß wir die psychologischen Probleme logisch auf die Zufälligkeiten der Verstärkungen reduzieren können. Ein solcher Ansatz ist zwar in mancherlei Hinsicht nützlich, doch sind wir weit davon entfernt, die Regeln für eine solche Reduktion aller psychologischen Probleme formulieren zu können. Daher stellt dieser Vorschlag bislang ein reines Versprechen dar, das weit vom Nachweis seiner Gültigkeit entfernt ist [93]. Wenn man versucht, bereits heute diesen Ansatz auf alles anzuwenden, was von Patienten berichtet und von Psychiatern erfahren wird, so wird vieles außer acht gelassen, was wir aus anderen Quellen über das menschliche Denken und Verhalten wissen.

Häufig stellt sich die biologische Psychiatrie als ein ähnlich doktrinäres und reduktionistisches Verfahren dar. Eine solche Reduktion liegt etwa in der Voraussetzung, daß die Verhaltensweisen und psychischen Gegebenheiten, da sie ja vom Gehirn abhängen, auch durch die Untersuchung des Gehirnes ihre Erklärung finden werden. Wieder ist es so, daß die logische Reduktion der Psychiatrie auf die Neurophysiologie ein Wissen darüber unterstellt, wie die psychologischen mit den neurophysiologischen Gegebenheiten verbunden sind; tatsächlich aber wissen wir dies nicht. Die psychischen Erlebnisse sind keine realen Gegenstände im Gehirn, sondern vielmehr Gegebenheiten, die sich in einem bestimmten Verhältnis zum Gehirn und zu vielen weiteren Faktoren befinden [125].

So nützlich es auch sein mag, wenn wir das Individuum unter den Blickwinkel eines Objektes/Organismus betrachten, wir müssen es dennoch auch als ein Subjekt/Handelnder anerkennen. Die Analyse der Form kann zu zwei wichtigen Aspekten nichts beitragen, die den Patienten dazu bringen, Hilfe zu suchen. Zum einen stellt für die meisten von uns schon das Leben an sich eine nicht leicht zu meisternde Aufgabe dar, bei der Schwierigkeiten zu erwarten sind. Zum anderen müssen viele Menschen darüber hinaus noch solche Probleme bewältigen, zu deren Entstehung sie selbst beigetragen haben, wobei es sich oft um unbeabsichtigte Folgen absichtlicher Handlungen handelt. Diese Probleme können verringert werden, wenn sie bessere Fertigkeiten zur Führung ihres Lebens entwickeln, oder wenn sie mehr Einsicht in ihre Schwächen und in ihre Lebenssituation gewinnen. Die Beschäftigung mit solchen Patienten erfordert einen methodischen Ansatz gegenüber Schwierigkeiten der genannten Art, bei dem nicht so sehr nach dem „was“ und „wie“ im Sinne einer kausalen Analyse der Form gefragt wird, sondern vielmehr nach dem „warum“ in Hinblick auf das individuelle Subjekt.

Die Analyse der Funktion

Der Denkansatz, der auf die Analyse der Funktion gerichtet ist, stellt eine Reaktion auf einen völlig anderen Denkimpuls und eine andere ontologische Konzeption dar, eine Konzeption, die den höchsten Ausdruck des Gehirn-Psyche-Problems darstellt und noch darüber hinaus reicht. Obwohl klar ist, daß die Intaktheit des Gehirnes eine notwendige Vorbedingung für die Kontinuität des psychischen Lebens darstellt, so ist ebenso klar, daß der Mensch weit davon entfernt ist, lediglich als Produkt dieses materiellen Gehirns zu agieren, vielmehr scheint er es zu beherrschen und zu kontrollieren. Das Gefühl des Selbst als Lenker der körperlichen Mechanismen und als Dirigent des Lebensplanes ist uns so tief eingewurzelt, daß wir alle damit leben. Ebenso beruhen die meisten unserer sozialen Institutionen darauf, z. B. Gesetze, Verträge und die zwischenmenschlichen Vereinbarungen.

Es ist offensichtlich, daß eine Schädigung des Gehirnes die geistige Leistungsfähigkeit beeinträchtigen und die psychischen Erlebnisse stören kann, ebenso offensichtlich ist jedoch, daß auch die Entscheidungen, die vom Selbst getroffen werden, zu Problemen, zu emotionaler Anspannung und zu Situationen führen können, aus denen unangemessene und schädliche Verhaltensweisen hervorgehen können. Hierin liegt die Rechtfertigung für eine klinische Betrachtungsweise, bei der die Inhalte des Bewußtseins nicht nur als Ereignisse angesehen werden, die sich aus bestimmten Mechanismen im Gehirn ergeben, sondern auch als Funktionen, d. h. als Hervorbringungen einer bestimmten Person, die Hoffnungen, Wünsche, Absichten und der eine Lebensgeschichte hat, die es zu deuten gilt.

Der Mensch stellt einerseits einen Organismus dar, ein aus Teilen zusammengesetztes Gebilde, andererseits aber ist er ein Handelnder und ein Subjekt, jemand der etwas tut und dies auch weiß. Daher ist die Frage, warum sich eine Person so verhalten hat, wie sie es tat, ebenso natürlich, legitim und sinnvoll wie die Frage, wie ein bestimmter psychischer Zustand eingetreten ist. Aus welchem nachvollziehbaren, verständlichen Grund oder in Verfolgung welcher Absicht oder als Ergebnis welcher Erfahrung kommt jemand dazu, sich so zu fühlen, wie er es tut? Die Annahme der Existenz einer Einheit, des Selbst, beinhaltet nicht, daß der Mensch stets die Gründe für seine Situation und für seine Reaktionsweisen vollkommen verstehen muß, doch wird grundsätzlich davon ausgegangen, daß psychologisch plausible Gründe gefunden werden können, und zwar solche Gründe, die zumindest einzelne Aspekte des psychischen Verhaltens und Erlebens erhellen und die insgesamt für die Existenz dieses Menschen vor dem Hintergrund seiner Lebensgeschichte einen Sinn ergeben.

Von diesem Standpunkt aus betrachtet man Symptome nicht nur äußerlich als formale Gegebenheiten, sondern „von innen heraus" als verstehbare Ausdrucksweisen einer Person, die sich in einer spannungsreichen Situation befindet. Wir erfassen diesen psychischen Zustand dadurch, daß wir – bildlich ausgedrückt – in die Welt des Subjektes eintreten und vorübergehend seine Erfahrungen, Überlegungen und Antworten mit ihm teilen. Bei der so geleisteten Annäherung an den Patienten verfolgen wir das Ziel, den Sinn, die Bedeutung und auch die symbolische Funktion der Symptome für diese bestimmte Person zu diesem bestimmten Zeitpunkt zu erfassen.

Die Fähigkeit solchen Erfassens bezeichnet man als Verstehen, Einfühlen, Empathie. Ihre Anwendung auf eine individuelle Situation liefert eine völlig andere Art von Wissen als diejenige, die aus dem Prozeß der Identifizierung und Erklärung gewonnen wurde. So gelangen wir zu ganz neuen Antworten auf unsere berufsspezifischen Fragen: Was wissen wir über das psychische Leben und wie wissen wir es?

Diese Art von Wissen ist etwas völlig anderes als diejenige, in der wir Fakten wissen, also etwa die Quadratwurzel aus 25. Es geht vielmehr um die Weise, in der wir wissen, was für ein Gefühl es ist, furchtsam, selbstbewußt, erschrocken oder verliebt zu sein. Diese Fähigkeit kann von vielen Einzelaspekten unserer Fertigkeiten abhängen, etwa vom Einfühlungsvermögen in die Situation des Patienten oder von der Gabe, aus den Berichten anderer Menschen in ähnlichen Umständen zu lernen, doch ergibt sich ganz klar, daß auch hierdurch ein Wissen von dem psychischen Leben eines anderen Menschen entsteht.

In der einfachsten Anwendung liefert diese Methode ein Verständnis dafür, wie Gefühle aus Ereignissen folgen: Trauer entsteht aus Verlust, Heimweh aus Trennung, Glück durch Erfüllung. Bei weiterer Fortführung dieser Methode gewinnen wir ein Gefühl dafür, warum die Reaktionen eines bestimmten Menschen in sich zusammenhängend und stimmig sind, wie sie hervorgehen aus dem Zusammenhang zwischen seiner Persönlichkeit und seiner Sicht der Situation. Auf diese Weise verstehen wir, wie eine emotional abhängige Person mit Trauer reagiert, wenn sie verlassen wird, oder wie ein selbstunsicherer Mensch durch eine situative Veränderung ängstlich wird. Die weiteste Entfaltung dieser Methode läßt ein Gefühl dafür entstehen, wie die Persönlichkeit eines Menschen durch frühere Erfahrungen geformt sein mag, etwa Kindheitserlebnisse, die zur Entwicklung von Haltungen und Erwartungen geführt haben, durch die alle späteren Erfahrungen geprägt wurden. So können überdauernde Eigenschaften wie Optimismus oder Pessimismus, Vertrauen oder Ängstlichkeit, Mißtrauen oder Zuversicht aufgefaßt werden als Ergebnis früherer Beziehungen und Ereignisse.

Die Kenntnisse, die mittels Empathie und Einsicht gewonnen werden, besitzen eine eigene Überzeugungskraft. Wir sehen, daß ein Kind ängstlich reagiert, wenn es durch einen Erwachsenen bedroht wird, und die Verbindung zwischen dem Ereignis und der Reaktion erscheint uns völlig evident, ohne daß ein Bedürfnis nach weiterer Analyse besteht. Solch ein Gefühl des Einleuchtens drückt sich in Bemerkungen aus wie: „*Jetzt* weiß ich, warum Du traurig bist!" oder: „Natürlich kann ich verstehen, warum Du so böse auf Deinen Vater bist!". Hieraus leitet sich die große Beliebtheit dieser Methode ab. Die Analyse der Funktion ist stets in eine Geschichte eingebettet, mit der versucht wird, einem Ereignis Sinn zu geben.

Wenn dieser Ansatz des Verstehens psychischen Verhaltens und Erlebens nur so weit reichen würde, wie es bisher dargestellt wurde, so hätte es wenig Konflikte darum gegeben, aber er hätte wohl auch kaum Interesse erzeugt. Die Methode wurde jedoch vor allem durch die Annahmen Sigmund Freuds in einer revolutionären Weise verändert und erweitert. Er betrachtete das bewußte psychische Leben mit seinen Entscheidungen, Intentionen und Reaktionen auf aktuelle Ereignisse als Produkt eines zugrundeliegenden Bereiches der Psyche, des Bereiches des Unbewußten, in dem die aus Konflikten des früheren Lebens entstandenen Ereignisse enthalten sind, welche die Wahrnehmungen und die Intentionen der Gegenwart modifizieren. Nach Ansicht Freuds tauchen viele Gedanken, Haltungen und Wünsche in der bewußten Wahrnehmung erst nach bestimmten Veränderungen auf, die dazu dienen, ihre ursprünglichen Ziele und Bedeutungen zu maskieren. Dieser Prozeß der Tarnung kann auch die trivialsten Phänomene betreffen.

„... das Vergessen von Dingen, die sie wissen könnten und andere Male auch wirklich wissen (z. B. das zeitweilige Entfallen von Eigennamen), das Versprechen in der Rede, das sich uns selbst so häufig ereignet, das analoge Verschreiben und Verlesen, das Vergreifen bei Verrichtungen und das Verlieren oder Zerbrechen von Gegenständen u. dgl., lauter Dinge, für die man eine psychische Determinierung sonst nicht sucht, und die man als zufällige Ergebnisse, als Erfolge der Zerstreutheit, Unaufmerksamkeit und ähnlicher Bedingungen unbeanstandet passieren läßt. Dazu kommen noch die Handlungen und Gesten, welche die Menschen ausführen, ohne sie überhaupt zu bemerken, geschweige denn, daß sie ihnen seelisches Gewicht beilegten, wie das Spielen, Tändeln mit Gegenständen, das Summen von Melodien, das Hantieren am eigenen Körper und an dessen Bekleidung und ähnliches. Diese kleinen Dinge, die Fehlleistungen wie die Symptom- und Zufallshandlungen sind nicht so bedeutungslos, wie man durch eine Art von stillschweigendem Übereinkommen anzunehmen bereit ist. Sie sind durchaus sinnvoll, aus der Situation, in der sie vorfallen, meist leicht und sicher zu deuten, und es stellt sich heraus, daß sie wiederum Impulsen und Absichten Ausdruck geben, die zurückgestellt, dem eigenen Bewußtsein verborgen werden sollen, oder daß sie geradezu den nämlichen verdrängten Wunschregungen und Komplexen entstammen, die wir bereits als die Schöpfer der Symptome und die Bildner der Träume kennengelernt haben. Sie verdienen also die Würdigung von Symptomen, und ihre Beachtung kann wie die der Träume zur Aufdeckung des Verborgenen im Seelenleben führen. Mit ihrer Hilfe verrät der Mensch in der Regel die intimsten seiner Geheimnisse ..." ([43] S. 37–38).

Wenn Freud alltägliche Vorkommnisse so interpretieren konnte, dann erstaunt seine Ansicht nicht, daß die Funktion der psychischen Symptome darin liegt, mächtige und primitive Kämpfe zu verbergen:

„Mit der Aufdeckung der infantilen Sexualität und der Zurückführung der neurotischen Symptome auf erotische Triebkomponenten sind wir zu einigen unerwarteten Formeln über das Wesen und die Tendenzen der neurotischen Erkrankungen gelangt. Wir sehen, daß die Menschen erkranken, wenn ihnen infolge äußerer Hindernisse oder inneren Mangels an Anpassung die Befriedigung ihrer erotischen Bedürfnisse in der Realität versagt ist. Wir sehen, daß sie sich dann in die Krankheit flüchten, um mit ihrer Hilfe eine Ersatzbefriedigung für das Versagte zu finden. Wir erkennen, daß die krankhaften Symptome ein Stück der Sexualbetätigung der Person oder deren ganzes Sexualleben enthalten, und finden in der Fernhaltung von der Realität die Haupttendenz, aber auch den Hauptschaden des Krankseins. Wir ahnen, daß der Widerstand unserer Kranken gegen die Herstellung kein einfacher, sondern aus mehreren Motiven zusammengesetzt ist. Es sträubt sich nicht nur das Ich des Kranken dagegen, die Verdrängungen aufzugeben, durch welche es sich aus den ursprünglichen Anlagen herausgehoben hat, sondern auch die Sexualtriebe mögen nicht auf ihre Ersatzbefriedigung verzichten, solange es unsicher ist, ob ihnen die Realität etwas Besseres bietet wird." ([43] S. 52).

Obwohl die Deutung der Funktion einzelner Symptome nach dieser Methode sich im Laufe der Jahre verändert hat, vor allem durch die Entwicklung miteinander rivalisierender psychodynamischer Schulen, so ist doch der konzeptuelle Erklärungsansatz für die psychischen Ereignisse im Kern unverändert geblieben, nämlich als ein Ansatz, der den Sinn und die Funktion der Ereignisse im Rahmen der Lebensgeschichte des Individuums analysiert.

Wenn das Bewußtsein als Text mit einer verborgenen Bedeutung angesehen wird, so stellen die Gedanken und Verhaltensweisen des Patienten Symbole dar, die es zu interpretieren gilt. Dabei wird angenommen, daß die latenten Bedeutungen dem Patienten und anderen Menschen verborgen sind, bis ihre Verbindungen mit den manifesten Symptomen durch einen Fachmann aufgedeckt werden, der befähigt ist, die „wirkliche" Lebensgeschichte aus einer Analyse der zweckgerichteten Abläufe unbewußter Mechanismen zu erschließen. Diese Entzifferung eines Textes, diese Erhellung der verborgenen Intentionalität macht aus der Analyse der Funktion ein hermeneutisches Unterfangen.

Allerdings wird bei der Interpretation von Symbolen in der Psychiatrie genau wie bei der biblischen Exegese eine spezielle Anteilnahme und Reagibilität in der Beziehung zwischen Deuter und hermeneutischem System erforderlich. Der Interpret sucht in dem Text des Bewußtseins die zugrundeliegenden Bedeutungen auf, von denen er weiß, daß sie sich dort befinden. Auf diese Weise verstärkt und ergänzt die allmähliche Aufdeckung von Bedeutungen das konzipierte System und liefert so dem Interpreten ein wachsendes Gefühl der Kraft und Überzeugung. Er kann mit dem heiligen Anselm sagen, jemand glaubt, um zu verstehen und versteht, um zu glauben.

Die Analyse der Funktion geht in den meisten Schulen der dynamischen Psychiatrie von einer dualen Natur des Selbst aus. Diese ontologische Konzeption unterstellt, daß die bewußte Welt eine verzerrte Widerspiegelung eines zugrundeliegenden unbewußten Bereiches darstellt, in dem das Wesen und die wahren Gründe für die menschlichen Handlungen liegen. Dieses Konzept hat einen großen Einfluß in der Psychiatrie und man hat den Eindruck, daß seine Auswirkungen über den klinischen Bereich hinaus viele Aspekte der modernen westlichen Zivilisation betreffen. Tatsächlich beabsichtigte Freud „nicht nur die Erneuerung der Psychiatrie, sondern eine völlige Neuinterpretation aller psychischen Produktionen, die zur Kultur gehören, von den Träumen über die Kunst und Moral bis zur Religion" [109]. Ist es verwunderlich, daß ein derartiges Ziel die Menschheit in Aufruhr versetzen kann?

Die Vor- und Nachteile der Analyse der Funktion

Sieht man von den letztgenannten Aspekten ab, so bringt eine Methode, die ein Verstehen allen psychischen Verhaltens und Erlebens als zweckgerichtete Funktionen des Selbst anstrebt, eine Reihe von Vorteilen für die Praxis der Psychiatrie. An erster und wichtigster Stelle steht die Erkenntnis, daß ein Verstehen auf der Basis von psychologischer Plausibilität dem Patienten nicht nur einen Zugang zur Vergangenheit verschafft, sondern auch Entscheidungen für die Zukunft ermöglicht.

Die Entwicklung solchen Verstehens in einem psychotherapeutischen Prozeß erfordert zusätzlich zum einfühlenden Zuhören durch den Beobachter/Interpreten das Beherrschen einiger besonderer zwischenmenschlicher und beruflicher Fähigkeiten [42, 66, 143]. Durch den klugen Einsatz dieser Fertigkeiten hilft der Therapeut dem Patienten weiter, und es wird aus dem Dämmern schwacher Vorstellungen allmählich ein klareres Verständnis für die spannungsreichen Intentionen und Emotionen entwickelt, die sich im Leiden des Patienten äußern.

Die mit dieser Methode gewonnenen Einsichten sind häufig an den einzelnen Therapeuten und seinen Patienten gebunden, so daß die deutenden Beobachter nicht in ähnlicher Weise austauschbar sind wie es bei dem auf die formale Analyse der psychischen Erlebnisse gerichteten Ansatz der Fall ist. Man hat zwar den psychotherapeutischen Prozeß aus verschiedenen Blickwinkeln dargestellt, doch scheint das Wesen dieser Tätigkeit eher ein individuelles und oft unvorhersehbares Abenteuer zu sein.

Der Patient kann die Bedeutungen und Einsichten akzeptieren oder zurückweisen, wenn sie ihm nahegebracht werden, denn ihre Implikationen müssen oft erst in neue Intentionen und Ziele integriert werden, wozu er gegenwärtig in der Lage sein kann oder auch nicht. Die Psychotherapie arbeitet also auf einer ganz anderen Ebene als die körperlichen Behandlungsmaßnahmen in der Psychiatrie, für deren Wirksamkeit nicht erforderlich ist, daß der Patient sein Selbstkonzept und seinen Lebensentwurf neu formuliert.

Eine erfolgreiche Psychotherapie verschafft dem Patienten ein Gefühl des Könnens, der persönlichen Vervollkommnung und der Reifung, das direkt aus der Art und den Zielen der Methode entspringt. Der Patient und der Arzt haben, was in der Medizin selten vorkommt, gemeinsam am Erfolg und an der Befriedigung teil, weil es ihr gemeinsames Unternehmen ist, das auf Kommunikation und Verstehen beruht.

Wie die Analyse der Form besitzt auch diese Methode charakteristische Nachteile. Erstens, für die Psychiatrie und ihre Patienten werden Möglichkeiten vernachlässigt und negiert, die auf einem mit anderen Mitteln erworbenen Wissen beruhen, wenn man anstrebt, alles psychische Leiden als sinnvoll in der oben beschriebenen Bedeutung zu verstehen. Dies mag bei dem auf die Erfassung der psychologischen Plausibilität gerichteten Ansatz leichter vorkommen als bei dem der formalen Analyse, weil der nach dem ersteren Verfahren vorgehende Psychiater möglicherweise die Grenzen für die Gültigkeit seiner Interpretationen nicht anerkennt.

Zweitens, es gibt keine einheitlichen Regeln, wie theoretische Auseinandersetzungen entschieden werden sollen, weil die klinischen Informationen, die zur Begründung eines bestimmten psychologisch plausiblen Vorschlages geliefert werden, jederzeit in einem „tieferen" bzw. „höheren" Interpretationsniveau aufgehoben bzw. widerlegt werden können. Der Hader zwischen den verschiedenen Schulen der sog. dynamischen Psychiatrie geht teilweise auf diesen Umstand zurück. Da eine experimentelle Bestätigung oder Widerlegung nach dem Muster der Naturwissenschaften nicht möglich ist, werden Streitigkeiten, wenn überhaupt, durch Tradition, Autorität und Loyalität entschieden. Die doktrinären Kriege zwischen Freud, Jung und Adler liefern Beispiele für diese Situationen, die für hermeneutische Auseinandersetzungen ganz allgemein gilt. Das Ergebnis solcher Konflikte besteht oft in der Gründung von Interpretationsgemeinschaften, die Doktrinen entwickeln, welche in sich kohärent, stabil und für einige Patienten auch nützlich sind. Diese Gemeinschaften neigen jedoch dazu, sich voneinander und von dem möglicherweise günstigen Einfluß anderer Interpretationsweisen zu isolieren.

Zuweilen wird beim psychologisch plausiblen Verstehen der psychischen Gegebenheiten wenig Gewicht darauf gelegt, die einzelnen Merkmale der verschiedenen Phänomene voneinander zu unterscheiden. Das

Schwergewicht liegt mehr auf dem, was hinter den oberflächlichen Erscheinungen liegt, als auf der Form der Phänomene. Das Verwischen von Unterschieden kann zu einer diagnostischen Klassifikation in der Psychiatrie führen, die aus einem Kontinuum von Leidenszuständen besteht. Es beginnt beim Normalen und schreitet über das Neurotische zum Psychotischen fort [141]. Dies stellt eine dimensionale Reihe zunehmender Desorganisation dar, die mit so vielen „Borderline"- und „latenten" Fällen einhergeht, daß es den Anschein hat, als ob kategoriale Unterscheidungen zwischen Patienten entweder unmöglich oder unwichtig seien. Auf die Spitze getrieben führt diese Tendenz dazu, alle Unterscheidungen mit so schlichten Interpretationen zu eliminieren wie „es ist alles sexuell" oder „es ist alles Minderwertigkeit". Dies bedeutet eine allgemeine Schwäche aller „entmystifizierenden" Interpretationen, die Geschichte ist für Marxisten „reine Ökonomie".

Ein anderes Problem dieser Methode liegt darin, daß psychologisch plausible Einsichten natürlich am besten für diejenigen geeignet sind, aus deren Lebensgeschichte sie gewonnen wurden. Das führt dazu, daß daraus gezogene Verallgemeinerungen nur von geringer Relevanz für andere Patienten mit ähnlichen Symptomen sind. Die Einsichten stammen mehr aus individuellen Lebensgeschichten als von repräsentativen Stichproben. Freud konzentrierte sich auf die Anna O. und die Dora und nicht auf 100 Wiener Hysterikerinnen einschließlich ihrer Kontrollen. Die Eigenschaften des Musterbeispiels sind ausschlaggebend, um zu entscheiden, welche der verschiedenen Einsichten für die klinische Anwendung in einem konkreteren Falle geeignet sind.

Die Verallgemeinerungen aus dieser Methode tragen nicht den Charakter von Hypothesen und Theorien, sondern eher von Sprichworten und Maximen. Obwohl diese zum Ausgangspunkt für klinische Untersuchungen werden könnten, so wird doch meist das notwendige weitere Fragen mit dem Formulieren von Verallgemeinerungen über die Bedeutung beendet, wobei der Eindruck entsteht, daß ein Ziel erreicht worden ist.

In der Tat hat es kaum Anstrengungen gegeben, gemäß der Tradition der empirischen Wissenschaften widerlegbare Prinzipien aufzustellen. Es wurden nur wenige Versuche gemacht, die Überprüfungsmethoden der wissenschaftlichen Disziplinen in diesem Bereich anzuwenden. Statt dessen wurde, weil jede Lebensgeschichte einzigartig ist, das Bemühen darauf gerichtet, jeweils für bestimmte Individuen Kommunikations- und Persuasionstechniken zu entwickeln, wobei von Interesse vor allem solche waren, die Lösungen für jedermann betreffende Fragen boten.

Dies bedeutet mit anderen Worten, daß diese Methode keine befriedigenden Kriterien für die Beurteilung der Qualität von bestimmten Ideen liefert, d.h. keine allgemein akzeptierten Merkmale zum Unterscheiden zwischen Fortschritten, Rückschritten und Verzerrungen. Wir erkennen zwar die Leistungen von Therapeuten mit dieser Technik in bestimmten

Situationen an und schätzen sie hoch ein, doch bleibt oft unsicher, ob der Erfolg auf ihrer Erfahrung und Alltagsklugheit oder auf der Anwendung einer bestimmten psychodynamischen Theorie beruht.

Der auf das Verstehen psychologisch plausibler Zusammenhänge gerichtete Ansatz liefert eine bestimmte Art von Wissen über die psychischen Erlebnisse, nämlich ein auf Intuition und Empathie gegründetes. Dieses Wissen ähnelt dem in der Geschichtswissenschaft bekannten und ist für die Psychiatrie unerläßlich. Es ermöglicht, den Patienten zu verstehen als Individuum mit einer bestimmten Geschichte, die es zu erzählen gilt, und nicht mit einer Beeinträchtigung, die erklärt werden muß. Dieses Wissen hilft uns zu erkennen, daß der Mensch sowohl durch seine Vergangenheit determiniert als auch frei zum Verändern seiner Zukunft ist und daß er, sei er psychisch gesund oder krank, sein Leben in einer Welt voller Sinn und Bedeutung lebt.

Eine methodologische Schlußfolgerung

Die auf Form und Funktion gerichteten Ansätze repräsentieren verschiedene Methoden des Denkens, die verschiedene Auswirkungen für die Praxis der Psychiatrie mit sich bringen. Die Auffassungen, die in dem einen Bereich gewonnen wurden, können nicht ohne weiteres auf den anderen Bereich übertragen werden, so daß wir die Grenzen klar definieren müssen, um ihren jeweiligen Wert für die Psychiatrie zu erfahren. Da der individuelle Mensch stets beides ist, Objekt/Organismus und Subjekt/Handelnder, müssen bei jeder umfassenden Beschreibung eines Patienten beide Arten der Analyse eingesetzt werden. Allerdings ist es schwierig, wenn nicht unmöglich, Patienten gleichzeitig auf beide Weisen zu untersuchen. Es treten Parallaxenunterschiede auf, so daß psychische Erlebnisse, die nach der einen Betrachtungsweise als Formen zu betrachten sind, von einem anderen Standpunkt aus Funktionen darstellen, die auf einen bestimmten Zweck gerichtet sind. Aus diesem Grunde muß sich der Untersucher zwischen den beiden Beobachtungspunkten hin- und herbewegen, ein Wechsel, über den man sich zweckmäßigerweise Rechenschaft ablegt, wenn er angezeigt ist.

Es gilt nicht nur zu beachten, daß diese methodischen Unterschiede vorhanden sind. Man muß sich auch klarmachen, daß bereits die Entscheidung für die eine oder andere Methode ebenso folgenschwer sein kann wie eine bestimmte Konsequenz, die sich aus ihrer späteren Anwendung ergibt. Dennoch wird in den Diskussionen diese Wahl mit all ihren Implikationen nur zu häufig ohne weitere Prüfung der Voraussetzungen getroffen, was in der Regel eine unerkannte Quelle für Meinungsunterschiede bedeutet.

Wenn es darum geht, den dialektischen Gegensatz zwischen diesen beiden Ansätzen zu überwinden, dann müssen wir uns und der Öffentlichkeit bei unseren Auseinandersetzungen die Wahl unserer Methoden bewußt machen. Nur so können wir für die Entscheidung Verantwortung tragen und zeigen, daß wir ihre Implikationen und ihre Begrenzungen kennen.

Viele Philosophen haben sich zu diesen Fragen geäußert: Man vergleiche Wilhelm Windelbands Unterscheidung zwischen idiographischen und nomothetischen Wissenschaften [1], Karl Jaspers' Abgrenzung des Verstehens gegenüber dem Erklären [66], Karl Poppers Ansichten über die Unterschiede zwischen Wissenschaft und Metaphysik [105] und Jürgen Habermas' Grenzziehung zwischen hermeneutischem Vorgehen sowie anderen Arten des Denkens in den Natur- und Sozialwissenschaften [57]. Dennoch brauchen wir keine Erkenntnistheoretiker unter unseren Studenten auszubilden, um die Frage zu beantworten, was wir in einer klinischen Situation wissen und wie wir es wissen. Es mag ausreichen, mit den drei Fragen zu beginnen, welche die dialektische Opposition überwinden können: Erstens, was tun wir, wenn wir psychisches Verhalten und Erleben vom Standpunkt der Analyse der Form oder der Funktion betrachten? Zweitens, warum vertrauen wir darauf, daß jede dieser beiden Betrachtungsweisen ein Wissen begründet, das wir in der Praxis anwenden und vertiefen können? Und drittens, was können wir von jeder dieser Denkmethoden an Ergebnissen erwarten, die bei der Behandlung und Prognose von Nutzen sein, aber auch bei fehlerhafter Anwendung Schaden und Verwirrung stiften können?

Wir erkennen, daß es eine Trennung zwischen Form und Funktion gibt, aber wir sehen sie als durch die Praxis der Psychiatrie bedingt an. Sie sollte das Fach nicht spalten, sondern im Gegenteil als Hilfsmittel dienen, Zugang zu unterschiedlichen Aspekten des Patienten zu gewinnen. Einige der Gesichtspunkte können am besten mit den Möglichkeiten der Empirie erfaßt werden, andere lassen sich am besten durch die Geschichten der einzelnen Personen erhellen.

Teil II
Das Krankheitskonzept

Kapitel 3

Kategorien und kategoriales Denken als Beispiele für die Analyse der Form

Der Vorschlag, Kategorien oder Klassen von Patienten aufzustellen, war lange Zeit ein umstrittenes Thema in der Psychiatrie. Ihm steht die Auffassung entgegen, daß wir alle zusammen eine Gemeinschaft von Menschen bilden. Damit ist der Eindruck eines überdauernden Zusammengehörigkeitsgefühls unter den Menschen gemeint, ein Glaube an die allen gemeinsame Verwundbarkeit durch Unglück und daran, daß wir alle unsere Schwierigkeiten in ähnlicher Weise empfinden und ausdrücken. Solche Überzeugungen schaffen ein Mißtrauen gegenüber Kategorien, welche die Menschen aufteilen und einigen ein ganz anderes Etikett als anderen hinsichtlich ihres psychischen Erlebens geben.

Wir können auf die inhumane Behandlung hinweisen, die psychiatrischen Patienten durch solche Einteilungen zugefügt wurden. Dies drückte sich bereits im Gebrauch des alten Ausdruckes Alienist für einen in der Psychiatrie tätigen Arzt aus. Immer noch wird die Stigmatisierung der psychiatrisch Kranken empfunden. Können wir diese Situation nicht beenden, indem wir die Klassifikation und die Einteilung psychiatrischer Patienten aufgeben und sie einfach als gestörte Menschen bezeichnen, deren sämtliche Schwierigkeiten einheitlicher Art sind, obwohl sie hinsichtlich des Schweregrades und der Entstehung unterschiedlich sein mögen? Dann könnten wir die Lebenserfahrungen jedes Patienten beschreiben und so möglicherweise den Grund für seine individuellen Probleme ebenso gut herausfinden wie die allgemeine Natur aller menschlichen Schwierigkeiten.

Leider aber können Menschen aus vielerlei Gründen und auf verschiedene Weisen mißachtet und mißhandelt werden. Wenn wir ihre Schwierigkeiten kategorisieren, so schaffen wir dadurch weder eine Ursache für solche Vorgänge noch verhindern wir sie.

Die Behauptung, daß alle psychiatrischen Patienten gleich seien und lediglich im Schweregrad ihrer Störung variierten, beinhaltet entweder, daß das Problem der Erklärung zu stark vereinfacht oder aber der Aufmerksamkeitsfokus des Psychiaters auf solche Individuen eingeengt wird, für die eine solche Behauptung logischerweise vertretbar ist. Diejenigen Patienten, deren abnorme psychische Zustände wir bereits jetzt oder vielleicht in naher Zukunft eher auf eine Krankheit im körperlichen Sinne als auf allgemeine Schwierigkeiten zurückführen könnten, würden dann zu Spezialisten für die Pathologie des Gehirnes überwiesen, z. B. zu Neurologen oder Internisten, denen allerdings eine so langwährende Verantwortlichkeit für die abnormen psychischen Phänomene und Verhaltensweisen ihrer Patienten fehlt.

Wenn wir auf eine Klassifizierung verzichten, geben wir eine Tradition und Denkweise auf, die in anderen Bereichen der Medizin ganz erhebliche Fortschritte für das Verständnis und die Behandlung abnormer Zustände gebracht hat. Es läßt sich zeigen, daß dies auch in der Psychiatrie geschehen kann. Dennoch müssen die Stärken und Schwächen dieser Methode ebenso wie die aller anderen psychiatrischen Methoden offengelegt werden, wenn wir sie bewußt anwenden wollen, ohne die Gefahr ungerechtfertigten Vertrauens, übermäßigen Gebrauches oder mangelnder Sensibilität zu laufen.

Die Kategorien unterscheiden sich hinsichtlich ihrer Eigenschaften, und bestimmte Typen von Kategorien können problematisch werden, wenn ihre begrifflichen Grundlagen nicht berücksichtigt werden. Mit Eigenschaften von Kategorien meinen wir nicht ihren Inhalt, z. B. Tiere, Medikamente etc., sondern solche Unterschiede, die sich auf die Weise der Definition der Zugehörigkeit zu einer Kategorie und darauf beziehen, wie die Kriterien für die Zugehörigkeit zusammengestellt werden. Der Umfang einer Kategorie, ihre einheitliche Bedeutung und ihre Eignung für eine gegenseitige Verständigung hängen vor allem von diesem letzten Merkmal ab.

Bei der befriedigendensten Kategorie – der konjunktiven Kategorie – werden die Mitglieder durch eine „Konjunktion" von Kriterien definiert. Wenn man bei einem Individuum feststellt, daß es in zunehmendem Maße mehrere dieser Kriterien erfüllt, so wird es irgendwann als Mitglied der Kategorie angesehen. Die Kriterien sind miteinander durch die Konjunktion *und* verbunden, die eine Inklusion und Exklusion von Individuen erlaubt. Zwar mag das dieser Kategorie zugrundeliegende Konzept willkürlich erscheinen, doch tragen die einzelnen Kriterien zu seiner Erklärung bei. So trennen z. B. die Kriterien für die Kategorie „Männer" (Individuen männlichen Geschlechts, die 18 Jahre und älter sind) Mitglieder dieser Kategorie von Kindern, Knaben, Mädchen und Frauen. Die Bezeichnung *männliches Geschlecht* kann weiter spezifiziert werden, indem ein XY-Chromosomen-Muster gefordert wird, um so alle möglichen anderen zwischengeschlechtlichen Individuen auszuschließen, falls gewünscht. Mit jedem Kriterium wird das Konzept klarer, und es kann mit zunehmender Erkenntnis seiner einzelnen Elemente weiter entwickelt werden.

Viele medizinische Kategorien sind in diesem Sinne konjunktiv. Im Grunde beruht das Krankheitskonzept auf der Hoffnung, konjunktive Kategorien kranker Menschen zu finden. So haben wir z.B. die Kategorie „Masern“: Eine febrile Erkrankung, durch ein bestimmtes Virus erzeugt, mit einem Exanthem nach einer bekannten Inkubationszeit bei einem nicht immunisierten Individuum. Jedes dieser Merkmale ist geeignet und notwendig, um die Mitglieder dieser Kategorie immer genauer zu beschreiben, jedenfalls so lange, bis wir sicher sind, daß das Hauptmerkmal durch die direkteste Methode aufgeklärt wird: Die Feststellung des infektiösen Agens. Aber die Kategorie ist von Anfang an unzweideutig – ein Zustand, bei dem eine bestimmte Zahl von Ereignissen recht regelmäßig auftritt und für den ein spezifisches Agens, das allen Ereignissen gemeinsam ist, mit Wahrscheinlichkeit existiert.

Nicht alle Kategorien sind konjunktiv. Es gibt auch disjunktive Kategorien, bei denen die Zugehörigkeit nicht mehr darauf beruht, daß sich Kriterien bis hin zu einem immer besser definierten Beispiel addieren, sondern die Kategorien beruhen auf Kriterien, die es erlauben, unterschiedliche Individuen einzuschließen. Der Kategorie liegt zwar eine konzeptuelle Idee zugrunde, aber man nähert sich ihr durch Kriterien an, die einander ersetzen können, um die Erfordernisse für die Zugehörigkeit zu erfüllen. Disjunktive Kategorien besitzen eine Reihe von Kriterien, die eher durch *oder* als durch *und* verbunden sind, und häufig gibt es erhebliche Meinungsunterschiede darüber, welche Kriterien einander ersetzen können. Eine solche Entscheidung beruht dann auf dem Konzept, das in der Kategorie enthalten ist und das den einzelnen Untersuchern in unterschiedlicher Klarheit vor Augen stehen mag. Deshalb kann es vorkommen, daß die Entscheidung willkürlich getroffen wird.

Ein gutes Beispiel für eine disjunktive Kategorie ist das Bürgerrecht in einem Land. Jemand kann Bürger eines Landes sein, wenn er dort geboren wurde, wenn er einen Bürger dieses Landes heiratet, wenn er trotz Geburt im Ausland in diesem Land für einige Jahre gewohnt hat und die frühere Staatsbürgerschaft aufgibt oder wenn er durch einen Verwaltungsakt des Landes zu einem Bürger gemacht wird.

Das zugrundeliegende Konzept hinter dieser Kategorie Staatsbürgerschaft besagt, daß jemand irgendwo „hingehört“, daß er dem Lande Treue schuldet und daß er von ihm Schutz erwarten kann. Die willkürliche Natur dieser disjunktiven Kategorie kann man sich klarmachen, wenn man einem Einwanderer zu erklären versucht, warum er gegenwärtig noch nicht die Staatsbürgerschaft erhalten kann, obwohl er ein Bürger dieses Landes sein möchte, seine Kinder hier geboren sind, er hier Eigentum besitzt und Steuern zahlt. In der Psychiatrie kommt es beim Bemühen, eine disjunktive Kategorie zu erläutern, ähnlich wie bei den Einbürgerungsgesetzen, oft dazu, daß man immer wieder zeigen muß, wie irgendein vorgegebenes Kriterium mit dem zugrundeliegenden Konzept zusammenhängt. Die Gelegenheit, eine disjunktive in eine konjunktive Kategorie umzuwandeln, wird deshalb meist gern ergriffen.

Es gibt in der Psychiatrie viele disjunktive Kategorien, und die meisten von ihnen bereiten ähnliche Schwierigkeiten. Manchmal sind sie so groß, daß Zweifel auftauchen, ob die Kategorie realistisch und nützlich oder nicht vielmehr willkürlich und idiosynkratisch ist. Man muß sich dann darüber klar werden, daß diese Probleme auch bei solchen Kategorien bestehen, bei denen die Kriterien sich leicht feststellen und reliabel einschätzen lassen. Dies liegt daran, daß es nicht so sehr um die Frage der Kriterien selbst als darum geht, wie sie gesammelt und zu einer Kategorie zusammengesetzt werden. Eine Kategorie ist immer dann disjunktiv, wenn die Kriterien austauschbar sind, z. B. wenn eine Kategorie erfordert, daß eines der drei Kriterien aus der Gruppe A, zwei aus sechs in der Gruppe B und keine aus der Gruppe C vorliegen.

Ein gutes Beispiel für die Disjunktion in der Psychiatrie ist die Kategorie des *Alkoholismus.* Das traditionelle Konzept Alkoholismus würde dieser Kategorie alle Individuen zuordnen, die wegen Alkoholismus leiden oder andere leiden lassen. Das *oder* gehört bereits zu diesem Konzept. Nach dieser Definition würde man jemanden als Alkoholiker bezeichnen, wenn er soviel trinkt, daß er seine Gesundheit durch eine Leberzirrhose schädigt, oder wenn er so viel trinkt, daß er seinen Beruf verliert, oder wenn er nur gelegentlich trinkt, aber dann in einem solchen Ausmaß, daß delirante Zustände auftreten. Durch diese Vorkommnisse würden die Kriterien bestimmt, die dazu geeignet sind, um in die Kategorie Alkoholismus, wie sie oben definiert wurde, aufgenommen zu werden. Der Nutzen der Kategorie läge darin, alle Individuen zusammenzufassen, die wegen ihres Trinkens Hilfe benötigen. Man könnte sie aber auch als zu weit erachten, weil sie möglicherweise Individuen mit und ohne körperliche Alkoholabhängigkeit (die eine andere Kategorie darstellen könnte) umfaßt, oder als nicht weit genug, da sie möglicherweise Individuen mit pathologischen Wutreaktionen nach geringem Alkoholkonsum außer acht läßt. Wiederum würden sich solche Argumente nicht auf Fragen der Sensitivität, der Reliabilität oder Validität der Kriterien selbst gründen, sondern auf das Konzept, das hinter der vorgeschlagenen Kategorie liegt.

Ein großer Teil der Schwierigkeiten bei der täglichen Verständigung und beim Unterricht in der Psychiatrie beruht darauf, daß man nicht genügend berücksichtigt, welche Probleme in den disjunktiven Kategorien verborgen sind und wie wichtig die sorgfältige Klärung der Kategorie, ihres zentralen Konzeptes und ihrer Brauchbarkeit ist. Disjunktive Kategorien haben eine Tendenz zu spontaner Entstehung und Ausbreitung, weil sie unter einem einzelnen Begriff eine Vielfalt von Individuen zusammenfassen, die sonst schwer klassifizierbar sind. Sie spiegeln die konzeptuellen Probleme unseres Faches wider und müssen häufig toleriert werden, weil wir zur Zeit nichts Besseres besitzen. Dennoch ist ihr Ersatz durch konjunktive Kategorien in der Regel anzustreben, weil dadurch ein Element der Willkür beseitigt und eine verdeckte Voraussetzung offengelegt wird, die in der ursprünglichen Disjunktion enthalten war.

So erwies sich die disjunktive Kategorie des Alkoholismus als verwirrend, wenn die Frage auftauchte, ob Alkoholismus eine Krankheit darstelle oder nicht. Es erschien unwahrscheinlich, daß sich bei allen Mitgliedern der Kategorie ein identischer Zustand findet, da sie so viele verschiedene Tatbestände umfaßte. Dennoch hat Edwards eine konjunktive Kategorie – das Syndrom der Alkoholabhängigkeit – aus all jenen Probanden, die Alkoholiker genannt werden, herausgearbeitet und gezeigt, daß die Konstanz der Zeichen und Symptome, die von allen Mitgliedern dieser kleineren Gruppe geteilt werden, auf eine einzige Ursache zurückgeht: Die psychische und pharmakologische Abhängigkeit vom Alkohol [31].

Disjunktionen stellen häufig den ersten Schritt bei der Klassifizierung dar. Das Krankheitskonzept öffnet den entscheidenden Weg, um sie in Konjunktionen umzuwandeln.

Das neue diagnostische und statistische Manual psychischer Störungen der Amerikanischen Psychiatrischen Gesellschaft, kurz DSM-III genannt [3], stellt einen Versuch dar, die methodologischen Probleme in den Griff zu bekommen, die mit der psychiatrischen Nosologie verbunden sind.

Ähnlich wie im DSM-I und im DSM-II spiegeln auch die im DSM-III angeführten Störungen lediglich die gegenwärtig gültigen Konzeptionen wider. Sie wurden von Expertenkomitees erarbeitet und diskutiert. Als eine Übereinstimmung über die Definitionen erreicht war, formulierte man für den Gebrauch der Berufskollegen die diagnostischen Kategorien, die sich mit diesen Konzepten einigermaßen zur Deckung bringen ließen. Allerdings sollte das DSM-III mehr als eine bloß auf dem neuesten Stand gebrachte Version seiner Vorgänger sein: Das Ziel lautete, die Reliabilität der diagnostischen Praxis in der Psychiatrie zu verbessern.

Reliabilität also und nicht Validität stellt das wichtigste Ziel des DSM-III dar. Es bietet keine kritischen Erörterungen darüber, durch welche Evidenz solche Zustände wie Schizophrenie, Alkoholabhängigkeit oder geistige Behinderung validiert werden. Statt dessen haben die Autoren des DSM-III die gegenwärtigen Auffassungen der Experten über die Existenz dieser Einheiten und ihre konzeptuellen Begründungen durchweg akzeptiert. Das DSM-III bestimmt die Regeln, nach denen sich die vermuteten Störungen von Fall zu Fall und von Psychiater zu Psychiater reliabel erkennen lassen.

Das DSM-III bedeutet einen Fortschritt gegenüber dem DSM-II. Zugleich werden aber auch die Probleme einer psychiatrischen Nosologie beleuchtet, die davon ausgeht, daß die definierenden Merkmale der psychiatrischen Störungen in der Regel in psychischen Phänomenen bestehen. Ihrer Art nach handelt es sich um disjunktive diagnostische Kategorien; über die Mechanismen und die Ätiologie, mit denen sich die Störungen, ihre jeweiligen Unterschiede und ihre natürlichen Verläufe erklären lassen, gibt es wenig Kenntnisse.

Durch die Wahl eines neuen methodologischen Ansatzes – den der Wahrscheinlichkeitsalgorithmen [124] – hat man versucht, die diagnostische Reliabilität des DSM-III gegenüber seinen Vorgängern zu erhöhen. Bei diesem diagnostischen Ansatz wird eine Person – X – nur dann als ein Beispiel für irgendeine Störung – Y – identifiziert, wenn X eine bestimmte Anzahl gewichteter Merkmale besitzt, von denen man konventionsgemäß annimmt, daß sie Manifestationen des Zustandes Y darstellen.

Das DSM-III beinhaltet also einen Wahrscheinlichkeitsansatz für das Stellen einer Diagnose, indem es unterstellt, daß bestimmte Patienten mit einer bestimmten psychiatrischen Störung – also bestimmte X-Fälle einer Störung Y – ganz unterschiedliche Zeichen und Symptome aufweisen können. Im DSM-III ist ausgeführt, wie verschiedene Patienten dieselbe Diagnose erhalten können, wenn sie etwa beliebige 3 Symptome der Gruppe A und 2 der Gruppe B und keines der Gruppe C aufweisen. Solche Wahrscheinlichkeitsregeln definieren auf genau festgelegte Weise für jede Störung, welche Symptome für diese Diagnose tauglich sind, aber sie lassen innerhalb einer bestimmten diagnostischen Kategorie auch unterschiedliche Symptomkombinationen von Patient zu Patient zu.

An verschiedenen Merkmalen wird deutlich, daß es sich beim DSM-III um einen algorithmischen Ansatz zur Diagnostik handelt. Die Diagnosen werden nach der Addition der Symptome entsprechend einer vorgeschriebenen Formel akzeptiert oder verworfen. Sobald eine kritische Anzahl von Symptomen in einer zulässigen Kombination vorliegt, ist die Diagnose erfüllt. Sicherlich erscheinen die Formeln des DSM-III häufig eindrucksvoll in ihrer Spezifität und Vielfalt, doch muß man sich vor Augen führen, daß die darauf beruhenden Diagnosen lediglich konzeptuelle Konventionen über die gegenwärtige tägliche Praxis darstellen, wobei viele von ihnen nicht validiert sind.

Die algorithmische Natur des DSM-III läßt sich auch an Instruktionen erkennen, denen zufolge bestimmte Symptome innerhalb einer diagnostischen Kategorie unterschiedlich zu gewichten sind. Wenn z. B. bei einer bestimmten Störung 3 Symptome aus einer Liste von 5 in der Gruppe A vorliegen müssen, aber nur 2 aus einer Liste von 7 in der Gruppe B, dann erhalten die Symptome der Gruppe A ein größeres Gewicht für die Diagnose. Das größte Gewicht kommt einem einzelnen Symptom X zu, das entweder vorhanden sein oder fehlen muß, um eine bestimmte Diagnose zu erlauben. Viele der Störungen des DSM-III sind durch ein solches Gewichten von Symptomen charakterisiert. Sobald eine vorgeschriebene Anzahl von Merkmalen erreicht ist, kann die Diagnose für den Patienten gestellt werden.

Der Ansatz des DSM-III bietet für die Diagnostik klare Vorteile. Zunächst einmal geht es von den Konzepten und Konventionen der Gegenwart aus. Damit besteht eine gewisse Wahrscheinlichkeit, daß es von der Mehrzahl der Psychiater für die generelle Anwendung akzeptiert wird. Die von dem diagnostischen System als Patienten identifizierten Individuen ähneln denjenigen, die auch die praktisch tätigen Psychiater als ihre Patienten ansehen, und die vorgeschlagenen diagnostischen Bezeichnungen sind ihnen in der Regel in beruhigender Weise vertraut.

Ein weiterer Vorteil liegt darin, daß die Anwendung eines Wahrscheinlichkeitsalgorithmus eine geeignete Methode darstellt, um dem disjunktiven Aspekt vieler psychiatrischer Diagnosen gerecht zu werden. Das disjunktive Element wird vom DSM-III durch die Regeln erfaßt, wie eine Diagnose durch unterschiedliche Kombinationen von Symptomen erfüllt werden kann, obwohl das Konzept, das der Diagnose zugrundeliegt, vielleicht nur schwer genau bestimmt werden kann.

Die wichtigsten Vorteile des DSM-III ergeben sich aus seiner Klarheit und der Spezifität der Kriterien. Die Regeln für die Diagnostik sind genau benannt, und bei ihrer sorgfältigen Befolgung können von Ort zu Ort und von Fall zu Fall reliable Diagnosen gestellt werden. Eine reliable Diagnose aber ist entscheidend für jeden künftigen Fortschritt im psychiatrischen Wissen. Das DSM-III kann, wie einige andere Diagnosesysteme, die auf einer ähnlichen Methodologie basieren, eine solche Reliabilität gewährleisten.

Um es noch einmal zu betonen: Die Stärken des Wahrscheinlichkeitsalgorithmus beruhen auf der Reliabilität, diese stellt das entscheidende Merkmal eines jeden guten diagnostischen Systems dar. Allerdings kann die endgültige Prüfung der Kategorien erst anhand von Gesichtspunkten der Validität geschehen. Die Validität der psychiatrischen Kategorien aber läßt sich nicht dadurch bestimmen, daß man reliable Methoden zu ihrer Identifizierung schafft.

Die diagnostischen Kategorien, die das konzeptuelle Fundament des DSM-III bilden, wurden bereits vor der Formulierung der Algorithmen konzipiert. Die Algorithmen dienen dann zu einer reliablen Erfassung derjenigen Phänomene, die man als Ausdruck jener Kategorien ansieht. Die Tatsache, daß eine Diagnose von Fall zu Fall repliziert werden kann, belegt zwar die gute Eignung der Methode zum Stellen von Diagnosen, doch wird dadurch die anvisierte Störung selbst noch nicht validiert. Im Gegenteil, der Ansatz des Wahrscheinlichkeitsalgorithmus kann für die Diagnostik einige spezielle neue Probleme schaffen.

Wir versuchen, die klinischen Diagnosen auf Phänomenen aufzubauen, die sich im psychischen Befund und in den Verhaltensweisen der Patienten klar erkennen lassen. Solche Phänomene sind jedoch in ihrer Zahl begrenzt. Daher rührt eine Tendenz, daß sie in mehr als einer Kategorie auftauchen. Der Wahrscheinlichkeitsalgorithmus kann diese Schwierigkeit nicht beseitigen, sondern sie tritt durch ihn in der Regel noch deutlicher zutage.

Wenn ein Patient z. B. die Algorithmen für die narzißtische Persönlichkeitsstörung, die Borderline-Persönlichkeitsstörung und die histrionische Persönlichkeitsstörung erfüllt, dann vermittelt uns die Aufforderung, ihm alle drei Diagnosen zu geben, eher das Gefühl, in eine diagnostische Falle getappt zu sein, als durch die Logik der Methode Klarheit zu gewinnen. Die entscheidende Frage bei überlappenden Kategorien lautet, was worin enthalten ist. Für diese Frage liefert der Wahrscheinlichkeitsalgorithmus keine sehr befriedigende Lösung. Wir können nicht entscheiden, ob es tatsächlich unterschiedliche Zustände sind, die sich mit unseren klinischen Mitteln nicht unterscheiden lassen, oder ob lediglich unterschiedliche diagnostische Konzepte bestehen, die aber nur eine einzige zugrundeliegende Einheit repräsentieren.

Diese Mehrdeutigkeit betrifft die Validität und stellt ein zentrales klinisches Problem dar. Was bedeutet die Tatsache, daß vom klinischen Bild eines Patienten mehrere diagnostische Formulierungen erfüllt werden, für die grundlegende Natur, die Behandlung und die Prognose dieses Falles?

Es gibt einige andere Probleme, die mit den Wahrscheinlichkeitsalgorithmen des DSM-III verbunden sind. So kann es vorkommen, daß aus einem Bedürfnis nach klar definierten quantitativen Kriterien gerade diejenigen qualitativen Merkmale im Bild eines Patienten übersehen werden, die dem Arzt zum Stellen der Diagnose dienen könnten. Darüber hinaus sind bei manchen Diagnosen die Zahl und die Komplexität der Regeln für die Einordnung des Patienten in die eine diagnostische Gruppe und nicht in eine andere so umfangreich geworden, daß fast ein Computer benötigt wird.

Doch bei alledem handelt es sich um nur relativ geringfügige Einwände im Vergleich zu dem Fortschritt, den eine solche Methode der Kategorisierung von Zuständen bedeutet. Der entscheidende Gesichtspunkt allerdings bleibt bestehen, daß die mit beliebigen Methoden – und seien es die reliablen des DSM-III – gewonnenen Kategorien eine objektivere Validierung erfordern, als es die bloße Übereinstimmung mit den gegenwärtigen diagnostischen Konventionen gestattet. Diese validierende Evidenz muß in verschiedenen Wissensgebieten außerhalb jener klinischen Phänomene gesucht werden, die dem Psychiater üblicherweise zur Verfügung stehen.

Die entscheidenden Ursachen für die Regelmäßigkeiten der klinischen Erscheinungen müssen gefunden werden in den Kenntnissen über biologische Mechanismen, Dimensionen der Persönlichkeit, motivierte Verhaltensweisen und Lebensereignisse. Wenn wir erst einmal herausgefunden haben, wie die psychiatrischen Kategorien sich zu diesen Wissensbereichen verhalten, dann werden wir sie in einer ähnlichen Weise verstehen wie viele andere Zustände in der Medizin. Erst dann werden wir kompetenter über die folgenden Kernfragen sprechen können: Wie entstehen diese Störungen? Wie können wir sie verhindern? Auf welche Weise können sie beeinflußt werden? Dies sind die Aufgaben, zu deren Lösung die Konzepte beitragen sollen, die hinter der Kategorisierung und der Nosologie stehen.

Das DSM-III stellt unbestritten einen Fortschritt in der diagnostischen Praxis dar. Die reliable Kategorisierung bedeutet einen wichtigen Abschnitt am Beginn unserer Überlegungen über psychiatrische Zustände. Aber dieser Fortschritt ist noch schwankend, da die Kategorien im DSM-III nur Konventionen darstellen, die in andere Konventionen eingebettet sind. Eigentlich verfügen wir nur über eine allgemein akzeptierte Terminologie und ein diagnostisches Vorgehen, mit dem eine Gruppe von Patienten erfaßt werden soll, deren klinische Erscheinungsbilder einem aus Konventionen gewonnenen Zustand entsprechen. Erst durch die Methoden der Validierung wird es gelingen, einen Teil dieser Konventionen zu bestätigen und andere zurückzuweisen. Nur so werden eines Tages die Psychiatrie und ihre Klassifikationssysteme einen Fortschritt erzielen.

Kapitel 4

Die Grundlagen des Krankheitskonzeptes

Das Krankheitskonzept ist heute so sehr zu einem Teil des medizinischen Denkens geworden, daß seine Voraussetzungen selten überprüft werden. Die Auffassungen über die beste Definition der Krankheit sind zwar unterschiedlich [71, 113, 132, 141], doch wird allgemein anerkannt, daß der Begriff bei der Anwendung im kategorialen Sinne eine abnorme Struktur oder Funktion in einer bestimmten Region des Körpers beinhaltet.

Einige Krankheitsbezeichnungen sind spezifisch und kennzeichnen eine bestimmte Ätiologie (Pneumokokken-Pneumonie), eine bestimmte Pathologie (Glomerulonephritis) oder ein klinisches Syndrom (Migräne). Andere Termini sind allgemeiner und sollen die Störung eines Organes (Herzkrankheit) oder eines Systemes (neurologische Krankheit) anzeigen. Unabhängig jedoch von der spezifischen oder allgemeinen Bedeutung werden durch einen kategorial verwendeten Krankheitsbegriff verschiedene methodologische Fragen aufgeworfen, die geklärt sein müssen, wenn man ihn zuverlässig verwenden will.

Die Patienten klagen nicht über Krankheiten, sondern über Veränderungen ihres psychischen und körperlichen Befindens. Diese nennen wir Symptome. Ihnen fügen die Ärzte Zeichen hinzu (Beobachtungen, die sich durch Untersuchung gewinnen lassen) sowie Daten aus Laborbestimmungen. Eine Konstellation von verschiedenen Symptomen und Zeichen, die in einem bestimmten zeitlichen Zusammenhang auftreten, hilft dem Arzt dabei, das Problem eines individuellen Patienten als den Spezialfall einer allgemeineren Störung zu erkennen. Die Krankheitskategorien liefern die Termini für solche Zustände und repräsentieren durch bestimmte Merkmale definierte Klassen von Auffälligkeiten.

Eine Krankheit ist jedoch kein greifbares Ding; sie kann nicht losgelöst von den einzelnen Fällen beobachtet werden. Ihr Wesen liegt darin, daß sie eine bestimmte Konzeption und eine Summe von Schlußfolgerungen darstellt. Als Konzeption beruht sie auf der Voraussetzung, daß eine bestimmte Gruppe von Menschen, die in Eigenschaften wie Symptomen, Zeichen und Labordaten identisch sind, zweckmäßigerweise so betrachtet werden können, als sei ihnen eine biologische Abnormität gemeinsam, die wir als Krankheit bezeichnen. Ein solches Kriterium der Abnormität unterscheidet sie als Gruppe von anderen Patienten mit unterschiedlichen klinischen Merkmalen und von gesunden Menschen. Der diagnostische Prozeß besteht aus dem Vorgang, Schlußfolgerungen aus den Beobachtungen, der Differenzierung und der Klassifizierung zu ziehen. Er gipfelt in der Entscheidung, einem Zustand, der einen individuellen Patienten betrifft, jene Bezeichnung zu geben, mit der die geschlußfolgerte verbindene Abnormität, die Krankheit, benannt wird.

Historisch wird dieser konzeptuelle Ansatz meist mit Thomas Sydenham verbunden, einem englischen Arzt des 17. Jahrhunderts und Verfechter der Auffassung, daß man Symptome voneinander unterscheiden müsse, daß gemeinsame Gruppierungen von Symptomen erkannt werden müßten und daß der natürliche Verlauf von Entstehung und Rückbildung dieser Konstellationen bestimmt werden müsse, bevor man sich auf Erwägungen über die Ätiologie bestimmter Zustände einlassen könne. Für Sydenham war dieser Schritt wesentlich für den Fortschritt in der Medizin:

„In erster Linie kommt es darauf an, daß alle Krankheiten auf definierte, bestimmte Arten (Spezies) zurückgeführt werden und zwar mit derselben Sorgfalt, die wir in der Phytologie der Botaniker vorfinden. Gegenwärtig kommt es nämlich noch vor, daß viele Krankheiten in die gleiche Familie (Genus) gebracht und mit einer gemeinsamen Nomenklatur bezeichnet werden, die einander zwar in manchen Symptomen ähneln, doch in ihrer Natur unterschiedlich sind und eine unterschiedliche medizinische Behandlung erfordern...

... Einiges von der Unterschiedlichkeit können wir auf die verschiedenen Temperamente der Individuen zurückführen, einiges auch auf die Verschiedenheit der Behandlung. Dennoch geht die Natur beim Hervorbringen dieser Krankheiten gleichförmig und gesetzmäßig vor; dies so sehr, daß bei manchen Krankheiten die Symptome auch bei unterschiedlichen Personen überwiegend dieselben sind und daß man dieselben Symptome, die bei der Erkrankung von Sokrates zu finden sind, auch bei der entsprechenden Krankheit eines Einfaltspinsels sehen würde. So können die universellen Charakteristika einer Pflanze erweitert werden auf jedes Individuum dieser Art; und wer auch immer (bildhaft gesprochen) die Farbe, den Geschmack, den Geruch, die Gestalt etc. eines einzelnen Veilchens genau beschreibt, der wird finden, daß sich seine Beschreibung im großen und ganzen für alle Veilchen dieser speziellen Art auf der ganzen Erde eignet" ([130] S. 13–17).

Diese uns heute so vertraute Methode hatte enorme Auswirkungen auf die Praxis der Medizin. Henry Sigerist hat folgendes über Sydenham geschrieben:

„Das Grundprinzip seines Denkens war ebenso wie bei Hippokrates die Humoralpathologie, und wie Hippokrates teilte er die Grundansicht über die Krankheit, daß sie einen natürlichen Heilungsprozeß darstellt. Trotzdem lag zwischen ihnen beiden eine ganze Welt. Der entscheidende Unterschied wird an den verschiedenen Auffassungen über Krankheit deutlich, sobald ein allgemeiner Bereich verlassen wird. Hippokrates erkannte nur eine einzige Krankheit an, keine verschiedenen Krankheiten. Er kannte nur kranke Individuen, nur Fälle dieser einen Krankheit. Der Patient und seine Krankheit waren für ihn untrennbar verbunden als eine einzigartige Erscheinung, die nie mehr vorkommen würde. Was Sydenham jedoch vor allem bei den Patienten sah und an ihnen für die weiteren Überlegungen hervorkehrte, das war das Typische, der pathologische Prozeß, den er vorher schon bei anderen gesehen hatte und den er bei wieder anderen zu sehen erwartete. Bei jedem Patienten äußerte sich eine spezifische Art von Krankheit. Für ihn waren die einzelnen Krankheiten Einheiten, sein Verständnis von ihnen war deshalb ein ontologisches. Hippokrates schrieb die Geschichten von verschiedenen kranken Personen, Sydenham dagegen die verschiedenen Krankheiten" [(117) S. 181].

In einer Zeit, in der über die relevanten biologischen Tatsachen noch Unwissen herrscht, vermögen die Krankheitskategorien nichts über die Ätiologie auszusagen. Sie erscheinen deshalb als sterile taxonomische Übungen, während eigentlich die Behandlung das wesentliche Ziel darstellt. Die Bedeutung der Krankheitskategorien liegt darin, die Aufmerksamkeit auf das Beobachtbare zu lenken. Die Kenntnis der natürlichen Entwicklung von Symptomgruppierungen kann Klarheit über den Erfolg oder den Mißerfolg einer Behandlungsmaßnahme bringen und so zu neuen Kategorien führen, die eine Weiterentwicklung darstellen und die sich verändern bzw. neu aufgeteilt werden, je nachdem, welche zusätzlichen Informationen bekannt werden. All dies ist möglich, bevor sichere Kenntnisse über die Ätiologie vorhanden sind. Tatsächlich bedeutet der nosologische Ansatz, der mit den Krankheitskategorien verbunden ist, einen wesentlichen Stimulus für die Suche nach weiteren Informationen. Die erfolgreiche Erkennung von Unterschieden zwischen den Kategorien und von Zusammenhängen hinsichtlich ihres Ausganges wirft nämlich die Frage auf, warum denn solche überhaupt entstehen. Bei den Methoden, die das Krankheitskonzept benutzen, liegt ein zentraler Punkt darin, daß in der beschriebenen Weise vor dem Versuch einer Erklärung die Beobachtung und die Klassifizierung erfolgen.

Der Erkenntnisfortschritt über eine so verstandene Krankheit verläuft üblicherweise in Stufen. Am leichtesten sind Informationen zu gewinnen, die sich aus der Vorgeschichte des Patienten, seiner Untersuchung, dem Verlauf der Erkrankung und dem Ansprechen auf die Behandlung ergeben. Diese Art der Analyse kann zu der Erkenntnis führen, daß bestimmte Gruppen von Patienten gemeinsame Symptome und Zeichen sowie eine übereinstimmende Prognose aufweisen. Aufgrund dieser Informationen kann eine einheitliche Krankheitskategorie für die Beschwerden dieser Patienten vorgeschlagen werden. Jede Bezeichnung, die auf dieser Stufe gewählt wird, beruht in der Regel auf der klinischen und symptomatologischen Natur der definierenden Merkmale, deshalb sprechen wir von einem *klinischen Syndrom* oder einer *klinischen Krankheitseinheit* [133]. Zustände wie ein Rechtsherzversagen und eine Epilepsie stellen klinische Syndrome in der allgemeinen Medizin dar, während das Delir, die Demenz, die manisch-depressive Erkrankung und die Schizophrenie klinische Syndrome in der Psychiatrie bedeuten.

Der nächste Schritt in unserer Konzeption von Krankheiten verdankt vieles dem Werk von Giovanni Battista Morgagni, einem italienischen Arzt des 18. Jahrhunderts, Schüler von Valsalva und Nachfolger auf dem Lehrstuhl von Vesalius. Morgagni hat mehr als irgend ein anderer die Methode der klinisch-pathologischen Korrelationen gefördert. Sigerist führt dazu aus:

> „Dies hebt das Werk von Morgagni auf eine so hohe Ebene und gibt dem Autor eine epochemachende Bedeutung... Ein Symptom ist nicht mehr etwas, was beziehungslos in der Luft hängt, es wird im Organismus verfolgt und auf die Organe bezogen, von deren gestörter Funktion es abhängt. Symptome, Symptomkomplexe und Krankheiten werden streng mit den verschiedenen Organen verknüpft. Damit wurde die Konzeption von Krankheiten als Einheiten in hohem Maße gestärkt" ([117] S. 233–234).

Die Fähigkeit, pathologische Erscheinungen in Systemen, Organen, Geweben, Zellen und neuerdings Genen zu lokalisieren, hat uns in der Erörterung des Krankheitsmodells einen weiteren Schritt vorangebracht. Je mehr Kenntnisse in den pathologischen Disziplinen gesammelt wurden, desto deutlicher wurde, daß ein bestimmtes klinisches Syndrom gemeinsamer Ausdruck von verschiedenen pathologischen Gegebenheiten sein kann. Wie in Abb. 1 verdeutlicht ist, kann ein Rechtsherzversagen der klinische Ausdruck eines Infarktes der Herzmuskulatur, einer Stenose der Herzklappen, einer Konstriktion des Herzbeutels oder einer Überaktivität der Schilddrüse sein. Bei jedem dieser Zustände kann das Rechtsherzversagen bereits klinisch erkannt werden. Die Feststellung der verschiedenen pathologischen Mechanismen jedoch erlaubt die Bestimmung einer Vielzahl von spezifischen pathologischen Krankheitseinheiten [133] und liefert eine rationale Begründung für das Stellen der Prognose und für die Behandlung. Erst die Entdeckung, daß den klinischen Ähnlichkeiten unterschiedliche pathologische Verhältnisse zugrunde liegen können, hat eine zureichende Erklärung

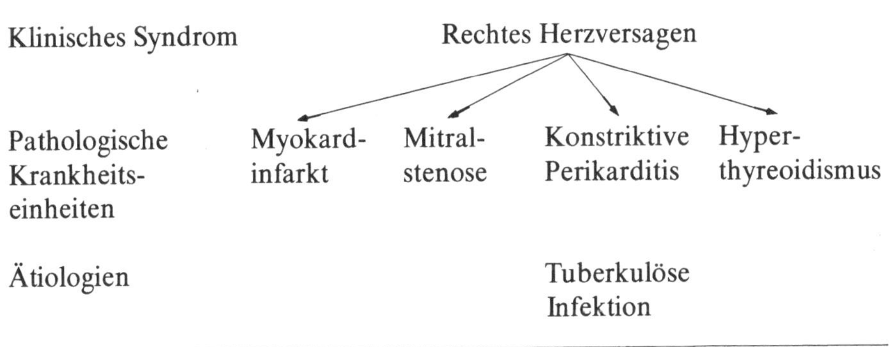

Abb. 1.

dafür geliefert, warum Behandlungsmaßnahmen, die bei einigen Patienten wirksam sind, bei anderen Patienten mit offensichtlich identischen Symptomen versagen. Zu den definierenden Kriterien für die Krankheitseinheiten werden jetzt die Merkmale einer abnormen Struktur oder Funktion, wie sie durch objektive Kenntnisse etwa aus Röntgenuntersuchungen, Biopsien und Blutanalysen gewonnen werden können.

Die Bestimmung der objektiven pathologischen Veränderungen stellt das Sprungbrett für den letzten Entwicklungsschritt beim Verständnis einer Krankheit dar: Die Entdeckung des ätiologischen Agens, das sowohl die Pathologie als auch die Symptome hervorruft. Ein Beispiel für solche Entwicklungen bietet die Arbeit von Robert Koch, einem deutschen Arzt im 19. Jahrhundert, dessen Studien über die Tuberkulose den ersten überzeugenden Nachweis von der Ursache einer infektiösen Erkrankung brachten. Im Blick auf die Leistungen von Koch, Pasteur und ihren Schülern schrieb Sigerist:

„Die Infektionskrankheiten hatten viel von ihrem Schrecken verloren. Sie waren nun besser bekannt als je zuvor. Man konnte sie jetzt direkt erkennen. Der Kampf mit ihnen war ein offener geworden. Wenn wir unseren Feind kennen, haben wir viel weniger Grund, seine Kraft zu fürchten. Der Krebs ist deswegen so heimtückisch, weil er ein unbekannter Gegner ist, dessen Natur wir immer noch nicht oder doch so wenig kennen, daß wir ihn nicht an der Wurzel bekämpfen können. Dagegen haben die meisten Infektionskrankheiten jetzt ihre Geheimnisse verloren. Als Robert Koch sich von seiner aktiven Arbeit zurückzog, waren die meisten von ihnen schon bekannt und damit auch die beste Strategie und der beste Angriffspunkt für ihre Bekämpfung" ([117] S. 371–372).

Krankheiten lassen sich also definieren als Ergebnisse von biologischen Veränderungen, die als Prozesse in der Natur anzusehen sind. Dementsprechend erkennen wir für das Rechtsherzversagen infolge konstriktiver Perikarditis die Rolle der tuberkulösen Infektion (Ursache) und der ungenügenden Ventrikelfüllung (Mechanismus), wie es in Abb. 1 dargestellt ist.

Die Stärken dieser Methode liegen auf der Hand. Sie ordnet das Wissen und lenkt die Forschung zu einer Suche nach Hypothesen, Theorien und Gesetzen. Die Methode beginnt mit der am leichtesten zugänglichen und verläßlichsten Beobachtung und ordnet sie dann in erster Annäherung in eine Klassifikation. Deren Zweckmäßigkeit zeigt sich in der Regel zuerst als bessere prognostische Vorhersagekraft. Dies ermutigt zu weiterem Forschen und führt schließlich zu einer Erklärung der Erkrankung und zu einer rationalen Basis für Behandlung und Prävention.

Das Krankheitskonzept in der Psychiatrie unterscheidet sich im Grunde nicht von dem in der allgemeinen Medizin. In beiden Bereichen geht es einher mit dem Denkansatz der Formanalyse und schreitet fort mit den einzelnen Stufen der Identifizierung und Erklärung. Der erste Schritt, das Erkennen eines klinischen Syndromes, beruht auf der Identifizierung eines charakteristischen Bündels von psychischen Zeichen und Symptomen. Der zweite Schritt leitet den Erklärungsprozeß ein durch die Zuordnung einer speziellen Neuropathologie zu einem klinischen Syndrom oder einem bestimmten Leistungsversagen. Bei dieser Erklärung durch die neuropathologischen Befunde sind die Art, das Ausmaß und die Lokalisierung des Hirnprozesses zu berücksichtigen. Dabei stützt man sich zusätzlich auf die klinischen Einschätzungen und Labordaten. Der letzte Schritt, die Aufdeckung einer ätiologischen Ursache, stellt ein Problem der allgemeinen Neurobiologie dar. Wenn dieses gelöst ist, besteht die Hoffnung auf Prävention und Heilung.

Kapitel 5

Das Krankheitskonzept am Beispiel psychiatrischer Störungen mit bekannter Neuropathologie

Das Denken gemäß dem Krankheitsmodell läßt sich am besten an denjenigen psychiatrischen Zuständen zeigen, über die genug bekannt ist, um Korrelationen zwischen den psychischen und den neuropathologischen Veränderungen herzustellen. Hierzu gehören die klinischen Syndrome der Demenz, des Delirs, der Korsakow-Psychose und der Aphasie. Obwohl sie verschiedene Erscheinungsbilder und neuropathologische Grundlagen haben, liefert uns das Krankheitskonzept eine für jede dieser Störungen geeignete Denkmethode. Alle genannten Zustände gehen mit der Beeinträchtigung einer bestimmten psychischen Leistung einher, die erlaubt, die Krankheitseinheit zu erkennen und von anderen Störungen zu unterscheiden. Mit der Identifizierung dieses Defizites lassen sich Korrelationen zwischen dem klinischen Syndrom und speziellen pathologischen Veränderungen des Gehirnes aufdecken. In manchen Fällen hat diese klinisch-pathologische Korrelation die ätiologische Erforschung des Syndromes ermöglicht.

Demenz

Wenn wir als Beispiel die Demenz betrachten, so unterscheidet sie sich von anderen psychischen Störungen durch drei Charakteristika. Erstens, der Patient zeigt beim Vergleich mit seinem früheren Niveau ein deutliches Nachlassen seiner intellektuellen Leistungsfähigkeit. Dieses Merkmal unterscheidet das Demenzsyndrom von der Minderbegabung, bei der lebenslang ein Tiefstand vorhanden ist. Zweitens bestehen bei dem Patienten Schwierigkeiten in unterschiedlichen Bereichen des intellektuellen Lebens, zu denen Gedächtnis, Auffassungsvermögen und abstraktes Denken gehören. Dieses globale Nachlassen der Intelligenzleistung unterscheidet die Demenz von anderen kognitiven Störungen wie der Aphasie oder dem Korsakow-Syndrom, bei denen isolierte psychische Leistungen wie die Sprache oder das Gedächtnis in viel größerem Ausmaß als die anderen Fähigkeiten beeinträchtigt sind. Schließlich zeigt der demente Patient keine Störung des Bewußtseins. Dieses Merkmal unterscheidet den intellektuellen Leistungsverlust bei Demenz von dem der deliranten Patienten.

Die Charakteristika, die dieses klinische Syndrom definieren, sind psychologischer Natur. Die Demenz stellt also innerhalb der Psychiatrie ein typisches klinisches Syndrom dar. Auf dieser Beurteilungsebene sind ausschließlich Daten der Vorgeschichte und die Erfassung des psychischen Befundes erforderlich, um zur Entscheidung zu gelangen, daß ein Patient dement ist. Die Diagnose der Demenz ist eine klinische und hängt nicht von der Aufdeckung einer speziellen Neuropathologie ab. Wenn das psychiatrische Syndrom allerdings erkannt ist, kann man an die Erforschung der Neuropathologie gehen. Diese Suche stellt den zweiten Schritt beim diagnostischen Prozeß und beim Denkansatz gemäß dem Krankheitskonzept dar.

Wie bei allen klinischen Syndromen weist die Demenz eine Verbindung zu einer Vielzahl pathologischer Krankheitseinheiten auf. Die pathologischen Prozesse können entweder im Gehirn lokalisiert sein oder die zerebralen Funktionen sekundär beeinträchtigen (Abb. 2). Ein ausgezeichnetes Beispiel für die klinisch-pathologische Korrelation, die zum Krankheitskonzept gehört, findet sich im Werk des deutschen Psychiaters Alois Alzheimer. Am Anfang dieses Jahrhunderts fand Alzheimer, daß einige demente Patienten, bei denen kein deutlich faßbarer Grund für eine zerebrale Atrophie vorlag, mikroskopische Veränderungen des Gehirnes aufwiesen (senile Plaques und neurofibrilläre Verklumpungen), die sich zuverlässig nachweisen ließen. Blessed, Tomlinson u. Roth bemerkten eine direkte quantitative Korrelation zwischen der abhängigen Variablen, der Demenz, und der un-

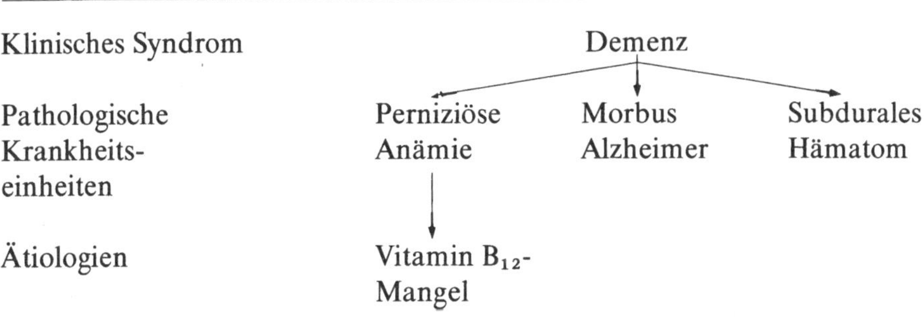

Abb. 2.

abhängigen Variablen, der Zahl der senilen Plaques im Gehirn [6]. Es fanden sich nicht nur Korrelationen zwischen den Veränderungen der pathologischen Anatomie und dem klinischen Syndrom der Demenz, sondern auch Verbindungen mit biochemischen Abnormitäten. So haben z.B. Perry und Mitarbeiter berichtet, daß schlechte kognitive Leistungen und die Zahl der senilen Plaques in den Gehirnen von Patienten mit Demenz vom Alzheimer-Typ eng mit einem reduzierten Spiegel der Cholinazetyltransferase korreliert sind [102], einem Enzym, das bei der Synthese von Azetylcholin beteiligt ist. Whitehouse und Kollegen wiesen nach, daß die Neurone des Gehirns, die viel Azetylcholin enthalten, aus dem Nucleus basalis von Meynert stammen und bei der Alzheimerschen Krankheit degeneriert sind [140]. Als Folstein und Breitner enge klinische Kriterien für die Diagnose der Alzheimerschen Krankheit anlegten, fanden sie Beweise für eine dominante Vererbung dieser Störung [40]. Hier erweist sich die kumulative Kraft des Krankheitskonzeptes, weil klinisches Syndrom, Neuropathologie, biochemische Abnormalität und genetische Ätiologie miteinander zusammenhängen und die Richtung der weiteren Forschung anzeigen.

Mit der Erkenntnis, daß bestimmte pathologische Krankheitseinheiten das Demenz-Syndrom erzeugen können, wurde das Fortschreiten von der Identifizierung zur Erklärung möglich, also zum letzten Schritt bei der wissenschaftlichen Analyse einer Erkrankung. Wenn die Demenz etwa durch ein chronisches subdurales Hämatom verursacht wurde, dann sind das klinische Syndrom, die verantwortliche Neuropathologie und das ätiologische Agens bekannt, eine bestimmte Behandlung ist klar indiziert. Bei anderen Fällen von Demenz sind dagegen lediglich die ersten zwei Stufen des Denkansatzes gemäß dem Krankheitskonzept verwirklicht. So kennen wir bei der Pickschen Demenz die Ursache noch nicht, obwohl die neuropathologische Krankheitseinheit bereits beschrieben wurde, und die Behandlung ist lediglich palliativ. Es gibt sogar – bei der Depression der manisch-depressiven Erkrankung – einen Typus von Demenz, bei dem es immer noch keine Beweise für eine zerebrale Dysfunktion gibt, außer formal abnorme psychische Erscheinungen. Auch hier kann das charakteristische klinische Syndrom erkannt werden, und der Prozeß der klinisch-pathologischen Korrelationsbildung hat bereits begonnen.

Das Vorkommen eines Demenz-Syndromes im Rahmen einer manisch-depressiven Erkrankung liefert einen interessanten und kontroversen Anwendungsfall für das Krankheitskonzept in der Psychiatrie. Eine Reihe von bedeutenden Demenzforschern hat vorgeschlagen, daß ein globales Nachlassen kognitiver Leistungen, wie man es bei einigen Patienten mit affektiver Erkrankung findet, als „Pseudodemenz“ bezeichnet werden soll. Die ursprüngliche Intention bei dieser Unterscheidung entsprang dem Wunsch, eine genaue Diagnose und eine geeignete Behandlung für depressive Patienten zu gewährleisten. Die dem zugrundeliegende Annahme ist jedoch die, daß „echte" Demenzen nur dann auftreten, wenn nachweisbare Störungen in der Struktur oder im Metabolismus des Gehirnes vorhanden sind. Bei der manisch-depressiven Erkrankung haben sich durchweg keine deutlichen neuropathologischen oder pathophysiologischen Veränderungen zeigen lassen. Folgt man dieser Überlegung, dann dürfte die zeitweise bei diesem Krankheitsbild auftretende Demenz keine reale Erscheinung sein, sondern nur „die Illusion einer Beteiligung des Zentralnervensystems" [73].

Wir haben bereits ausgeführt, daß die Demenz ein klinisches Syndrom darstellt, das lediglich durch psychologische Merkmale definiert wird. Ein vorliegendes Erscheinungsbild sollte also, sofern die klinischen diagnostischen Kriterien erfüllt sind, nicht allein deshalb aus dem Rahmen dieses Syndromes ausgeschlossen werden, weil über zugrundeliegende neuropathologische Befunde oder die Ursache keine zuverlässigen Kenntnisse vorliegen. Dies folgt aus dem fundamentalen Grundsatz des Krankheitskonzeptes, nach dem die Identifizierung und die Erklärung zwei getrennte Stufen darstellen. Würde man argumentieren, daß es sich um eine Pseudodemenz handelt, wenn lediglich das Syndrom selbst, jedoch keine nachweisbare Hirnschädigung vorliegt, so hieße das ungefähr, dreht man die Uhr einmal 60 Jahre zurück, daß Patienten mit einer Petit-Mal-Epilepsie lediglich Pseudoanfälle gehabt hätten, weil in ihren Gehirnen keine anatomischen Veränderungen gefunden wurden und das Elektroenzephalogramm noch nicht erfunden war, das möglicherweise pathophysiologische Merkmale hätte zeigen können.

Es ist bekannt, daß die Demenz gelegentlich simuliert sein kann, ähnlich wie Lähmungen oder Anfälle, und daß eine geringe kognitive Leistung gelegentlich Folge einer unzureichenden Motivation oder auch einer Unaufmerksamkeit ist. Wollte man aber sagen, daß die zuweilen mit einer Depression verbundene Demenz lediglich die Folge einer psychomotorischen Hemmung darstellt, so hieße dies die Möglichkeit vernachlässigen, daß eine Stimmungssenkung, die Demenz und eine psychomotorische Hemmung sämtlich Erscheinungen derselben grundlegenden, wenn auch gegenwärtig noch nicht identifizierten Veränderungen in der Gehirnfunktion sind [88].

Delir

Die Denkmethode, die sich am Krankheitskonzept orientiert, hat sich auch beim Verständnis der klinischen Entitäten des Delirs, des Korsakow-Syndromes und der Aphasie als sehr hilfreich erwiesen. Das psychische Syndrom des Delirs wird durch das Merkmal einer Beeinträchtigung des Bewußtseins definiert. Mit Bewußtsein meinen wir diejenige Dimension des psychischen Lebens, die sich vom Zustand völliger Wachheit bis zum Koma erstreckt. Wir bevorzugen den Ausdruck Bewußtsein für dieses Merkmal anstelle von Aufmerksamkeit, weil letztere ein Ausdruck des Bewußtseins ist und sich davon unabhängig verändern kann. Es ist möglich, daß jemand bei vollem Bewußtsein und dennoch unaufmerksam ist.

Seit den Tagen von Thomas Willis im 17. Jahrhundert ist bekannt, daß ein Delir durch viele pathologische Krankheitseinheiten erzeugt werden kann [91], aber erst in den 40er Jahren dieses Jahrhunderts wurde ein spezieller Mechanismus formuliert, über den so unterschiedliche Zustände wie Hyponatriämie und Barbituratüberdosierung, Hypoxämie und Urämie, Pneumonie und Schädeltrauma wirken können. Engel u. Romano haben eine Korrelation zwischen der abhängigen Variablen der Bewußtseinsebene und einer unabhängigen Ebene der zerebralen Pathophysiologie nachgewiesen, die sich in der Verlangsamung der Hirnaktivitäten im Elektroenzephalogramm zeigt [110]. Sie fanden bei Delirzuständen im Rahmen der verschiedensten Störungen, daß eine zunehmende Eintrübung des Bewußtseins von einer diffusen Rhythmusverlangsamung im Elektroenzephalogramm begleitet wurde. Dieser Befund verknüpft ein klinisches Syndrom mit einer pathophysiologischen Veränderung anstelle eines pathoanatomischen Befundes.

Einige Jahre später beschrieben Moruzzi u. Magoun die Beziehung zwischen der Formatio reticularis im Hirnstamm und der Aktivität des Elektroenzephalogrammes [97]. So konnte die beim Delir gefundene Eintrübung des Bewußtseins als abhängig von denjenigen aktivierenden Systemen im Gehirn gedacht werden, welche die Wachheit und das Erregungsniveau aufrechterhalten und modifizieren. Für das Delir wie für die Demenz werden Behandlung und Prognose bestimmt durch die zugrundeliegende pathologische Krankheitseinheit. Der eine delirante Patient mag hypoglykämisch sein, weil er zuviel Insulin genommen hat, ein Zustand, der sich rasch behandeln läßt und üblicherweise eine sehr gute Prognose hat; ein anderer mag durch ein irreversibles Leberversagen delirant werden und dem Tode nahe sein.

Korsakow-Syndrom

Das Gedächtnis wird beim Korsakowschen oder amnestischen Syndrom noch viel spezifischer betroffen als bei dem globalen intellektuellen Niedergang, wie er für die Demenz typisch ist. Hier liegt das charakteristische psychologische Defizit im Kurzzeitgedächtnis (der Fähigkeit, neue Dinge zu lernen), obwohl auch das In-Erinnerung-Rufen von Ereignissen gestört ist, die vor dem Beginn der Erkrankung liegen. Andere kognitive Funktionen, z. B. das abstrakte Denken, sind oft völlig ausgespart, ebenso gewohnte Fertigkeiten wie Lesen und Schreiben. Das Erhaltenbleiben der kognitiven Fähigkeiten, soweit sie nicht mit dem Gedächtnis verbunden sind, unterscheidet das Korsakow-Syndrom von der Demenz. Sein Auftreten bei klarem Bewußtsein unterscheidet es vom Delir.

Der Gedächtnisverlust wird üblicherweise durch die Erhebung der Vorgeschichte und des psychischen Befundes erkannt, doch können auch psychologische Tests wie die Wechsler-Gedächtnis-Skala benutzt werden, um das Vorliegen der Gedächtnisstörung zu prüfen und den Verlauf zu verfolgen.

Sergei Korsakow, der das Syndrom im späten 19. Jahrhundert entdeckte, beschrieb sein Auftreten zunächst bei Alkoholpatienten, während spätere Autoren es auch bei Erkrankungen nachwiesen, die durch andauerndes Erbrechen charakterisiert sind [136]. In den 30er Jahren wurde die Rolle des Thiaminmangels bei all diesen Fällen entdeckt, aber das gleiche psychopathologische Syndrom wurde auch in Verbindung mit ätiologischen Bedingungen gefunden, die nichts mit Ernährung zu tun haben, z.B. beim bilateralen Hirninfarkt, bei einer Infektion oder nach chirurgischer Entfernung der Hippokampusregion.

Die Korrelation des psychologischen Defizits und der Neuropathologie ist also anatomischer Art, da bilaterale Schädigungen der Mammillarkörper, der dorsalen medialen Thalamuskerne oder der Hippocampi sämtlich dasselbe klinische Syndrom ergeben, unabhängig von der Ätiologie [136]. Selbst wenn die Ursache des Syndromes, wie beim Thiaminmangel, als solche völlig reversibel ist, so kann doch der Gedächtnisverlust anhalten, sobald die oben erwähnten Strukturen erst einmal geschädigt sind.

Aphasie

Bei der Aphasie, die wir als letztes Beispiel für die psychopathologischen Syndrome mit bekannter Neuropathologie diskutieren wollen, liegt das Defizit in der Sprache. Obwohl wir häufig die Sprache mit dem Sprechen gleichsetzen, besteht die Schwierigkeit für die aphasischen Patienten nicht im Erzeugen von Lauten (Aphonie) oder in der Artikulation von Worten (Anarthrie), sondern in der Sprache selbst. Dabei kann das Problem ebenso im Verstehen wie im Äußern der Sprache liegen, sei sie nun gesprochen, geschrieben oder durch Gesten übermittelt. Das psychologische Defizit betrifft bei der Aphasie in erster Linie die absichtsvoll geäußerte Sprache, während auch Patienten, die der symbolischen Sprache nicht mehr mächtig sind, die Fähigkeit zu emotionalem Ausdruck behalten können.

Der psychologische Ausfall entsteht bei der Aphasie, ähnlich wie beim amnestischen Syndrom, aufgrund einer lokalisierbaren Hirnschädigung. Wie beim amnestischen Syndrom kann die Pathologie verschiedenartig sein

(z. B. ein Infarkt, ein Tumor oder ein Abszeß). Die ersten Beschreibungen der klinisch-pathologischen Korrelation bei der Aphasie gehören zu den klassischen Texten der Medizin, weil sie nicht nur Aspekte der Funktion der Sprache darlegen, sondern auch zeigen, daß bestimmte psychologische Fähigkeiten an spezialisierte Regionen des Gehirnes gebunden sind. Im 19. Jahrhundert beschrieben der Franzose Paul Broca und der Deutsche Karl Wernicke Typen der Aphasie, die immer noch ihre Namen tragen. Broca beobachtete, daß eine Schädigung des hinteren Teiles der linken unteren Frontalwindung zu einer bestimmten Störung der gesprochenen Sprache führt (expressive oder motorische Aphasie), obwohl das Verständnis der Sprache relativ ungestört ist; Wernicke fand, daß eine Schädigung des linken Gyrus angularis nicht nur zu einem abnormen Sprechen führt, sondern auch zu Störungen im Verständnis der gesprochenen oder geschriebenen Sprache (rezeptive oder sensorische Aphasie). Die Behandlung und die Prognose hängen wie bei anderen klinischen Syndromen von den zugrundeliegenden neuropathologischen Störungen ab. Wenn sie reversibel sind, ist die Aphasie es auch.

Es sollte klar geworden sein, daß für jeden der beschriebenen Zustände der Krankheitsbegriff geeignet ist. Die Demenz, das Delir, das Korsakow-Syndrom und die Aphasie stellen sämtlich klinische Syndrome dar, die sich durch ihre psychologischen Merkmale unterscheiden. Durch die Bündelung spezifischer Zeichen und Symptome werden die Syndrome identifiziert und voneinander getrennt, obwohl einige durchaus ein Symptom gemeinsam haben können. Zum Beispiel kann ein Verlust des Kurzzeitgedächtnisses sowohl bei der Demenz wie beim Delir und auch beim Korsakow-Syndrom auftauchen. Der Prozeß der Erklärung konnte beginnen, sobald die Syndrome identifiziert waren. Für jedes von ihnen wurde eine Vielzahl von pathologischen Krankheitseinheiten und Ätiologien nachgewiesen. Der Erklärungsprozeß ist bei all diesen Zuständen noch im Gange, weil die Ätiologie in vielen Fällen unbekannt ist und in allen Fällen aufgrund der Trennung zwischen Gehirn und Psyche der Mechanismus unklar bleibt, durch den eine spezielle Hirnschädigung zu einer definierten psychopathologischen Auswirkung führt.

Das Krankheitskonzept verschafft uns bei systematischer Anwendung auf die beschriebenen Einheiten eine bemerkenswerte Klarheit. Um so bedauerlicher erscheint die Praxis, diese Zustände als hirnorganische Syndrome zu bezeichnen. Ein solches Vorgehen führt eher zu einer Schwächung als zu einer Schärfung des diagnostischen Denkens. Dadurch wird bereits auf der ersten Ebene der Untersuchung, bei der es um die Identifizierung geht, eine vage und im Grunde tautologische Beziehung zur Neuropathologie eingeführt.

Es gibt mehr als nur eine Art der psychischen Störung, die sich von einer „organischen" Hirnpathologie ableitet. Wir haben die Demenz, das Delir, das Korsakow-Syndrom und die Aphasie beschrieben, aber es gibt auch noch verschiedene andere hirnlokale Psychosyndrome, etwa die pathologische Minderbegabung, epileptische Dämmerzustände und einige symptomatische Psychosen, die wir später diskutieren werden. Jeder dieser Zustände ist „organisch", jedoch klinisch von anderen unterschieden, und jeder weist ein eigenes Muster von neuropathologischen und ätiologischen Faktoren auf.

Auf der Ebene der diagnostischen Bezeichnungen sollten die besonderen Termini Demenz, Delir, Korsakow-Syndrom usw. benutzt werden, um so die Unterschiede zu betonen, die hinsichtlich der Erscheinungsweisen und der neuropathologischen Veränderungen bestehen. Der Gebrauch des Begriffes hirnorganisches Syndrom, wenn eine Demenz gemeint ist, verdunkelt diese Unterscheidungen und führt zu einem kurzschlüssigen Prozeß klinischen Denkens.

Die Erscheinungsweise der Erkrankung beim Menschen: Die Interaktion von Formen und Funktionen

In diesem Kapitel wurde gezeigt, daß ein Nachdenken über Krankheiten ein Nachdenken über formale Elemente ist. Die Entdeckung der Krankheitseinheit beginnt mit dem Erkennen eines regelmäßigen Verteilungsmusters von Zeichen und Symptomen, wie sie von Patient zu Patient auftreten. So zeigen z. B. alle dementen Personen ein globales Nachlassen der kognitiven Leistungen bei klarem Bewußtsein. Dennoch wird das klinische Bild bei jedem der Patienten ein wenig anders sein, weil zusätzlich zu den Tatbeständen, die Charakteristika der Erkrankung darstellen, andere vorhanden sind, welche die Reaktion des Individuums auf die Krankheit ausdrücken. Krankheiten sind Zustände, die von Menschen erlebt werden, deshalb gibt es zusätzlich zu den grundlegenden, stereotypen und pathognomonischen Aspekten auch persönliche, variable und pathoplastische Elemente. Die Krankheit ist ein Teil der Lebensgeschichte des Patienten, er antwortet auf sie ähnlich wie auf andere wichtige Ereignisse. Einige seiner Reaktionen werden denen anderer Patienten mit entsprechendem Alter, Geschlecht, sozioökonomischer Klasse, Beruf und Persönlichkeit ähneln, aber viele werden nur für dieses Individuum stehen und von den besonderen Bedeutungen abhängen, welche die Krankheit für es besitzt.

Das Denken, das vom Krankheitskonzept ausgeht, richtet unsere Aufmerksamkeit auf den Objekt/Organismus-Aspekt des Menschen und auf die formale Analyse seiner Beeinträchtigungen. Im weiteren Verlauf kann es dann aber vorkommen, daß wir den Patienten mit seiner Krankheit gleichsetzen, als ob das Nennen ihrer Bezeichnung gleichbedeutend mit dem Äußern seines Namens wäre („das ist die Demenz in Zimmer 7“). Der Patient bleibt jedoch auch auf dem Höhepunkt seiner Erkrankung ein Subjekt/Handelnder, der denkt, fühlt, Ziele hat und der auf die Erkrankung und viele andere Dinge reagiert. Oft ist es schwierig, dem Anfänger zu zeigen, wie er innerhalb der jeweils einzigartigen Erscheinung der Erkrankung beim Individuum die formalen Elemente erkennen kann. Oft mag es aber genau so schwer sein, die Reaktionen herauszufinden, die als Folge des Einflusses der Erkrankung auf die Lebensgeschichte des Individuum entstehen. Um es auf eine kurze Formel zu bringen, jemand kann sowohl dement als auch entmutigt werden.

Kapitel 6

Das Kranheitskonzept in der Anwendung auf psychiatrische Störungen ohne bekannte Neuropathologie

Es gibt psychiatrische Zustände, bei denen das Krankheitskonzept angebracht erscheint, obwohl sie bislang nur als klinische Bilder beschrieben werden können, deren Validierung durch die Entdeckung einer zugrundeliegenden pathologischen Einheit oder Ätiologie noch aussteht. Der Umgang mit solchen Zuständen erfordert eine klare Terminologie, weil zum einen die korrigierenden Einflüsse aus Kenntnissen über die gestörte Anatomie und Physiologie fehlen, zum anderen aber auch, weil wir uns in einem für die moderne Medizin beunruhigenden Ausmaß allein auf unsere Fähigkeit verlassen müssen, psychische Phänomene formal zu differenzieren und ihre Bedeutung sowie ihre Beziehung zum Verlauf der Erkrankung herauszufinden. Wir bewegen uns in einem Gebiet, in dem unsere Denkansätze und unsere Terminologie uns mehr als an anderen Stellen in die Irre führen können.

Viele Patienten suchen den Psychiater wegen unangenehmer und nicht kontrollierbarer psychischer Erlebnisse auf, die störend in ihrem Leben aufgetreten sind. Es hat den Anschein, als hätte ein Prozeß, der sich in Stimmungen, Gedanken und Wahrnehmungen ausdrückt, das bei ihnen zerstört, was bisher ein integriertes System von Fähigkeiten und Emotionen war. Dieser Prozeß hat viele der psychischen Erlebnisse verändert und fremd gemacht. Bei einigen Patienten, bei denen zusätzlich Lähmungen und sensorische Störungen auftreten, findet man, daß sie unter pathologischen Veränderungen der Gehirnfunktion leiden. Ihre psychischen Beeinträchtigungen lassen sich als Symptome der zugrundeliegenden Pathologie ansehen. Es gibt aber auch Patienten mit ähnlichen psychischen Symptomen, bei denen sich keine klare Pathologie finden läßt. Wie steht es bei ihnen? Warum sollen wir, wenn eine nachweisbare somatische Veränderung fehlt, bei ihnen das Krankheitskonzept anderen Denkmöglichkeiten vorziehen?

Krankheit ist eine Bezeichnung für Störungen des Organismus oder eines seiner Teile. Symptome, die eine solche Störung anzeigen, bestehen in der allgemeinen Medizin im Auftreten eines ungewöhnlichen Zustandes, wie Schmerz oder im Verlust einer natürlichen Funktion wie der Temperaturregulation (Fieber). In der Psychiatrie wird das Auftreten einer Erkrankung in ähnlicher Weise durch den Nachweis belegt, daß normale Fähigkeiten beeinträchtigt sind, etwa die Intelligenz und das Bewußtsein, oder es treten neue Formen psychischer Erlebnisse auf, etwa Halluzinationen (Wahrnehmung ohne adäquaten Reiz) oder Wahnphänomene (fixierte, falsche idiosynkratische Überzeugungen).

Nochmals, die Bezeichnung *Form* wird hier so gebraucht, daß bestimmte Weisen der psychischen Aktivität damit gemeint sind, z.B. Denken, Träumen, Wahrnehmen und Rechnen, ebenso die Verbindungen, durch die Wahrnehmungen mit Emotionen verknüpft sind oder ein Gedanke mit dem anderen. Es ist sinnvoll, alle diese „Formen" oder Arten der psychischen Aktivität von den „Inhalten" zu unterscheiden; letzteres bezieht sich auf das, was ein Individuum gerade träumt oder denkt oder welche konkreten Wahrnehmungen zu welcher besonderen emotionalen Reaktion geführt haben.

Sicherlich suchen viele Menschen psychiatrische Hilfe wegen einer Störung auf, die in bestimmten psychischen Inhalten begründet ist, z.B. Mutlosigkeit nach einem Versagen oder Angst bei Unsicherheit. Aber gerade für jenen Patienten mit neuen, ungewöhnlichen Formen psychischer Erlebnisse wird eine Erklärungsmöglichkeit benötigt, die mehr leistet, als daß wir ihn nur als überbeanspruchten, belasteten Menschen auffassen. Wenn die Störung z.B. die Form von Halluzinationen annimmt, so müßte dieses Wahrnehmungserlebnis ohne adäquaten Reiz sich unabhängig davon erklären lassen, worum es inhaltlich in den Halluzinationen des Patienten geht. Andere Störungen in der formalen Ebene des psychischen Lebens kennen wir als Wahnphänomene, als Auflockerung der Verbindung zwischen den Gedanken („formale Denkstörungen") und als Störungen in der Kongruenz von Stimmung und Verhalten. Es gibt gute Gründe für die Annahme, daß es sich bei diesen Tatbeständen um Symptome handelt, die aus Störungen des Organismus entstanden sind, vor allem weil identische Veränderungen durch Zustände hervorgerufen werden, deren Ursprung in einer gestörten Hirnfunktion gesichert ist.

Die eben beschriebenen Veränderungen in der Form des psychischen Lebens werden häufig psychotische Symptome genannt, und die Zustände, innerhalb derer sie auftreten, bezeichnet man als Psychosen. Aber *Psychose* und *psychotisch* sind Benennungen, die lediglich ausdrücken sollen, daß das psychische Leben hinsichtlich der Leistungen oder Formen gestört ist; sie sind doppeldeutig in Hinblick auf den Grad und die Art der Störung. So wird *Psychose* zum modernen Äquivalent der *Geisteskrankheit,* die ihrerseits im beruflichen und im alltäglichen Sprachgebrauch die *Verrücktheit* ersetzt hat. Jede dieser Benennungen weist auf die Störung des psychischen

Lebens durch einen Prozeß hin, der neue Formen psychischer Erscheinungen erzeugt.

Der Ausdruck Psychose stellt also eine recht breite kategoriale Bezeichnung dar und beinhaltet eine Reihe von Untergruppen. Die Demenz und das Delir sind Psychosen, weil sie durch Störungen der intellektuellen Fähigkeiten und des Bewußtseins charakterisiert sind. Die affektiven Störungen und Schizophrenien sind Psychosen, weil sie auf der formalen Ebene das psychische Leben durch nicht einfühlbare Verstimmungen, Wahnphänomene und Halluzinationen verändern.

Gelegentlich erhält der Ausdruck *Psychose* eine speziellere Bedeutung, jedoch ist dies eher zu bedauern, weil dann Sachverhalte verwischt werden, die sich bei einer exakteren Terminologie klar trennen lassen. So wird *psychotisch* zuweilen zu einem Synonym für *schizophren,* obwohl die letztere Bezeichnung viel sinnvoller ist, weil es viele psychotische Individuen gibt, (die deliranten, die manischen usw.), die nicht schizophren sind. Wenn man *psychotisch* anstelle von *wahnhaft* oder *halluzinatorisch* benutzt, so werden wichtige Unterschiede in der Psychopathologie verdeckt. Manchmal wird der Ausdruck psychotisch auch benutzt, um eine schwerwiegende Störung anzuzeigen. Dieser Sprachgebrauch ist oft mit der stillschweigenden theoretischen Annahme verbunden, daß alle psychischen Beeinträchtigungen ein Kontinuum darstellen, bei dem die neurotischen Zustände sich allmählich den psychotischen annähern und in sie übergehen, je mehr die Störung zunimmt. Wenn *Psychose* lediglich als Synonym für einen bestimmten *Schweregrad* benutzt wird, dann gibt man Unterscheidungsmöglichkeiten auf, die zwischen den einzelnen Kategorien von Störungen bestehen. Damit wird auch ein Zugangsweg zur Aufdeckung von Entstehungsmechanismen und Ätiologien verbaut.

Im nächsten Kapitel sollen die Zustände erörtert werden, die mit nicht einfühlbaren Verstimmungen, Wahnphänomenen oder Halluzinationen einhergehen und gegenwärtig noch nicht befriedigend erklärt werden können. Diese Syndrome, also die manisch-depressive Erkrankung und die Schizophrenie, werden oft als „funktionelle" Psychosen bezeichnet (dieser Gebrauch von *Funktion* muß allerdings von dem sonst hier verwendeten unterschieden werden, wonach Funktion einen Ausdruck für die Zielgerichtetheit und die Bedeutung von psychischen Erlebnissen und Verhaltensweisen im Leben eines Individuums darstellt). Diese „funktionellen" Psychosen werden den „organischen" wie Delirium und Demenz gegenübergestellt, bei denen die pathologischen Mechanismen und Ätiologien bereits nachgewiesen sind. Die psychiatrischen Syndrome mit und ohne bekannte Gehirnkrankheit wurden 1758 von William Battie beschrieben, der von „konsekutiver" und „originaler" Verrücktheit sprach:

„Zunächst einmal muß man dann befürchten, daß es sich bei einer Verrücktheit um eine originale Form handelt, wenn sie weder Folge noch Begleiterscheinung eines Geschehens ist, das sich einigermaßen befriedigend als äußere und entferntere Ursache ansehen läßt. Noch mehr muß eine originale Verrücktheit befürchtet werden, wenn die Störung erblich ist. Denn obwohl sie auch in solchem Falle gelegentlich durch eine äußere und bekannte Ursache ausgelöst wird, so deuten doch die auffälligen Eigentümlichkeiten, die charakteristisch für ganze Familien sind, die von verrückten Vorfahren abstammen, und das häufige Auftreten von wirklicher Krankheit in der Nachkommenschaft solcher disharmonischer Verbindungen, selbst wenn keine oder nur eine geringe Provokation vorliegt, stark darauf hin, daß die Nerven oder Werkzeuge des Empfindens bei solchen Personen ursprünglich nicht vollkommen und so wie die Nerven anderer Menschen angelegt sind. Drittens können wir mit dem größten Wahrscheinlichkeitsgrad aussagen, daß es sich um eine originale Verrücktheit handelt, wenn sowohl das Aufhören wie das Wiedererscheinen ohne eine erkennbare Ursache erfolgen... Die originale Verrücktheit, sei sie nun erblich oder intermittierend, kann durch keine Methode beseitigt werden, die von der Medizin in ihrem gegenwärtigen, unvollkommenen Zustand bereitgestellt werden kann. Doch obwohl die originale Verrücktheit niemals ganz durch die menschliche Kunst geheilt werden kann, so wird doch ihr ungünstiges Schicksal zuweilen ein wenig durch eine vorübergehende völlige Wiederherstellung gelindert, manchmal auch durch lange Intervalle von Gesundheit, wobei dies ganz ohne unser Zutun und im Gegensatz zu unserer Erwartung geschieht. Übrigens bringt die originale Verrücktheit auch kaum Nachteile für das animalische Leben mit sich... Verrücktheit dagegen, die eine Folge von anderen Störungen oder äußeren Ursachen ist, wird häufig, auch wenn sie durch Entfernung oder Veränderung der Störungen oder Ursachen eine gelegentliche Erleichterung erfährt, im Verhältnis zur Kraft und zur dauernden Wirksamkeit solcher Ursachen und unter Berücksichtigung der Umstände der früheren Störungen durch viele andere ungünstige Auswirkungen dieser Ursachen und Störungen kompliziert. Selbst wenn sie ursprünglich vielleicht nicht nachteiliger für die körperliche Gesundheit ist als die originale Verrücktheit, so kann sie doch durch ihre Begleiterscheinungen fatale oder vollkommen zerstörerische Auswirkungen auf das animalische Leben haben" ([60] S. 406–407).

Es wird deutlich, daß die manisch-depressive Erkrankung und die Schizophrenie viele Gemeinsamkeiten mit Batties „originaler Verrücktheit" aufweisen. Wenn wir diese Erkrankungen allerdings im Gegensatz zu den organischen als funktionelle Störungen bezeichnen, dann ist zu betonen, daß daraus keineswegs abgeleitet werden kann, daß keine neuropathologische Veränderung bestehe oder daß diese Störungen nur durch Beeinträchtigungen der integrativen „Funktionen" des Gehirns oder der Psyche bedingt und vielleicht sogar ausschließlich durch psychologische Faktoren verursacht seien. *Kryptogenetisch* und *idiopathisch* wären bessere Adjektive als *funktionell*, weil die manisch-depressive Erkrankung und die Schizophrenie die großen Rätsel der Medizin darstellen. Rätselhaft sind sie deshalb, weil wir über ihre Ursache und Mechanismen so wenig wissen, obwohl sie dramatische und stark eingreifende Symptome verursachen. Wir können die Krankheitsbilder erkennen, einiges über ihren Verlauf prognostizieren und die Patienten symptomatisch mit empirisch gefundenen Methoden behandeln, aber eine rational begründete Therapie oder Prävention ist bisher nicht möglich. Die weitgehende Stereotypie der Symptome und des Verlaufes legt die Anwendung des Krankheitskonzeptes bei ihrer Erforschung nahe, aber die manisch-depressiven Störungen und die Schizophrenie stellen bisher lediglich klinische Entitäten dar, ohne daß ihnen bestimmte pathologische Mechanismen oder Ätiologien verläßlich zugeordnet werden können.

Bisher allerdings war, wie ein kurzer historischer Überblick zeigt, selbst die Erkennung und Differenzierung dieser Zustände höchst problematisch.

Eine historische Anmerkung zur manisch-depressiven Erkrankung und zur Schizophrenie

Die Vorgeschichten der Konzepte der manisch-depressiven Erkrankung und der Schizophrenie sind untrennbar miteinander verbunden. Es ist unmöglich, über die eine ohne die Erwähnung der anderen zu sprechen, und es ist schwer zu vermeiden, etwas über den Entstehungshintergrund dieser Zustände zu sagen, ohne eine Geschichte der Psychiatrie zu schreiben.

Nach allgemeiner Auffassung hat Emil Kraepelin als erster die manisch-depressive Störung und die Schizophrenie voneinander getrennt. Bereits die früheren Lehrmeister jedoch – Pinel, Esquirol, Griesinger und Maudsley – haben zwei klinische Aspekte schwerer Geisteskrankheit bzw. Verrücktheit unterschieden: Der eine Gesichtspunkt liegt in den gestörten Emotionen (affektive Geisteskrankheit oder Verrücktheit), der andere in den gestörten Gedanken und Überzeugungen, ohne daß eine erhebliche Veränderung der Stimmung damit verbunden ist (eine Geisteskrankheit oder Verrücktheit der Vorstellungswelt). Sie lehrten, daß die affektive Geisteskrankheit zu einem periodischen Verlauf tendierte, bei dem niedergedrückte und exaltierte Verstimmungen miteinander abwechseln konnten, und daß sie vollständig remittieren konnte. Sie waren aber auch der Meinung, daß viele Patienten mit affektiver Geisteskrankheit später eine solche der Vorstellungswelt entwickeln könnten, die somit ein zweites Stadium der Erkrankung darstellte, die erst dann in ihrer unheilbaren Form in Erscheinung trat. Vor allem Griesinger bestand darauf, daß Geisteskrankheit eine einzige Störung mit verschiedenen Stadien sei (Einheitspsychose), als deren erste und reversible Form er die affektive Störung ansah; die Geisteskrankheit der Vorstellungswelt war damit lediglich Folge und Endzustand der ersten Form, wenn die zerebrale Affektion nicht geheilt wurde [55].

Griesinger, dessen 1845 erschienenes Buch *Pathologie und Therapie der psychischen Krankheiten* immer noch mit Genuß zu lesen ist, teilte die Geisteskrankheiten in Melancholie, Manie, Monomanie und Demenz auf, von denen jede entweder nur teilweise oder vollständig ausgebildet sein konnte. Jede einzelne wurde als ein Symptomverband aufgefaßt, in dessen Form die zugrundeliegende Geisteskrankheit zu verschiedenen Zeitpunkten ihres Verlaufes auftreten konnte, obwohl nicht jeder Patient den gesamten Verlauf in dieser Weise durchmachte. Mit diesem Ansatz hoffte Griesinger eine unzweckmäßige Vermehrung von psychiatrischen Krankheitseinheiten zu umgehen, die sich auf einzelne Fälle gründete.

Griesinger und seine Zeitgenossen wurden durch ihr Unvermögen in die Irre geführt, den syphilitischen Zustand der progressiven Paralyse aus der Gesamtpopulation der geisteskranken Patienten herauszulösen. Die Abfolge der Stadien von den frühen affektiven Veränderungen bis zur Demenz in diesem Kontext bot Griesinger Beispiele dafür, wie die Symptome einer veränderten Stimmung am Beginn einer Erkrankung standen und dann in Wahnphänomene und Demenz übergingen, bis hin zum Tod als der unausweichlichen Konsequenz. Erst mußten Fortschritte in der Neuropathologie erreicht sein, ehe diese Abfolge von Symptomen unterscheidbar war von ähnlichen Symptomfolgen, die bei anderen psychischen Störungen vorkommen.

Der Glaube an eine einheitliche Sicht der Geisteskrankheit wurde zerstört, als die Paralyse erkannt worden war. Nun gab es eine klar zu identifizierende Krankheit, bei der die von Griesinger beschriebene Stufenfolge zwar erkennbar war, bei der jedoch eine gesetzmäßige Neuropathologie (chronische Meningoenzephalitis) und eine spezielle Ätiologie (syphilitische Infektion) festgestellt werden konnte. Dieser Fortschritt am Ende des 19. und zu Beginn des 20. Jahrhunderts beruhte auf einer Kombination von epidemiologischen Überlegungen, klinisch-pathologischen Korrelationen und schließlich auf serologischer und bakteriologischer Beweisführung.

Die französischen Psychiater Falret und Baillarger, die sich auf die „affektive Geisteskrankheit“ konzentrierten, schwächten das Konzept einer einheitlichen Störung weiter ab durch Beschreibung von Remissionen und Rückfällen im Verlauf der Melancholie und der manischen Zustände, die sie als *folie circulaire* oder *folie à doubleforme* bezeichneten. Sie wiesen nach, daß die rezidivierende Geisteskrankheit nicht in eine dauernde Erkrankung überging, sondern durch Perioden, von denen einige offensichtlich anhielten, gekennzeichnet war, in denen eine völlige Gesundheit erreicht wurde.

Kraepelin erkannte die Bedeutung dieser Entwicklung für die Aufstellung von Konzepten für psychische Erkrankungen, insbesondere für die Form, die er als *manisch-depressives Irresein* bezeichnet, ein Ausdruck, mit der er die zirkulären Geisteskrankheiten, die einfache Manie, die Melancholie und auch solche Zustände zu einer Krankheitseinheit zusammenfaßte, bei denen relativ geringe Beeinträchtigungen der Stimmung in periodischer oder dauerhafter Form vorlagen, ohne daß deutliche Beziehungen zu auslösenden Momenten bestanden [75]. Den gemeinsamen Nenner der verschiedenen Formen dieser Einheit sah er in der gleichförmigen Prognose: Das manisch-depressive Irresein führte nie zu einer tiefgreifenden Veränderung der Persönlichkeit oder des Denkens, selbst dann nicht, wenn die einzelnen Attacken viele Jahre andauerten. Vielmehr konnten alle krankhaften Erscheinungen entweder zwischen den Attacken und auch nach einer Reihe davon vollständig wieder verschwinden.

Kraepelin unterschied das manisch-depressive Irresein von einem Zustand, den er als Dementia praecox bezeichnete, ein Ausdruck, der zuerst von dem französischen Psychiater Benoît Morel gebraucht worden war. Zu diesem Syndrom rechnete Kraepelin eine Reihe von Zuständen, bei denen eine Störung des Denkens, der Emotionalität und des Willens schließlich zu einer Zerstörung der Persönlichkeit als entscheidendem Charakteristikum dieser Erkrankung führte.

Kraepelins Konzeption dieser Psychosen war heuristisch wertvoll. Sie lenkte die Aufmerksamkeit auf ein herausragendes Kriterium für psychische Krankheit – daß nämlich einige Patienten wieder gesund werden, während der Zustand bei anderen sich verschlechtert oder einen deletären Verlauf nimmt. Außerdem ermutigte Kraepelins Konzeption zu genetischen Studien über die Frage, ob die hereditären Verhältnisse bei diesen Zuständen ebenso unterschiedlich waren wie die Verläufe. Schließlich führte Kraepelins Auffassung ihn und andere Forscher zu dem Versuch, Symptome zu definieren, die zwischen diesen beiden Zuständen unterscheiden konnten, noch bevor sich die Bestätigung der Prognose zeigte. Diese Bemühungen dauern bis heute an.

Das Diagnostizieren und das Prognostizieren sind unbefriedigende Tätigkeiten für den Arzt, wenn er dadurch nicht zu einem Verständnis der Entstehungsursachen oder zu einer wirksamen Behandlungsmethode gelangt. Kraepelins Konzept wurde schließlich in Frage gestellt, weil die Suche nach einer Behandlung scheiterte, die den Verlauf des manisch-depressiven Irreseins wie der Dementia praecox verändern konnte.

Eugen Bleuler versuchte, den von Kraepelin erreichten Fortschritt weiter voranzutreiben, indem er bei der Dementia praecox nach einem zentralen, definierenden Merkmal suchte. Er prägte die Bezeichnung *Schizophrenie* für diesen Zustand, sprach aber von der „Gruppe der Schizophrenien", weil er annahm, daß viele Ätiologen für diese Störung bestünden. Er versuchte, ihre Symptome als Ergebnis eines fundamentalen Defektes der psychischen Fähigkeit zu erklären, gedanklichen Abläufe und psychische Gegebenheiten zu vereinheitlichen [7]. Bleulers Bezeichnung *Schizophrenie* ist für diesen Zustand beibehalten worden, wahrscheinlich weil das Wort *Demenz* in einem anderen Zusammenhang gebraucht wird und weil nicht alle Patienten diese Erkrankung bereits im Jugendalter bekommen. Die Betonung der Denkstörung als zentral für die Schizophrenie und das Bemühen, die Fälle bereits in ihrer frühesten und subtilsten Erscheinungsform zu erkennen, hat Bleuler und seine Nachfolger wahrscheinlich dazu gebracht, die Krankheit häufiger zu diagnostizieren als Kraepelin, weil gestörtes Denken in so vielen Situationen vorkommt.

Die großen Auseinandersetzungen mit der Auffassung Kraepelins, die kennzeichnend für die Psychiatrie des 20. Jahrhunderts waren, hatten weniger mit der Unterscheidung zwischen manisch-depressiven Störungen und

Schizophrenien als mit dem Problem zu tun, ob solche Zustände sinnvollerweise als Krankheiten begriffen werden sollten oder nicht. Sind solche Störungen qualitativ anders als Zustände psychischer Gesundheit und werden sie durch ein biologisches Agens hervorgerufen, das zur Zerstörung der neuronalen und damit der psychischen Funktion führt? Oder müssen sie vielmehr als Reaktionen auf Lebensereignisse angesehen werden, wobei die Menschen sich untereinander lediglich durch das Ausmaß ihrer Reaktion unterscheiden?

Einige Ärzte haben nach psychologisch plausiblen Erklärungen für die Entstehung dieser Psychosen gesucht, indem sie die Lebenserfahrungen und psychischen Konflikte ihrer Patienten analysierten. Sigmund Freud publizierte seine Studien über die manisch-depressive Störung und die Schizophrenie erst nach seinen ersten psychoanalytischen Arbeiten. Dies lag wahrscheinlich daran, daß er zu Beginn als Neurologe in einer Privatpraxis tätig war und sich vor allem mit der Behandlung neurotischer Patienten befaßte. Tatsächlich stützte er sich dann auch in seiner Hauptstudie über die Schizophrenie, den Fall Schreber, auf die veröffentlichte Autobiographie Schrebers und nicht auf eine persönliche Untersuchung [44]. Freud konzentrierte seine Aufmerksamkeit auf die Inhalte von Schrebers Wahnphänomenen und versuchte anhand der Konflikte des Patienten ein Verstehen seiner paranoiden Schizophrenie, insbesondere in Zusammenhang mit Problemen der Homosexualität. Freud ließ die Form der wahnhaften Erlebnisse außer acht und diskutierte auch nicht, wie sich seine Auffassungen mit dem schlechten Verlauf der Erkrankung in Einklang bringen ließen. Dennoch haben seine psychologischen Überlegungen bis heute überlebt, und zwar nicht nur, weil sie zu den Grundlagen der psychoanalytischen Bewegung gehören, sondern wahrscheinlich, weil er für die Ärzte, die ihren Patienten über lange Zeit therapeutisch hilflos gegenüberstanden, eine ermutigende und humane Sicht der schizophrenen Kranken brachte. Eine ähnliche Sehweise läßt sich aus Freuds Versuch zur Erklärung der Symptome der affektiven bzw. manisch-depressiven Störung in „Trauer und Melancholie" gewinnen [46].

In verwandter Manier charakterisierte Adolf Meyer die manisch-depressive Störung und die Schizophrenie eher als Reaktionen denn als Krankheiten [91]. Er ermutigte zum Studium der Biographie eines Patienten, wobei dessen Zustand als Ergebnis seiner gesamten Lebenserfahrung angesehen wurde. Auch die Auffassungen Meyers besaßen den Vorteil, die Störung mit Überlegungen erklären zu wollen, die sich am besten durch das Verständnis der psychologischen Bedürfnisse und Fähigkeiten eines Patienten erschlossen. Auch er ließ jedoch die Notwendigkeit außer acht, daß solche Theorien ebenso die formale Ebene der Symptome und ihre natürliche Entwicklung abdecken müßten. Seine Betrachtungsweise beruhte genau wie die von Freud vor allem auf der Plausibilität seiner Erklärungen.

Karl Jaspers wies als erster darauf hin, daß man sich bei solchen Auseinandersetzungen zuweilen nur schwer auf einen einzigen Standpunkt stellen könne, da ähnliche psychologische Ereignisse bei manchen Patienten durch Erkrankung und bei anderen durch Lebensumstände hervorgerufen werden könnten. Er wies dies in einer Studie über den sog. Eifersuchtswahn nach, wobei er zeigte, daß die Symptome manchmal bei Personen auftraten, bei denen ein lebenslang bestehender Zug von Mißtrauen in verständlicher Weise zugenommen und sich durch bestimmte Umstände in eine unbegründete, übermäßige Eifersucht fortentwickelte (für die wir die Bezeichnung *neurotische Eifersucht* benutzen könnten). Bei anderen Patienten dagegen tauchte das Symptom ohne Zusammenhang mit der früheren Persönlichkeit und ohne eine Beziehung zu Lebensereignissen auf – es erschien unverständlich, ein Wahn mit dem Inhalt Eifersucht [65]. Diese besondere Unverständlichkeit, so schloß Jaspers, sei charakteristisch für schizophrene Symptome. Wie seine Bezeichnungen „Bruch innerhalb eines Lebens" und „Prozeß" zeigen, glaubte er, daß solche Symptome das Ergebnis einer Unterbrechung in der Kontinuität psychischen Verhaltens und Erlebens durch eine somatische Störung anzeigten. Allerdings ist es schwer, Jaspers' Auffassung zuzustimmen, daß dieses Merkmal auf die schizophrenen Symptome beschränkt ist, da die psychopathologischen Phänomene der manisch-depressiven Erkrankung ebenfalls unverständlich sind.

Die Versuche, solche Zustände stets als Reaktionen anzusehen, haben in den letzten Jahren an Rückhalt verloren, weil symptomatische Behandlungsmethoden für die manisch-depressiven Störungen und die Schizophrenie entstanden sind und weil wir ähnliche Zustände kennen, die durch Substanzen hervorgebracht werden, welche das Gehirn beeinflussen. Dennoch werden die Auffassungen, nach denen diese Zustände zweifelsfrei als Krankheiten anzusehen sind, immer wieder dadurch in Frage gestellt, daß bisher kein Nachweis einer bestimmten zerebralen Pathologie oder Pathophysiologie bei diesen Störungen geführt werden konnte. Sie bleiben also insoweit rätselhaft, als ein Verständnis ihrer wahren Natur fehlt. Sinnvollerweise wird man sie als klinische Einheiten ansehen, für die bis jetzt keine bestimmten pathologischen Einheiten oder Ätiologien entdeckt worden sind. Glücklicherweise und eher zufällig sind wir auf Behandlungsmethoden gestoßen, die wirksam sind. In dieser Hinsicht dürfte es uns ähnlich ergehen, wie Withering nach seiner Entdeckung des Digitalis – wir sind dankbar, aber erstaunt.

Kapitel 7

Das manisch-depressive Syndrom: eine Störung im affektiven Bereich

Es ist ganz natürlich, wenn man die Veränderungen in der Gestimmtheit und den Emotionen in Beziehung setzt zu den Lebensereignissen und die Fähigkeit zu solchen affektiven Reaktionen als normale menschliche Eigenschaft ansieht. Diese affektive Fähigkeit ist bei der manisch-depressiven Erkrankung gestört, daher auch die alternative diagnostische Bezeichnung als *affektive Störung*. Die Beeinträchtigung der Regulationen im affektiven Leben stellt das Kardinalsymptom dar, das eine Anwendung des Krankheitsbegriffs auf diesen Zustand erlaubt, obwohl neuropathologische Veränderungen nicht nachzuweisen sind.

Die Bezeichnungen *Affekt, affektiv,* und *Affektivität* machen einige weitere Überlegungen notwendig. *Affekt* wird in dem Wörterbuch von Webster definiert als „Gefühl, Emotion und Verlangen mit der Implikation ihrer Bedeutung für die Bestimmung von Denken und Verhalten“. Die Psychiater haben, Bleuler folgend, im psychischen Leben einen affektiven Bereich im Unterschied zu einem kognitiven Bereich herausgearbeitet. Diese beiden Aspekte der Psyche beziehen sich aufeinander, doch kann man unschwer erkennen, daß Gedanken, Überlegungen, Wahrnehmungen und Denken etwas anderes sind als Stimmungen, Emotionen, Antriebe und Gefühle.

Im normalen psychischen Leben besteht zwischen diesen beiden Bereichen eine natürliche und kontinuierliche Beziehung. Die meisten Gedanken sind von irgendeiner Gefühlstönung begleitet, bestimmte Gedanken können starke Emotionen hervorrufen, z. B. Trauer. In ähnlicher Weise sind die meisten Gestimmtheiten mit entsprechenden Gedanken verbunden, etwa wenn Angst zu Mißtrauen führt. Ein Beleg dafür, daß die Unterscheidung zwischen einem kognitiven und einem affektiven Bereich nicht willkürlich ist, sondern einen wichtigen Aspekt der psychischen Organisation wiedergibt, liegt in der Existenz einer Klasse von Störungen, die primär den affektiven Teil des psychischen Lebens betreffen und tiefgreifende Veränderungen in der Stimmung, den Emotionen und Antrieben hervorrufen.

Affektivität ist ein breiterer Ausdruck, der Stimmungen, Emotionen, Motivationen und Gefühle wie Vergnügen, Vertrauen, Niedergeschlagenheit und Entmutigung umfaßt. Versuche, den Ausdruck durch andere zu ersetzen, sind meist unbefriedigend. *Stimmung* beschreibt eine relativ andauernde, vorherrschende affektive Regung; *Emotionen* sind kürzere affektive Ereignisse, und *Gefühl* ist ein Wort, das mit körperlichen Assoziationen verbunden ist. Die Bezeichnung *Affektivität* ist erforderlich, weil sie die ganze Sphäre psychischen Lebens umfaßt; aus diesem Grunde ersetzt die Bezeichnung *affektive Störungen* häufig die Ausdrücke *Stimmungsstörungen* oder *manisch-depressive Störungen*. Die entscheidende Grundannahme bei dieser Kategorie liegt darin, daß eine primäre Beeinträchtigung im affektiven Bereich eingetreten ist.

Die manisch-depressive Erkrankung kann als ein klinisches Syndrom angesehen werden und wird am besten durch die Beschreibung ihrer Symptome und ihres Verlaufes definiert. Die Symptomgruppe, welche die Störung charakterisiert, besteht aus drei miteinander verbundenen und zuverlässig zu erfassenden psychischen Veränderungen: Einer Beeinträchtigung der Stimmung, einer Veränderung in der Einstellung zu sich selbst und einem subjektiven Gefühl der Veränderung hinsichtlich psychischer Energie und körperlicher Gesundheit.

Der Verlauf der manisch-depressiven Erkrankung enthält Remissionen und Rückfälle, wobei das Syndrom gewöhnlich in unvorhersehbarer Weise auftritt und unterschiedlich lange andauert. Jede Episode geht vorüber, auch wenn sie unbehandelt bleibt, und der Patient erlangt seine prämorbide, symptomfreie Verfassung zurück bis zur nächsten Attacke.

Das überraschende Merkmal bei diesen Verläufen liegt darin, daß in den affektiven Verfassungen der verschiedenen Episoden polare Gegensätze auftreten können. In einigen Attacken trägt die Stimmung einen depressiven Charakter, während sie bei anderen gehoben ist. Hinsichtlich dieses Merkmals treten individuelle Unterschiede auf. Einige Patienten können in den aufeinander folgenden Episoden zwischen einer Depression und einer Stimmungshebung abwechseln. Bei anderen kommt es vielleicht zum Überwiegen einer Stimmungsart über die andere, in wieder anderen Fällen der Krankheit treten ausschließlich Attacken von Manie oder von Depression auf. Da jedoch bei vielen Patienten Auffälligkeiten in beiden Richtungen bestehen, hat man die Bezeichnung manisch-depressive Störung gewählt.

Der Wechsel der Stimmungslage entweder in Richtung auf eine Depression oder auf eine Stimmungshebung/Erregung stellt das hervorstechendste Charakteristikum dieser Störung dar. Fehlt es, so sollte die Diagnose einer manisch-depressiven Erkrankung nicht gestellt werden. Häufig sind die Patienten in der Lage, diesen pathologischen und nicht beeinflußbaren Wechsel der Stimmung von den ihnen vertrauten emotionalen Reaktionen zu unterscheiden. Sie sprechen über eine eigenartige und tiefgreifende Qualität, den unveränderlichen Charakter und die Ähnlichkeit des Wechsels innerhalb der einzelnen Attacken. Obwohl solche Patienten sich auch früher schon in einer Reaktion auf Lebensereignisse traurig oder glücklich gefühlt haben, so empfinden sie doch die Gestimmtheit während der Krankheitsepisoden, sei sie nun unglücklich oder ekstatisch, häufig als qualitativ völlig anders als die früheren Erfahrungen. Viele Patienten können das Wiederauftreten ihrer Krankheit prompt an der ganz speziellen und charakteristischen Stimmungsänderung erkennen, obwohl der Schweregrad bei jeder Attacke anders sein kann.

Die affektive Veränderung wird auch an vielen anderen Aspekten des psychischen Lebens wahrgenommen. Wenn ein Patient depressiv wird, dann zieht er sich zurück und verliert das Interesse an den meisten Tätigkeiten, auch an solchen, die ihm gewöhnlich Zufriedenheit und Vergnügen verschaffen. Die Wahrnehmungen der Umgebung können abstumpfen, so daß er etwa berichtet, die Töne seien gedämpft, die Farben verwaschen oder weniger leuchtend und die Speisen ohne Geschmack. Genau das Gegenteil ereignet sich bei der Manie, in der die sozialen und die übrigen Aktivitäten zunehmen und die Wahrnehmungen strahlender und intensiver werden. Das entscheidende Merkmal dieser Veränderungen, so unterschiedlich sie auch beschrieben werden, liegt darin, daß die Stimmung des Patienten in der einen oder in der anderen Richtung festgelegt ist. Die grundlegende psychologische Beeinträchtigung, die durch diese klinische Einheit verursacht wird, besteht in einem Stimmungswechsel, der einen dauerhaften Charakter trägt und besonders bei den depressiven Phasen der Erkrankung durch Lebensereignisse wenig beeinflußbar ist. Die Stimmung, die normalerweise einen reaktiven Zug im psychischen Leben darstellt, verhält sich in unkontrollierbarer und unabhängiger Weise.

Ein zweites Symptom besteht in einer Veränderung des Selbstwertgefühls, die üblicherweise dem Stimmungswandel parallel läuft und in mancher Hinsicht schwer von der eigentlichen Gestimmtheit zu unterscheiden ist. Der manische Patient wird vielleicht glauben, daß er gesund, reich, begabt oder mächtig ist, während er sich in der depressiven Verfassung als krank, arm, schuldig oder nutzlos empfinden mag. Solche Wandlungen des Selbstwertgefühls sind oft wahnhaft. In der depressiven Phase kann ein Patient zur Auffassung kommen, daß er ein notorischer Krimineller sei, sich mit einer Geschlechtskrankheit infiziert hat, von Krebs durchwachsen ist und öffentliche Erniedrigung oder den Tod verdient. Andererseits wird ein Patient in der Manie vielleicht glauben, er sei Gott oder ein Millionär, oder er besitze das Wissen und die Macht, um die ganze Menschheit zu retten. Aus diesen Wahnideen und ihren Ausformungen kann bei dem Patienten die Überzeugung entstehen, daß andere versuchen, ihm Böses zuzufügen. Er empfindet solche Wahnideen als begründet (z. B. als Bestrafung für seine fürchterlichen Verbrechen oder als Produkte des Neides wegen seiner außergewöhnlichen Kräfte), ein Merkmal, das manchmal die Unterscheidung dieser Beeinträchtigungsgedanken im Rahmen affektiver Störungen von jenen bei der paranoiden Schizophrenie erleichtert. Dort nämlich glaubt der Patient in der Regel, die anderen stellten ihm ohne jegliche Berechtigung nach.

Solche wahnhaften Veränderungen des Selbstwertgefühles können zu destruktiven Verhaltensweisen führen. Die Furcht und die Scham, die sich aus wahnhaften Schuldgefühlen ergeben, veranlassen depressive Patienten manchmal zum Suizid oder gar zur Tötung ihrer ganzen Familie, etwa weil sie annehmen, daß die Angehörigen mit dem gleichen Übel befleckt seien oder eine Demütigung zu erwarten hätten. Bei der Manie kann die wahnhafte Überzeugung von persönlichem Reichtum zu verschwenderischen Ausgaben führen, die bis zum finanziellen Ruin reichen.

Das dritte charakteristische Symptom der manisch-depressiven Erkrankung besteht in einer Veränderung der Wahrnehmung des Patienten hinsichtlich seiner psychischen Energie und körperlichen Gesundheit. In der depressiven Phase der Störung ist das Denken meist langsam und unergiebig, der Patient klagt vielleicht über Müdigkeit und körperliches Unbehagen. Diese Merkmale lassen sich auch bei der Untersuchung beobachten, der Patient erscheint krank und apathisch, mit nachweisbaren Störungen des Konzentrationsvermögens und der Leistungsfähigkeit bei geistigen Aufgaben. Bei den schwereren Formen sind alle einzelnen Aspekte der psychischen und der körperlichen Aktivität des Patienten verlangsamt. Er zeigt eine erhebliche psychomotorische Hemmung, antwortet langsam oder gar nicht und weist einen steifen, abgehackten Gang auf, wobei der Gesichtsausdruck an Parkinsonismus erinnern kann. Als schwerste Erscheinungsform dieser Veränderungen kann ein stuporöser Zustand bestehen, bei dem der Patient bettlägerig, inkontinent und mutistisch wird. Er ist dann unfähig zu essen oder für sich zu sorgen und befindet sich in Lebensgefahr, wenn keine zutreffende Diagnose gestellt und keine geeignete Behandlung eingeleitet wird.

Im manischen Zustand dagegen wird ein Patient seine Gedanken vielleicht als mühelos und flüssig empfinden und den Körper als gesund und voller Energie. Wenn der Zustand sich zuspitzt, wird der Patient zunehmend aktiver, bis sein Verhalten eine unkontrollierbare, getriebene Qualität erhält und die Gedanken so schnell und in chaotischer Weise auf jede Ablenkung reagieren, daß ein geordnetes, zielgerichtetes Denken unmöglich wird.

Diese zentrale Symptomgruppierung wird oft von einer ganzen Reihe von Beschwerden begleitet, die mit der Affektivität in Beziehung stehen. Zum Beispiel ändern sich in der Erkrankung die motivierten Verhaltensweisen. Dies geschieht üblicherweise in eine Richtung, die in Übereinstimmung mit der Gestimmtheit, dem Selbstwertgefühl und dem Energieniveau steht. In der depressiven Phase hat der Patient normalerweise wenig Appetit, er verliert an Gewicht, schläft schlecht und bringt kein Interesse für Sexualität auf. Der gleiche Patient kann dagegen in der manischen Attacke mit Begeisterung essen und trinken, er schläft wenig, erwacht jedoch erfrischt und fühlt in sich einen solchen Überfluß an sexueller Energie, daß sowohl die familiären Beziehungen als auch sein soziales Ansehen in Gefahr geraten. Die Patienten zeigen oft auch Tagesschwankungen hinsichtlich der Stimmung und des Vitalitätsgefühls. Klassischerweise ist der Morgen für Patienten in einer depressiven Phase der Störung die schlimmste Zeit des Tages.

Die Patienten können, ähnlich wie bei anderen Zuständen, für die das Krankheitskonzept geeignet erscheint, Halluzinationen und manifeste Denkstörungen bieten. Die Halluzinationen (normalerweise in akustischer oder optischer Form) haben fast immer Themen zum Inhalt, die im Hinblick auf die Stimmungsänderung verständlich erscheinen. Manische Patienten können z. B. die Stimme Gottes hören, der ihre Handlungen lobt, während depressive Patienten vielleicht unangenehme Szenen sehen, in denen ihre Verwandten gequält werden. Eine Denkstörung kommt bei Patienten in der depressiven Phase der Erkrankung selten vor, doch ist sie in der Manie nicht ungewöhnlich, z. B. Rededrang, Neigung zu Reimen oder Wortspielen und einem schnellen Wechsel der Themen, der gelegentlich bis zu einer aufgelockerten oder gar inkohärenten Sprache führt [142].

Der Verlauf der manisch-depressiven Erkrankung kann episodisch, periodisch oder zyklisch sein. Einige wenige Patienten haben nur eine einzige Krankheitsepisode in ihrem Leben (meist eine Depression), während andere wiederholte Phasen von Depressionen bzw. Manien und Depressionen haben, oder nur manische Phasen, was jedoch am seltensten der Fall ist. Die Episoden treten meistens unvorhergesehen auf, obwohl psychische und körperliche Belastungen zur Auslösung führen können. Bei Frauen mit dieser Erkrankung bedeutet das Wochenbett eine besondere Risikozeit. Die Krankheit kann auch in periodischer Form auftreten, wobei die Patienten üblicherweise im Herbst oder Frühjahr krank werden. Der Grund für die saisonalen Unterschiede ist unbekannt, doch mag er mit biologischen Rhythmen zusammenhängen, die in längeren Zeiträumen oszillieren, ähnlich wie man es bei einigen Tieren mit Winterschlaf gefunden hat. Bei einer kleinen Zahl von Patienten schließlich nimmt die Störung einen zyklischen Verlauf. Dabei wechseln Attacken von Manie und Depression regelmäßig ab. Manchmal kommt es in solchen Fällen auch zu einem regelmäßigen, vorhersagbaren Umschlag von der Manie in die Depresion und wieder zurück in einem festen 48-Stunden-Rhythmus [16]. Das Auftreten solcher regelmäßiger Zyklen stützt die Auffassung, daß biologische ätiologische Faktoren und Mechanismen dieser Erkrankung zugrundeliegen.

Mögliche Mechanismen und Ätiologien des manisch-depressiven Syndromes: Der Prozeß der Validierung

Die Annahme, daß die manisch-depressive Störung eine Krankheit ist, stellt hinsichtlich all der Aspekte, die in Kapitel 1 erörtert wurden, ein Konstrukt dar. Sie geht mit der Voraussetzung einher, daß eines Tages einige bis jetzt unbekannte pathologische Mechanismen und Ätiologien gefunden werden, mit denen das gleichförmige Muster von Symptomen und damit zusammenhängenden Verlaufsmerkmalen, aus denen das klinische Syndrom besteht, erklärt werden kann. Wenn solche Entdeckungen auftauchen, so wird dadurch das Konstrukt validiert, die therapeutischen und prognostischen Möglichkeiten vergrößern sich. Die manisch-depressive Störung läßt sich dann ebenso wie die Demenz, das Delir, das Korsakow-Syndrom und die Aphasie als eine gesicherte klinische Krankheitseinheit auffassen.

Die bislang vorliegenden Daten, auf denen die Validierung für das Konstrukt der manisch-depressiven Erkrankung beruht, sind trotz ihres indirekten und fragmentarischen Charakters gewichtig genug, um unser Vertrauen in die Eignung des Krankheitsmodelles zu rechtfertigen. Ein sehr wichtiger Hinweis liegt in dem Befund, daß die typische Symptomgruppierung und sogar der bipolare Verlauf der manisch-depressiven Erkrankung auch bei anderen Störungen mit bekannter Gehirnpathologie vorkommen können. Zum Beispiel weisen manche Patienten mit der Huntingtonschen Erkrankung als erste Auffälligkeit eine Depression oder Manie auf [39], auch können Depressionen, die von den spontan entstehenden Formen der manisch-depressiven Erkrankung nicht unterscheidbar sind, im Verlauf des Cushing-Syndromes und des Hypothyreoidismus vorkommen [92]. Diese Beobachtungen bedeuten, daß ein affektives Syndrom in ähnlicher Weise wie die Demenz und das Delir zumindest eine potentielle Reaktionsweise des geschädigten Gehirnes darstellt, obwohl für die spontan entstandenen Formen der manisch-depressiven Erkrankung noch unbekannt ist, welches die notwendigen und die ausreichenden Bedingungen für ihr Entstehen sind. Wir können die manisch-depressiven Syndrome, die im Zusammenhang mit einer bekannten Pathologie auftreten, als symptomatisch bezeichnen und ihnen die idiopathischen Störungen gegenüberstellen. Dieser Gedankengang entspricht demjenigen bei der Epilepsie, wo wir unterscheiden zwischen Anfällen, die symptomatisch für irgendeine Hirnkrankheit sind, und der idiopathischen Epilepsie, bei der die genetischen Faktoren eine wichtige Rolle spielen.

Die gegenwärtigen Forschungen über die pathologischen Mechanismen bei der manisch-depressiven Erkrankung konzentrieren sich auf die Rolle der zerebralen Neurotransmitter. Diese Forschung nahm ihren Anfang in den 50er Jahren und ging von der klinischen Beobachtung aus, daß Reserpin, ein Medikament zur Behandlung des Hochdruckes, ein klassisches depressives Syndrom erzeugen kann [107]. In der Folge zeigten Tierversuche, daß Reserpin die im Gehirn gelegenen Speicher der Neurotransmitter Serotonin, Noradrenalin und Dopamin entleert. Danach wurde empirisch gezeigt, daß die Monoaminoxidase-Hemmer und trizyklische Substanzen nicht nur das depressive Syndrom beheben konnten, sondern auch die Gehirnkonzentrationen gerade derjenigen Neurotransmitter erhöhten, die durch Reserpin entspeichert wurden [114]. Wenn eine Verminderung bzw. ein Anstieg der biogenen Amine im Gehirn eine Depression bzw. ihren Rückgang erzeugte, so stellte sich die Frage, ob nicht darin die Mechanismen zu sehen sind, vermittels derer eine genetische oder eine andere Ätiologie die spontan entstehende Störung bewirkt.

Es wird tatsächlich angenommen, daß genetische Faktoren bei der manisch-depressiven Erkrankung eine ätiologische Rolle spielen. So konnte Kallmann 1953 zeigen, daß bei Patienten, die wegen manisch-depressiver Erkrankung hospitalisiert sind, ein erhöhtes Risiko für eine manisch-depressive Erkrankung innerhalb der Verwandtschaft besteht [68]. Er fand einen Wert von 16,7% bei Halbgeschwistern, von 22,7% bei Vollgeschwistern, von 25,5% bei dizygoten oder nichtidentischen Zwillingen (wie bei Vollgeschwistern) und von 100% bei monozygoten oder identischen Zwillingen. Obwohl in späteren Studien mit unterschiedlichen diagnostischen Verfahren und Techniken der Gruppengewinnung in mancher Hinsicht abweichende Ergebnisse gefunden wurden (z. B. höhere Risiken für Vollgeschwister und eine geringere Konkordanz bei monozygoten Zwillingen), so besteht heute doch allgemeine Übereinstimmung, daß ein genetischer und damit biologischer Faktor in der Pathogenese von vielen Fällen der bipolaren manisch-depressiven Erkrankung beteiligt ist.

Nun könnte argumentiert werden, es seien eher umweltbedingte als genetische Ursachen für die Ergebnisse aus diesen Familienstudien verantwortlich, etwa weil die zunehmende Ähnlichkeit der Erziehungseinflüsse beim Vergleich der dizygoten mit den monozygoten Zwillingen und der Halbgeschwister mit den Vollgeschwistern für die größere Konkordanz verantwortlich ist. Man hat aber in manchen Stammbäumen der manisch-depressiven Erkrankung eine ganz klare genetische Übertragung nachweisen können, wobei das affektive Syndrom eng mit einem bekannten genetischen Marker (Farbenblindheit) auf dem kurzen Schenkel des X-Chromosoms verknüpft ist [142]. Auch dieses Ergebnis legt nahe, daß die spontan entstehende manisch-depressive Erkrankung Ausdruck einer gestörten biologischen Verfassung sein kann, für die das Krankheitskonzept ein geeignetes konzeptuelles Modell bietet.

Es gibt weitere Beobachtungen, die eine biologische Ätiologie für die manisch-depressive Erkrankung nahelegen. Hierzu gehört der Befund, daß ein Mißbrauch von Phencyclidin einen typischen manischen Zustand erzeugen kann [123] und daß die antidepressive Behandlung eines depressiven Patienten eine Manie auslösen kann [17]. Auch wenn wir die pathologischen Krankheitseinheiten und Ätiologien, die für die meisten Fälle der manisch-depressiven Erkrankung verantwortlich sind, noch nicht kennen, so scheint doch der beste Weg der Integration der Befunde bei symptomatischen Erkrankungen, Neurotransmitterstudien, genetischen und anderen Forschungen darin zu liegen, einem schrittweisen Denkprozeß gemäß dem Krankheitsmodell zu folgen. Das hieße dann, daß die Erforschung dieser Zustandsbilder allmählich dazu führt, eine konjunktive Kategorie herauszukristallisieren, die als eine Störung der für die Affektivität verantwortlichen Mechanismen des Gehirnes angesehen werden kann. Diese affektiven Mechanismen werden gegenwärtig erforscht und können möglicherweise das strukturelle Substrat offenlegen, mit dem die konjunktive Kategorie erhärtet und bestätigt wird.

Zusammengefaßt besteht das pathognomonische Merkmal des manisch-depressiven Syndromes in einer Regulationsstörung im affektiven Bereich des psychischen Leben. Dies führt zu einer ungesteuerten Dominanz der Affektivität über die gesamte psychische Aktivität. Die Auffassung dieses Syndromes als Krankheit wäre validiert, wenn wir über eine Pathophysiologie der Affektivität verfügen würden. Solch ein validierender Fortschritt in der Neurobiologie könnte auch die Erklärung dafür liefern, wie das Syndrom entsteht, wie es von anderen affektiven Reaktionen, wie z.B. der Trauer, zu unterscheiden ist und wie es durch symptomatische Behandlungsmethoden beeinflußt werden kann.

Kapitel 8

Das schizophrene Syndrom

Es bereitet den Psychiatern große Schwierigkeiten, sich auf eine Definition der Schizophrenie zu einigen. Dies liegt nicht daran, daß ihre Merkmale aus psychischen Veränderungen bestehen, für die keine definierte und isoliert beobachtbare pathologische Grundlage vorhanden ist, denn dies trifft auch auf die manisch-depressive Störung zu. Wichtiger ist, daß es für die Schizophrenie kein einheitliches psychologisches Merkmal gibt, welches sowohl als grundlegend für den Zustand wie auch als wegweisend bei seiner Erkennung anzusehen wäre. Auf der klinischen Ebene fehlt ein klarer Bezugspunkt zur Validierung der Störung als Konstrukt. Die Diagnose einer Demenz kann nicht ohne ein Nachlassen der Intelligenz gestellt werden, die eines Delirs nicht ohne Veränderung des Bewußtseins und die einer manisch-depressiven Erkrankung nicht ohne eine Veränderung der Affektivität. Bei der Schizophrenie besitzen wir kein derart zentrales Charakteristikum. Es handelt sich um eine sehr umfangreiche disjunktive Kategorie. Dies führt dazu, daß nicht alle Autoren, die über das Thema Schizophrenie schreiben, den gleichen Typus von Patienten und nicht einmal den gleichen Zustand vor Augen haben. Die Diskussion der Schizophrenie muß mit einer ausführlichen klinischen Beschreibung beginnen, die gegenwärtig noch die einzige uns zur Verfügung stehende Form der Definition ist.

Unsere Definition würde die Schizophrenie als ein klinisches Syndrom beschreiben, das sich von anderen durch seine Symptome und seine natürliche Entwicklung unterscheidet. Sein Verlauf ist nicht gleichförmig. Die Schizophrenie kann schleichend beginnen und langsam, aber unerbittlich voranschreiten. Sie kann aber auch plötzlich beginnen und mit Exazerbationen und Remissionen verlaufen. Die dramatischsten Merkmale entstehen während der aktiven Phase der Störung und treten uns in der Form von Halluzinationen und Wahnphänomenen entgegen. Eigenartige Denkweisen, seltsame Disharmonien der Stimmung und ein Verlust der psychischen

Energie in den unterschiedlichsten Ausprägungsgraden können sich allmählich oder akut entwickeln. Alle diese Zeichen und Symptome können nach einer Exazerbation andauern, um sich bei den jeweils folgenden zu verschlechtern. Häufig wird im Rahmen dieser Störung die Persönlichkeit des Patienten kühl und unberechenbar. Dies kann dazu führen, daß die feinere Sensibilität und die Fähigkeit zu herzlichen Gefühlsregungen verloren gehen. Insgesamt bedeutet dies für das psychische Leben und das Verhalten eine verheerende Störung, die in aller Regel keinen Hinweis auf eine eindeutige Hirnerkrankung bietet und bei der eine primäre Veränderung der Stimmung und des Selbstwertgefühles fehlt.

Die Schizophrenie beginnt üblicherweise in der späteren Adoleszenz und im jungen Erwachsenenalter, obwohl auch ein Auftreten nach dem 60. Lebensjahr vorkommen kann. In etlichen Fällen führt die Krankheit zu einer Verödung der Persönlichkeit, so daß die Patienten selbst dann, wenn Wahnphänomene, Halluzinationen und Denkstörungen abgeklungen sind, im intellektuellen und emotionalen Bereich häufig beeinträchtigt bleiben. Es besteht eine gewisse Armut des Denkens, die Interessen sind eingeschränkt, und es wird ein von Familie und Freunden isoliertes Leben geführt. Eine solche Entwicklung ist allerdings nicht unvermeidlich, denn auch schon vor der Entdeckung der neuroleptischen Behandlung wurden in etwa 10 bis 20% der Fälle Remissionen berichtet, ein Wert, der durch wirksame Behandlungsmaßnahmen und soziale Rehabilitationsprogramme vielleicht noch verbessert werden kann.

Von keinem der Zeichen und Symptome, die am Beginn einer schizophrenen Erkrankung stehen, kann man zuverlässig sagen, daß sie charakteristisch für die Störung sind. Emotionale Unstetigkeit, Unsicherheit und Ratlosigkeit können bei vielen Zuständen auftreten, so daß die Diagnose einer Schizophrenie nicht allein darauf gegründet werden kann. Es gibt allerdings, wie Kurt Schneider hervorgehoben hat, eine Anzahl von psychischen Veränderungen, die häufiger bei der Schizophrenie als bei anderen Störungen gefunden werden. Diese lassen sich sinnvollerweise in abnorme psychische Erlebnisse und in Abnormitäten des Ausdruckes einteilen, in Erlebnis- und Ausdruckssymptome [115]. Die abnormen psychischen Erlebnisse, die Kurt Schneider als „Symptome 1. Ranges“ bezeichnet hat, eignen sich besser zum Nachweis der Erkrankung, weil sie reliabler erfaßt werden können und weniger von den subjektiven Interpretationen des Beobachters abhängen als die abnormen Ausdrucksweisen.

Abnorme psychische Erlebnisse bei der Schizophrenie

Die eindrucksvollsten psychischen Erlebnisse bei der Schizophrenie sind Halluzinationen und Wahnphänomene. Man muß sich jedoch vor Augen führen, daß diese Symptome auch beim Delir, bei der Demenz und bei der manisch-depressiven Erkrankung vorkommen. Am häufigsten treten akustische Halluzinationen auf, doch können Halluzinationen auf jedem Sinnesgebiet entstehen. Beim Fehlen einer affektiven Störung oder einer klaren Hirnkrankheit sind bestimmte Formen akustischer Halluzinationen fast gleichbedeutend mit der Diagnose der Schizophrenie. Höchst typisch ist z. B. das Erleben von Halluzinationen, bei denen ein Patient Stimmen in Rede und Gegenrede hört (oft auf ihn in der dritten Person bezogen), oder Stimmen, die jede seiner Handlungen kommentieren, schließlich Stimmen, die seine Gedanken wiederholen (Gedankenlautwerden, Gedankenecho).

Die Wahnphänomene können bei der Schizophrenie als vage, ängstliche Interpretationen oder Anmutungen beginnen und sich dann zu unkorrigierbaren Überzeugungen entwickeln, die festgefügt und dauerhaft sind. Ein plötzlich auftretender Wahn, der nicht durch Halluzinationen oder frühere Wahnphänomene vorbereitet ist und nicht deutlich mit der Stimmung des Patienten in Verbindung steht, wird als primärer oder autochthoner Wahn bezeichnet und legt den Verdacht auf Schizophrenie nahe.

Viele andere charakteristische schizophrene Erlebnisse tragen wahnhaften Charakter, doch werden sie wegen bestimmter individueller Merkmale gesondert benannt. Bei den körperlichen Beeinflussungserlebnissen schreibt der Patient seine körperlichen Empfindungen einer äußeren Instanz zu. Das Erlebnis kann von einem erkennbaren körperlichen Vorgang oder von einer Halluzination ausgehen. Ein Patient von Mellor hatte sein rechtes Knie bei einem Sturz verletzt, berichtete jedoch darüber: „Die Sonnenstrahlen werden von einem Sateliten der US-Armee in einem intensiven Bündel gelenkt, das ich ganz deutlich spüren kann, wie es in mein Knie eintritt und sich dann nach außen richtet. Dadurch wird der Schmerz verursacht“ [89]. Bei all diesen Phänomenen ist der Patient den Erlebnissen gegen seinen Willen unterworfen. Sie erscheinen ihm vollständig real und setzen ihn in Erschrecken oder Verwunderung. Die Unerklärlichkeit dieser Phänomene stellt ein Indiz dafür dar, daß sie Symptome einer Krankheit sind.

Gestörte Ausdrucksphänomene bei der Schizophrenie

Im Unterschied zu diesen abnormen Erlebnisweisen stehen die Störungen im Ausdruck des Patienten. Zu diesen Veränderungen, die allerdings auch bei anderen Störungen vorkommen können und bei vielen schizophrenen Patienten fehlen, gehört eine Beeinträchtigung des Denkens, bei der es zu Umständlichkeit und einer mangelhaften Verbindung zwischen den einzelnen Ideen kommt. Der Name für diese Erscheinung – formale Denkstörung – weist eher auf eine Beeinträchtigung der formalen als der inhaltlichen

Ebene des Denkens hin. Bei dieser Denkstörung ist vor allem die Beziehung der Gedanken zueinander abnorm, weniger das Zutreffen oder die Fehlerhaftigkeit eines bestimmten Gedankens. Ein Beispiel für dieses Phänomen geben Slater und Roth, deren Patient in einer Passage, die an die Sprache bei motorischer Aphasie erinnert, folgendes schrieb:

> „Es ist vielleicht eine Tragödie, ich finde praktisch alle fremden Lebewesen hätten dieses Wissen, und vielleicht zumindest einige von unserer eigenen Nationalität wie ich selbst hatten es nicht, selbst meine Freunde, Kameraden, die wußten, was die staatlichen Instanzen gewesen waren, von denen ich denke, daß sie es als STs akzeptieren werden – in allen Aspekten, die bedeutend sind für die Erwägung, es zu versuchen und es hervorzurufen, so wie es bei mir oft der Fall war, konstanter Körper, Kopf, eine so große und starke Aktivierung und Abstand, Stimme, Gesicht und Körpersperre" [121]

Formale Denkstörungen und andere abnorme Ausdrucksphänomene stellen Beeinträchtigungen dar, die sich besser in dimensionalen als in kategorialen Begriffen beschreiben lassen. Eine Halluzination liegt bei einem Patienten entweder vor oder nicht (eine kategoriale Unterscheidung). Der Ausdruck ihrer Gedanken kann sich dagegen entlang eines Kontinuums von logischen und zielgerichteten zu irrelevanten und unzusammenhängenden Formen erstrecken. Die Schwierigkeit, eine formale Denkstörung zu erkennen, tritt nicht an den Extrempunkten dieser Dimension auf, sondern in der Mitte, wo die Schwelle des einen Untersuchers für Vagheit und Unbestimmtheit von der eines anderen abweichen kann und wo die Auswirkungen kultureller Einflüsse und der Sprachgewandtheit schwer einzuschätzen sind. Beeinträchtigte oder abnorme Ausdrucksphänomene lassen sich weniger zuverlässig beurteilen als abnorme psychische Erlebnisse [10]. Deshalb sollte man letzteren, die entweder als vorhanden oder nicht vorhanden registriert werden können und über die man die Patienten explorieren kann, beim diagnostischen Prozeß ein stärkeres Gewicht geben.

Häufig liegt auch eine Beeinträchtigung im emotionalen Ausdrucksverhalten des Patienten vor. Am Beginn der Erkrankung erscheint er vielleicht uneinfühlbar wütend, ratlos oder ekstatisch. Manchmal ist der Patient nicht in der Lage, sich über die Herkunft dieser Erscheinungen Rechenschaft abzulegen, obwohl sich durch Befragen oft herausfinden läßt, daß diese Gefühle auf Wahnphänomene oder Halluzinationen zurückgehen. Sein emotionaler Zustand kann auch im Widerspruch zu den von ihm geäußerten Gedanken stehen, etwa wenn er lacht, während er mitteilt, daß er sich miserabel und ängstlich fühlt. Schließlich kann es, vor allem nach Abklingen der akuten Symptome, vorkommen, daß der Patient irgendwie kühl und distanziert erscheint, ohne daß eine Beziehung zu den Umständen besteht, in denen er sich befindet. Diese Beeinträchtigungen des emotionalen Ausdruckes können zu den störendsten Symptomen werden und selbst bei nur milder Ausprägung zu einer erheblichen Irritation und Belastung der Familie führen.

Andere abnorme Ausdrucksphänomene, die gelegentlich bei der Schizophrenie vorkommen, sind die katatonen Symptome, wie man bestimmte Beeinträchtigungen der Aktivität, der Haltung und der Motilität bezeichnet. (Erneut muß darauf hingewiesen werden, daß solche Symptome auch bei affektiven Störungen und eindeutigen Hirnerkrankungen vorkommen.) Die Gestik kann steif, zähflüssig und manieriert erscheinen, die Bewegungen repetitiv oder unvollständig, die Körperhaltungen sind manchmal unnatürlich und werden über lange Zeit beibehalten. Einige Patienten grimassieren oder sprechen mit absonderlicher Betonung, andere bieten Echolalie (unfreiwillige Wiederholung von Worten, die dem Patienten gesagt werden) oder Echopraxie (unfreiwillige Wiederholung von Gesten, die vor dem Patienten ausgeführt werden), wieder andere werden stumm (mutistisch) und reglos (stuporös).

Während der aktiven Phase der Schizophrenie sind die abnormen psychischen Erlebnisse, die formalen Denkstörungen und die katatonen Symptome in der Regel sehr stark ausgeprägt, während in der chronischen Phase die Beeinträchtigungen in den emotionalen Ausdrucksweisen stärker hervortreten. Obwohl Patienten manchmal den Eindruck machen, als ob keine Residualsymptome bestehen, so glauben einige Psychiater dennoch, daß eine sorgfältige Untersuchung zumindest milde Beeinträchtigungen des Denkens und der emotionalen Reagibilität zutage fördern kann. Dies ist ein strittiger Punkt, der erneut die Schwierigkeit unterstreicht, zuverlässig sämtliche Symptome der Schizophrenie zu erfassen.

Die Klassifikation der Schizophrenie

Als Emil Kraepelin Ende des 19. Jahrhunderts sein Konzept der Dementia praecox prägte, integrierte er frühere Beschreibungen separater Einheiten, etwa die Katatonie von Kahlbaum, die Hebephrenie von Hecker und die paranoide Psychose oder Monomanie von Snell. Trotz der unterschiedlichen symptomatologischen Merkmale gruppierte Kraepelin sie zusammen mit der Dementia simplex unter eine gemeinsame Überschrift, weil sie im Gegensatz zum episodischen, remittierenden Verlauf der manisch-depressiven Erkrankung alle einen chronischen, defektuösen Verlauf nahmen. Die klassischen Subtypen der Schizophrenie wurden durch ihre vorherrschenden Symptome unterschieden: Bei der katatonen Form die psychomotorischen Veränderungen, bei der hebephrenen Form die Denkstörungen und Disharmonien in der Stimmung, bei der paranoiden Form die Wahnphänomene und bei der einfachen oder Simplex-Form der Verlust der affektiven Reagibilität und die Beeinträchtigung von Wille und Antrieb.

Am Beginn der Erkrankung zeigen viele Patienten klinische Bilder, auf die diese klassischen Beschreibungen passen, doch entwickelt sich dann bei den meisten eine solche Vielfalt von Symptomen, daß die Zuweisung zur einen oder anderen Gruppe nicht mehr eindeutig möglich ist. Diese Tatsache hat zu anderen Versuchen geführt, die schizophrenen Erkrankungen auf der Basis der Ätiologie und des Ausganges einzuteilen (z. B. Prozeß-Schizophrenie versus reaktive Schizophrenie, oder Schizophrenie versus schizophreniforme Zustände). Keiner dieser Versuche hat sich als hinreichend überzeugend erwiesen. Im Grunde bleibt es immer bei dem, was Eugen Bleuler als Gruppe der Schizophrenien bezeichnet hat. Solange wir keine biologischen, sondern nur psychologische Marker für die Untergruppen besitzen, wird es kaum möglich sein, eine Klassifikation der Typen der Schizophrenie zu entwickeln, die gleichermaßen reliabel wie klinisch brauchbar ist.

Das gemeinsame, grundlegende Merkmal der Symptome der Schizophrenie besteht darin, daß es psychische Gegebenheiten sind, bei denen aus ihrer Form keine solche Ursache-Wirkungs-Beziehung abgeleitet werden kann, wie sie die normalen psychologischen Erfahrungen kennzeichnet. Das bedeutet, unsere Patienten bieten Wahrnehmungen ohne entsprechende Reize (Halluzinationen), Überzeugungen ohne eine sinnvolle Begründung (Wahnphänomene), Denken ohne logische Verknüpfungen (formale Denkstörungen), Emotionen ohne Anlässe sowie Anlässe ohne Emotionen (Abspaltung der affektiven Regungen von den Inhalten des Denkens).

Die speziellen psychischen Erlebnisse, die Kurt Schneider Symptome 1. Ranges genannt hat, gehören zu den Phänomenen, bei denen keine Ursache-Wirkungs-Beziehung zu erkennen ist. So ist es unmöglich, eine solche Verknüpfung in den Erlebnissen des Patienten zu erblicken, der Stimmen hört, die seine Handlungen kommentieren, oder der glaubt, daß seine Gedanken in der Welt verbreitet werden. Auch Symptome und Zeichen, die von anderen Psychiatern als typisch schizophren angesehen wurden, weisen diesen offensichtlichen Mangel an sinnvoller Verknüpfung auf, etwa was Bleuler als Denkstörungen oder Cameron als overinclusiveness bezeichnen.

Solche Erlebnisse werden jedoch nur dann schizophren genannt, wenn der Patient weder Zeichen einer primären Veränderung der Affektivität noch einer klaren Hirnkrankheit bietet. Sobald Hinweise dafür vorhanden sind, sollten die Symptome stets der manisch-depressiven Erkrankung, dem Delir oder der Demenz zugeordnet werden. Schizophrene Symptome sind psychologische Gegebenheiten ohne vorhandene Erklärung, dabei ist *ohne* das entscheidende Wort. Es ist allerdings einzuräumen, daß die Bewertung eines Symptomes als schizophren eine Auffassungssache ist, die auf Exklusion und nicht auf positiven Beweisen beruht.

Kann man ein Symptom nur dann schizophren nennen, wenn dafür keine Erklärungsmöglichkeit besteht, so liegt die Hauptaufgabe des Untersuchers natürlich in der Vergewisserung, daß es sich nicht auf eine andere Störung zurückführen läßt. Da alle abnormen Ausdrucks- und Erlebnissymptome, die oben beschrieben wurden, auch bei der manisch-depressiven Erkrankung, beim Delir und bei der Demenz ebenso wie bei der Schizophrenie vorkommen können, müssen diese Erkrankungen sorgfältig ausgeschlossen werden. Darüber hinaus müssen, weil bei disponierten Personen Störungen der Ausdrucksphänomene durch Streßbedingungen auftreten können, die Patienten und deren Lebenssituation auch unter diesem Blickwinkel betrachtet werden, bevor man zuverlässig feststellen kann, daß ein Symptom nicht erklärbar ist. Zum Beispiel kann bei einem ängstlichen und besorgten Menschen eine Auflockerung des Denkens auftreten, ein von Natur aus schon zurückhaltender Mensch kann distanziert oder kühl erscheinen, eine Person mit abweichendem kulturellem Hintergrund wird ihre Emotionen vielleicht in einer ungewohnten Weise ausdrücken. Es muß also eine sorgfältige Einschätzung der Persönlichkeit des Patienten und seiner Lebensumstände erfolgen, bevor man von einem Symptom sagt, es sei schizophren.

Durch diese Überlegungen wird deutlich, daß die Diagnose der Schizophrenie nur wenig zum Verständnis der Erkrankung des Patienten beiträgt. Sie zeigt lediglich an, daß er unter einer „Verrücktheit" leidet, die als Restkategorie übrigbleibt, nachdem andere Störungen ausgeschlossen wurden. Es gehört zu den frappierendsten Erfahrungen in der Psychiatrie, daß ein Zustand, der eigentlich nur das Eingeständnis von Unwissen bedeutet, so häufig diagnostiziert wird, vor allem in unklaren Situationen.

Die Psychiater täten gut daran, die Diagnose der Schizophrenie so selten wie möglich zu stellen. Es besteht nicht nur die Gefahr, andere Zustände mit unterschiedlichen Prognosen und Behandlungsmöglichkeiten zu übersehen, sondern auch das Risiko, daß beim Stellen einer Diagnose, die auf Exklusion beruht, andere Dinge zu leicht ausgeschlossen werden. Das Ziel des Diagnostikers muß darin bestehen, nach Möglichkeit eine positive Erklärung für die Symptome des Patienten durch zugrundeliegende Störungen oder Reaktionen zu finden. Dies erfordert eine sorgfältige Anamnese, die wiederholte Erhebung des psychischen Befundes und die Bereitschaft, eine ganze Reihe von diagnostischen Formulierungen zu erwägen sowie verschiedene Behandlungsmethoden zu erproben.

Mögliche Mechanismen und Ätiologien des schizophrenen Syndromes: Der Prozeß der Validierung

Die Definition der Schizophrenie beruht gänzlich auf einer Beschreibung der klinischen Merkmale und des Verlaufes sowie auf dem Ausschluß anderer Zustände, bei denen einige dieser Merkmale ebenfalls vorkommen können. Wir wissen zuwenig über einen pathophysiologischen Mechanismus oder ein ätiologisches Agens, um daraus einen Bestandteil der Definition zu gewinnen. Wir können auch kein klinisches Charakteristikum erkennen, aus dem sich alle vorkommenden Merkmale ableiten lassen. Wenn wir das Krankheitskonzept anwenden, unterstellen wir, daß die Schizophrenie eine auf somatischen Mechanismen und Ursachen beruhende klinische Entität darstellt, die es noch aufzudecken gilt. Was läßt uns hoffen, daß diese Auffassung berechtigt sein könnte? Wie bei der manisch-depressiven Erkrankung besitzen wir nur indirekte Hinweise, doch deuten diese offenbar in die zutreffende Richtung.

Erstens fällt auf, daß die besonders charakteristischen klinischen Phänomene der Schizophrenie sowie bestimmte Verlaufsaspekte sich auch als symptomatische Folgen bekannter Hirnkrankheiten beobachten lassen. Davison u. Bagley haben in einem ausführlichen Überblick die Zustände zusammengestellt, die bei Patienten ohne eine generelle Disposition zur Schizophrenie ein schizophrenieähnliches Bild hervorrufen können. Diese Zustände reichen von der Epilepsie bis zur Enzephalitis und vom Morbus Wilson bis zum Hirntrauma [28]. Darüber hinaus scheint es so zu sein, daß nicht eine allgemeine Hirnschädigung, sondern vor allem Läsionen in den Temporallappen und im Zwischenhirn mit der symptomatischen Schizophrenie einhergehen.

Seit vielen Jahren sind bei Patienten mit idiopathischen Schizophrenien neuropathologische Veränderungen beschrieben worden. Meist handelte es sich allerdings um postmortale oder pneumenzephalographische Befunde, die häufig als Artefakte kritisiert wurden. Die Entwicklung von reliableren Diagnoseverfahren für die Schizophrenie und die Einführung der axialen Computertomographie in den späten 70er Jahren haben viele dieser Mängel ausgeglichen. Die Arbeiten von Johnstone und Kollegen in England sowie von Weinberger und Mitarbeitern in den Vereinigten Staaten haben bei chronisch schizophrenen Patienten Erweiterungen der Ventrikel und der Hirnwindungen gezeigt, die vom Alter, der Erkrankungsdauer, der Gesamtdosis der neuroleptischen Medikation und der Hospitalisierungsdauer unabhängig zu sein scheinen [99]. Obwohl diese Ergebnisse möglicherweise unspezifisch sind, da sie auch bei der Alzheimerschen Erkrankung häufig vorkommen und bei Patienten mit manisch-depressiver Erkrankung ebenfalls gefunden werden, so legen sie doch nahe, daß es einen legitimen Denkansatz zur Erklärung der Schizophrenie bedeutet, wenn man einen Weg vom klinischen Syndrom zur pathologischen Krankheitseinheit einschlägt.

Die Ergebnisse aus dem Arbeitsbereich der Psychopharmakologie legen ebenfalls nahe, daß für ein Verständnis der Schizophrenie das Krankheitskonzept geeignet ist. Hier sind, ähnlich wie bei der manisch-depressiven Erkrankung, die zerebralen Neurotransmitter von größtem Interesse. Auch hier wurde die Forschung beflügelt, als man beobachtete, daß eine Substanz einen symptomatischen Zustand hervorruft, welcher der spontan auftretenden Störung sehr ähnelt. Die Einnahme von Amphetaminen, besonders wenn dies chronisch geschieht, kann bei Personen ohne genetische Disposition zur Schizophrenie ein paranoides Syndrom induzieren, das bei klarem Bewußtsein mit Wahnphänomenen und Halluzinationen einhergeht [24]. Noch überraschender ist, daß sich eine Dosis-Wirkungs-Beziehung zeigen ließ, so daß es also eine Korrelation zwischen der abhängigen Variable – einem paranoiden Zustand – und der unabhängigen Variable – der Dosis von Dextroamphetamin – gibt [56]. Die Entdeckungen, daß Amphetamin die Wirkung des an den Synapsen ausgeschütteten Dopamins und Noradrenalins verlängert und daß Substanzen, die bei der Behandlung der Schizophrenie wirksam sind, die Dopamin-Rezeptoren im Gehirn blockieren [4], haben zur Vermutung geführt, daß die Neurotransmitter der biogenen Amine an den pathologischen Mechanismen beteiligt sind. Beispielsweise zeigte sich, daß bei einer Untergruppe der schizophrenen Erkrankungen bestimmte Störungen des Dopamin-Metabolismus, der Dopamin-Rezeptoren oder beider Faktoren gemeinsam den pathologischen Krankheitsmechanismus darstellen könnten [27].

Ebenso wie bei der manisch-depressiven Erkrankung können offenbar auch bei der Schizophrenie genetische Faktoren eine Rolle bei der Verursachung spielen, obwohl bei beiden Syndromen unklar ist, was genau vererbt wird und wie dies geschieht, das heißt, durch welche Mechanismen ein Genotyp zu einem Phaenotyp wird. In der Schizophrenieforschung haben die Familienstudien eine lange Tradition. Wiederholt konnte anhand solcher Studien gezeigt werden, daß ein erhöhtes Risiko für die Störung besteht, je enger die Blutsverwandtschaft zum Probanden ist. Eine zusätzliche Validierung der aus solchen Studien gezogenen Schlüsse ergab sich aus Adoptionsuntersuchungen. In der Pionierarbeit von Heston wurden z. B. zwei Gruppen Adoptierter hinsichtlich ihres psychiatrischen Status verglichen: Erstens solche Kinder schizophrener biologischer Mütter, die in gesunden Adoptivfamilien aufwuchsen, zweitens die Kinder psychiatrisch normaler Mütter, die ebenfalls in gesunden Familien aufgezogen wurden [58]. Die Häufigkeit der späteren Schizophrenie war bei den Kindern der schizophrenen Mütter signifikant höher als in der Kontrollgruppe. Kety und Kollegen haben in Dänemark eine Gesamtpopulation von Erwachsenen untersucht, die legal adoptiert waren. Ihre Ergebnisse bekräftigen die Bedeutung der genetischen Faktoren für die Ätiologie der Schizophrenie [72]. Allerdings stellt die familiäre Häufung nicht das stärkste Argument für das Vorliegen einer genetischen Störung dar. Der Beweis für die Vererblichkeit der Schizophrenie z. B. nach dem Mendelschen Gesetz müßte wohl aus Familienstammbäumen herausgelesen werden. Doch selbst wenn ein solcher Beweis vorläge, müßten wir uns vergegenwärtigen, daß diese heterogene klinische Entität auch ohne eine bekannte genetische Prädisposition entstehen kann.

Es können also bisher noch nicht erforschte Umgebungseinflüsse ebenfalls eine wichtige Rolle bei der Verursachung spielen.

Die Schizophrenie und das Krankheitskonzept

In diesem Kapitel wollten wir zeigen, wie das Krankheitskonzept zur Ordnung der Informationen über eine psychische Störung beitragen kann, die sich bisher lediglich durch ihre Symptome und den Verlauf definieren läßt. Wenn die Diagnose sich auf solche Merkmale stützen muß, dann sollten nur die am zuverlässigsten zu beobachtenden Erscheinungen stärkere Berücksichtigung finden. Sollten wir die Störung einmal besser verstehen. dann mag sich vielleicht herausstellen, daß die bislang am zuverlässigsten zu registrierenden Symptome eine geringere Bedeutung für die Erfassung der Störung besitzen. Bis dahin aber stellen sie das Beste dar, womit wir arbeiten können.

Wir wollten hier keinen enzyklopädischen Überblick über die Schizophrenieforschung bringen. Es sollte allerdings gezeigt werden, daß bei dieser Forschung Annahmen überprüft und bislang auch gestützt wurden, wonach die Schizophrenie auf biologischen Grundlagen beruht. Diese Studien tragen also zur Validierung des Krankheitskonzeptes für die schizophrene Störung bei.

Als Kategorie ist die Schizophrenie disjunktiv. Außer daß es sich hier um eine Art „Verrücktheit" handelt, läßt sich konzeptuell über ihr Wesen kaum etwas sagen. Immerhin tauchen konjunktive Subkategorien auf, z.B. symptomatische Schizophrenie bei Amphetamin-Intoxikation. Mit ihrer Hilfe wird möglicherweise mehr Klarheit über die Mechanismen und Ätiologien in der gesamten Gruppe zu erreichen sein.

Die Ordnung der Informationen durch die Anwendung des Krankheitskonzeptes bringt uns keine Beendigung des Streites über die Natur der Schizophrenie, aber die Auffassung wird gestützt, daß irgendwann eine Erklärung des Zustandes aus der Erforschung hirnpathologischer Veränderungen möglich sein wird.

Die Krankheitsbilder, die in Kapitel 7 und 8 behandelt wurden, sind nicht die einzigen psychiatrischen Störungen, für die das Krankheitskonzept geeignet erscheint. Es gibt Hinweise, daß die Anorexia nervosa, das phobische Angstsyndrom und einige Formen von Zwangskrankheit (alles Zustände ohne nachweisbare Neuropathologie) ebenfalls von diesem Denkansatz her untersucht werden können. Dennoch muß klar sein, daß die Krankheit als Konstrukt nicht für alle psychiatrischen Fragestellungen geeignet ist. Krankheit sollte nicht synonym mit Symptomen wie etwa Schmerz oder Wahnphänomenen gedacht werden, denn diese stellen lediglich Gegebenheiten dar, die durch das Konstrukt zu erklären sind. Der Begriff Krankheit sollte auch nicht benutzt werden, um Emotionen wie Angst oder Frustration zu kennzeichnen, die als Reaktionen eines Subjektes auf belastende Umgebungseinflüsse zu denken sind. Ferner sollte man den Begriff auch nicht wählen, um persönlichen Schwächen wie Ängstlichkeit oder das Bedürfnis nach Aufmerksamkeit zu erklären, die konstitutionelle und entwicklungsbedingte Variablen darstellen. Man sollte das Krankheitskonzept auch nicht vorschnell für Verhaltensweisen wie Delinquenz oder Selbstbeschädigungen einsetzen, also Handlungen von Individuen mit speziellen Intentionen. Gelegentlich wird die Bezeichnung *Krankheit* dafür gewählt, aber man sollte sich über die metaphorische Bedeutung bei dieser Verwendung im klaren sein.

Es ist von großer Bedeutung, das traditionelle Konzept der Krankheit von anderen Modellen der Behinderung eines Menschen zu unterscheiden. Wenn wir von Krankheit sprechen, dann suchen wir die Ursachen in einer gestörten biologischen Verfassung. Dieses Denken stellt zwar in vieler Hinsicht eine erfolgreiche Konvention dar, doch würden wir zahlreiche Patienten kaum verstehen und nur unzureichend behandeln, wenn wir das Krankheitskonzept als die einzige Perspektive psychiatrischer Probleme ansehen würden.

Teil III
Das Konzept der Dimensionen

Kapitel 9

Individuelle Unterschiede als dimensionale Eigenschaften: Die Messung der Intelligenz

Die Perspektive des Krankheitskonzeptes hat uns die Bedeutung der Analyse der Form in der Psychiatrie vor Augen geführt. Eine andere Perspektive der Formanalyse ergibt sich aus dem Konzept der individuellen Unterschiede. Die Menschen unterscheiden sich sowohl in ihren körperlichen wie in ihren psychologischen Merkmalen. Diese Unterschiede können – in ihrer Gesamtheit – als Persönlichkeit oder Temperament bezeichnet werden. Man kann sie jedoch auch als isolierte Eigenschaften, Züge oder Fähigkeiten ansehen. Individuelle Unterschiede stellen das thematische Ausgangsmaterial für literarische Darstellungen und historische Interpretationen dar. Der Versuch ihrer Erklärung hat eine lange Geschichte in den Pseudowissenschaften der Astrologie, der Physiognomie und der Phrenologie [1].

Ein wichtiges Prinzip der modernen Psychiatrie besteht darin, daß man mit der Erklärung psychologischer Unterschiede solange wartet, bis Methoden entwickelt sind, durch die sie identifiziert und gemessen werden können. Diese Auffassung ist entscheidend mit dem Werk von Francis Galton verbunden, dem englischen Polyhistor des 19. Jahrhunderts: „Die üblichen Generalisierungen bedeuten nichts weiter als ein Gemisch aus vagen Erinnerungen an ungenaue Beobachtungen. Das Generalisieren stellt eine leichtfertige Unart dar. Wir brauchen Kataloge von Fakten, von denen jedes für sich allein verifiziert, gemessen und überprüft werden kann, bis man das Ganze dann exakt addiert“ [51].

Galton wandte diesen Grundsatz auf Untersuchungen der individuellen Unterschiede in der Wahrnehmung, der psychischen Vorstellungen und der Wortassoziationen an. „Tatsächlich verdanken wir“, wie Fancher feststellt, „Galton den Gedanken, daß Tests angewandt werden können, um psychologische Unterschiede zwischen Menschen zu messen... Auf diese Weise hob er die wissenschaftliche Erforschung *individueller Unterschiede* auf das Niveau einer bedeutenden psychologischen Disziplin mit weitreichenden sozialen Konsequenzen“ [36].

Wir kämpfen immer noch mit den Aufgaben, die Galton formuliert hat. Zu den schwierigsten Problemen gehören die Meinungsverschiedenheiten über die Eigenschaften, die es zu untersuchen gilt, über die Sensitivität der Methoden, mit denen sie erfaßt werden sollen, und über die Forderung, zweierlei nachzuweisen, nämlich daß die gewählte Methode in ihren Messungen zuverlässig ist (ihre Ergebnisse also replizierbar sind) und daß sie valide ist (also tatsächlich jenen Zug mißt, den sie erfassen möchte).

Zusätzlich zu diesen methodologischen Problemen fanden zwischen den Psychologen theoretische Auseinandersetzungen darüber statt, welche Charakteristika als Forschungsgegenstand geeignet wären (z. B. die Streitigkeiten zwischen den Introspektionisten der Wundtschen Schule und den Behavioristen nach Watson). Gelegentlich wurde der Fortschritt bei der Bestimmung individueller Unterschiede auch durch politische und philosophische Implikationen beeinträchtigt, die mit der Anwendung und dem Mißbrauch der Daten durch die Gesellschaft zusammenhängen.

In diesem Kapitel diskutieren wir das Konzept der individuellen Unterschiede in der Psychiatrie und zeigen diejenigen klinischen Fragestellungen auf, für die es am geeignetsten erscheint. Im Bereich seiner erfolgreichsten Anwendung – der Messung der Intelligenz – werden wir die Beziehungen erörtern, die zwischen den Ergebnissen sowie den angewandten Konstrukten und Methoden bestehen. Ferner wollen wir die Schwierigkeiten bei der Interpretation diskutieren, die sich aus den einzelnen Methoden ergeben. Zusätzlich sollen einige allgemeine Prinzipien verdeutlicht werden, die für die Anwendung ähnlicher Denkansätze bei der Erfassung anderer individueller Merkmale gültig sind.

Die Messung der Intelligenz

Man hat viele Definitionen der Intelligenz vorgeschlagen – z. B. psychische Effektivität, psychische Kapazität oder jene Eigenschaft, die für schulischen Erfolg erforderlich ist; keine hat sich jedoch als vollständig befriedigend erwiesen. Ein Grund für die Mängel der Definitionen liegt darin, daß die Intelligenz kein Objekt, sondern ein Konstrukt darstellt, das zur Beschreibung von Unterschieden zwischen Menschen hinsichtlich ihrer Denkfähigkeit dient. Es kann leichter in einer konkreten Situation eingeschätzt als definiert werden. Viele andere Merkmale, in denen sich Individuen unterscheiden, weisen ebenfalls diese Schwierigkeit bei der Definition auf.

Um die Intelligenz eines Menschen zu überprüfen, können wir ihm verschiedene kognitive Aufgaben stellen, die sämtlich als, wenn auch nicht ganz reine, Beispiele für die Handlungsintelligenz in einer konkreten Situation angesehen werden können. Die Lösungen der Aufgaben lassen sich mit einem Punktwert erfassen. Aus Punktwerten können wir Rückschlüsse auf die Intelligenz des Betreffenden ziehen und sie mit derjenigen anderer Menschen vergleichen. All dies kann geschehen, ohne den Begriff genauer zu definieren. Wenn eine hinreichende Anzahl von Aufgaben geprüft wurde, läßt sich die intellektuelle Kapazität mit wachsender Zuverlässigkeit abschätzen.

Diese Weise, Intelligenz praktisch zu definieren, wird offensichtlich nicht nur von Ärzten oder Psychologen, sondern auch im täglichen Leben angewandt. Wir schätzen die Intelligenz eines Menschen dadurch ein, daß wir Vorgänge wie seinen Gebrauch der Sprache, sein Urteilen, sein Erfassen von Situationen beobachten. Anschließend nennen wir ihn dann in Hinblick auf unsere früheren Erfahrungen mit anderen Menschen klug oder dumm und machen auch Voraussagen über seine künftigen Leistungen. Psychologen, deren Methode grundsätzlich dieselbe ist, erweitern den Blickwinkel ihrer Beurteilung dadurch, daß sie zusätzlich die Lösung verschiedener Arten von Aufgaben fordern, bevor sie ihr Urteil fällen. Sie erhöhen die Genauigkeit ihrer Beobachtungen, indem sie lieber eine punktemäßige Bewertung der Leistungen vornehmen als sich lediglich auf den subjektiven Eindruck zu verlassen.

Der erste erfolgreiche psychologische Intelligenztest, der auf solchen Überlegungen beruhte, wurde Anfang dieses Jahrhunderts von Alfred Binet in Frankreich entwickelt [137]. Der Erziehungsminister berief damals ein Komitee für die Frage, wie geistig behinderte Kinder am besten unterrichtet werden können. Binet war eines der Komiteemitglieder und erkannte, daß keine sinnvolle Entscheidung getroffen werden konnte, solange kein Meßverfahren für die geistigen Fähigkeiten der Kinder vorlag. Zusammen mit seinem Mitarbeiter Theodor Simon entwickelte er ein Verfahren, Gruppen von Kindern im Alter von 3–12 Jahren kognitive Aufgaben mit zunehmendem Schwierigkeitsgrad zu stellen. So fanden sie heraus, welche Aufgaben von den meisten Kindern einer jeden Altersstufe erfolgreich gelöst werden konnten. Mit Kenntnis der Entwicklungsstufen und mit diesen Aufgaben als Kriterien konnten sie die Leistung jedes beliebigen Kindes mit der von anderen Kindern vergleichen und ihm ein „geistiges Alter" zuordnen, also das Alter, in dem Kinder üblicherweise ähnliche Leistungen erbrachten wie das untersuchte Kind. Es stellte dann einen relativ einfachen weiteren, zuerst von William Stern vorgeschlagenen Schritt dar, die Zahl des geistigen Alters (GA) in Beziehung zum chronologischen Alter (CA) zu setzen und diesen Wert mit 100 zu multiplizieren (um Dezimalzahlen zu vermeiden), so daß ein Intelligenzquotient oder IQ entstand. Wenn ein Kind z. B. ein GA von 10 und ein CA von 8 hat, so hat es einen IQ von 125.

Diese Untersuchungsmethoden erfüllten die Forderung nach einem Maß für die intellektuelle Leistungsfähigkeit bei Kindern. Wie ließen sie sich auf Erwachsene anwenden? Die Methode des „geistigen Alters" war offensichtlich ungeeignet, da die intellektuelle Entwicklung sich nur in den frühen Jahren des Lebens gleichmäßig dem Alter entsprechend fortentwikkelt.

Durch den Einsatz einer Kurve der Normalverteilung bei der Auswahl von Items wurde es möglich, geeignete Testverfahren zu entwickeln. Zuerst hat Galton gezeigt, „daß meßbare intellektuelle Charakteristika dazu tendieren, sich in *Verteilungen* aufzugliedern, die identisch mit denen von vererbaren körperlichen Merkmalen sind. Der belgische Statistiker Adolph Quetelet hatte bereits nachgewiesen, daß die Messungen von körperlichen Merkmalen wie Länge und Gewicht zu glockenförmigen *Normalverteilungen* führen, wenn man sie bei einer Vielzahl von Menschen durchführt... Galton zeigte, daß die Normalverteilungen sich auch bei der Messung der intellektuellen Fähigkeiten finden ließen" [36].

Wenn man die einzelnen Testitems so wählt, daß die erhaltenen Punktewerte eine Normalverteilungskurve ergeben, dann kann man die Punktewerte so skalieren, daß der Mittelwert einer Population 100 beträgt, was einem durchschnittlichen IQ von 100 entspricht. Die Standardabweichung (S.D.) verteilt dann die Punktwerte um den Mittelwert nach dem Prinzip der Normalverteilung. So kann ein Erwachsener einen IQ-Wert entsprechend seiner Leistung in einem Standard-Test erhalten. Es wird nicht das Verhältnis von geistigem zu chronologischem Alter benutzt, sondern die Psychologen konnten ähnliche Zahlenwerte für die Tests bei Erwachsenen finden, sobald sie sich mit der Konzeption vertraut machten, daß ein IQ von 100 eine durchschnittliche Leistungsfähigkeit anzeigt. Deshalb sind jetzt die meisten der üblichen Tests auf einen Mittelwert von 100 standardisiert, wobei es nur kleine Unterschiede in der Standardabweichung gibt (Stanford-Binet S.D. = 16, Wechsler-Intelligenz-Test für Erwachsene S.D. = 15).

Als Ergebnis dieser Untersuchungen an Kindern und Erwachsenen erscheint die Intelligenz als eine gleichmäßig graduierte unimodale Variable in der menschlichen Bevölkerung. Trotz aller Bemühungen um standardisierte Normen jedoch hat sich herausgestellt, daß die Verteilung der Punktewerte bei Testung einer Gesamtbevölkerung nicht vollständig symmetrisch ist. Die Zahl der Personen, die zwei Standardabweichungen unter dem Mittelwert liegen, ist etwas größer als die Zahl derjenigen über diesem Wert, ein Ergebnis, auf das wir noch zurückkommen werden.

Im Laufe dieses Jahrhunderts wurden viele bedeutende Anstrengungen unternommen, die Intelligenz zu definieren und zu messen. Nach den Arbeiten Binets kamen Beiträge von Spearman, Burt, Thurstone, Thomas, Piaget, Hebb, Catell und Wechsler. In ihren Studien über die Intelligenz wie auch über die individuellen Unterschiede ergaben sich Differenzen zwischen den empirischen Beobachtungen und den theoretischen Konstrukten, zwischen allgemeinen und spezifischen Faktoren, zwischen statischen und entwicklungsmäßigen Merkmalen und hinsichtlich der Beziehungen zwischen den untersuchten Merkmalen und der Organisation des Nervensystems [103].

Um die Punktwerte aus Tests (IQs) zu einem sinnvollen Kriterium für das psychologische Merkmal Intelligenz zu machen, mußten die Aspekte der Reliabilität und Validität eingeführt werden. Die Reliabilität der Standard-Tests ist gesichert, aber ihre Validität und die des Konstruktes Intelligenz sind immer noch strittig, insbesondere wenn auf der Basis von Tests, die an einer bestimmten Gruppe standardisiert wurden, Aussagen über Menschen aus anderen Kulturen gemacht werden. Wenn man das Konstrukt Intelligenz als zumindest teilweise durch den IQ ausgedrückt ansieht, so hat dies den Vorteil, daß die Bildung von Korrelationen mit anderen Variablen möglich wird. Eine solche Beziehung drückt sich in den Beobachtungen von Terman über die Persönlichkeitsmerkmale bei sehr intelligenten Menschen aus. Ganz im Gegensatz zu dem populären Stereotyp des scheuen, introvertierten oder psychologisch gestörten Genies fanden Terman und Kollegen, daß die intellektuell begabten Menschen eher die stabileren und leistungsfähigeren Persönlichkeiten waren [134].

Die Definition der Intelligenz als ein meßbarer Punktwert wirft das Problem der Erklärung auf. Mit dieser Frage wird die ganze Brisanz der Anlage-Umwelt-Kontroverse deutlich. Wieder war es Galton, der das Problem klar erkannte und mit der Schaffung des Ausdruckes „nature und nurture" bereits die Kernbegriffe der Debatte definiert:

> „Die Bezeichnung 'nature and nurture' stellt ein geeignetes Wortspiel dar, weil sie unter zwei getrennten Überschriften die unzähligen Elemente voneinander trennt, aus denen die Persönlichkeit zusammengesetzt ist. Unter 'nature' versteht man all das, was mit einem Menschen zusammen auf die Welt kommt; 'nurture' steht für alle Einflüsse, denen er nach der Geburt ausgesetzt ist. Die Unterscheidung ist klar: Das eine bringt das Kind hervor so wie es wirklich ist, einschließlich der latenten Möglichkeiten des Wachsens von Körper und Geist; das andere betrifft die Umgebung, in der das Wachstum stattfindet, durch die die natürlichen Tendenzen verstärkt oder vermindert werden oder völlig neue erzeugt werden können" ([50] S. 12).

Es erscheint gesichert, daß es eine erbliche Komponente für die Intelligenz gibt [49]. Zu den überzeugendsten Beweisen hierfür gehören Familien-, Zwillings- und Adoptionsstudien, die gezeigt haben, daß die IQ-Werte und die biologische Verwandtschaft positiv miteinander korrelieren, wobei die monozygoten Zwillinge hinsichtlich ihres Intelligenzniveaus am ähnlichsten sind. (Es ist besonders interessant, daß die statistische Technik der Korrelationsbildung mit Francis Galton begann.)

Die Intelligenz dürfte wie die Körpergröße einer polygenetischen Vererbung folgen. Diese Annahme wird durch eine Erscheinung gestützt (wieder eine Beobachtung von Galton), die bei allen gleichmäßig graduierten polygenetischen Zügen vorhanden ist: Regression auf das Mittel von einer Generation zur nächstfolgenden. Solche Individuen, die hinsichtlich eines bestimmten Merkmals deutlich vom Mittel abweichen, werden im Durchschnitt Kinder haben, die sich hinsichtlich dieses Merkmals in Richtung auf das Mittel bewegen. Da anzunehmen ist, daß sehr intelligente Individuen eine intellektuell anregende Umgebung für ihre Kinder herstellen, spricht dieses Ergebnis gegen die Annahme, daß alle intellektuellen Fähigkeiten auf der Umgebung beruhen. Daß es eine Tendenz zur Gruppierung der Punktwerte um das Mittel in jeder Generation gibt, erklärt, warum intelligente Eltern Kinder haben, die möglicherweise nicht ebenso intelligent sind wie sie selbst –, eine Erscheinung, die häufig in Familien mit hohem intellektuellem Leistungsniveau erhebliche Sorgen bereitet. Umgekehrt können die Kinder beschränkter Eltern normale oder überdurchschnittliche intellektuelle Fertigkeiten haben, eine Tatsache, die üblicherweise Anlaß zu Stolz und Freude gibt.

Es wurde gezeigt, daß Umgebungsfaktoren und insbesondere Krankheiten einen nachteiligen Effekt auf die Intelligenz haben, ganz gleich ob es sich um eine in der Entwicklung begriffene Intelligenz handelt (wie bei der Minderbegabung) oder eine bereits ausgebildete Intelligenz (wie bei der Demenz). Die Auswirkungen positiver Faktoren, insbesondere der sozialen Umgebungseinflüsse, lassen sich schwerer erfassen. Dennoch ist nachgewiesen, daß sie bestehen, etwa durch die Ergebnisse von Tuddenham, die einen hochsignifikanten Zuwachs der IQ-Werte bei amerikanischen Soldaten zwischen dem 1. und 2. Weltkrieg zeigten [135]. Ebenso ergaben Studien von Wheeler eine Steigerung der IQ-Werte bei Kindern einer bestimmten Region in Tennessee, als die sozialen Bedingungen sich verbesserten [139]. Schließlich wird durch die Arbeiten von Heber u. Garber wahrscheinlich gemacht, daß Umgebungseinflüsse auf Säuglinge und Mütter die intellektuelle Entwicklung von Kindern fördern können, bei denen ein Risiko für geistige Behinderung besteht (obwohl die Langzeitwirkungen dieser Einflüsse noch unbekannt sind) [52]. Es dürfte zu den schwierigsten Fragen für die Psychologie gehören, wie menschliche Wesen Intelligenz erwerben und in welchem Ausmaß bestimmte Arten von Erfahrungen eine Bedeutung für das Anwachsen der Intelligenz haben.

Wenn man die Intelligenz mit Hilfe von IQ-Tests definiert, die für eine bestimmte Population entwickelt wurden, dann können bei Anwendung derselben Verfahren auf andere Populationen unechte Unterschiede zwischen ihnen auftauchen. Die Fragen der Validität müssen noch geklärt werden, sie sind gegenwärtig ein Streitpunkt zwischen den Vertretern der Vererbungslehre und den Anhängern der Lehre von den Umgebungseinflüssen. Wenn wir uns nach unseren Erfahrungen mit der Körpergröße richten können, dann ist es wahrscheinlich, daß die Erbfaktoren eine gewisse Grenze für die kognitiven Fähigkeiten setzen, wobei aber negative Umgebungseinflüsse die Obergrenze deutlich herabsetzen. Tatsächlich können zwischen bestimmten Gesellschaften, wie Butcher betont hat, derartige Unterschiede bestehen, daß das, was „bei der Geburt mitgegeben wird", nur von relativer Bedeutung für die schließliche Intelligenzentwicklung erscheint [19].

Das Anlage-Umwelt-Problem gliedert sich in einige andere Fragestellungen auf, wenn der Gesichtspunkt der Validität der Intelligenztests außer acht gelassen wird. Übereinstimmend halten die Befürworter der meisten Positionen ein Ausgehen von der Voraussetzung für sinnvoll, daß die Individuen über eine allgemeine Befähigung verfügen, die wir Intelligenz nennen können, eine Befähigung, die sich in den uns bekannten verschiedenen Arten kognitiver Leistungen zeigt. Die strengen Anhänger der Vererbungslehre mögen betonen, daß die Unterschiede in der Intelligenz zwischen Individuen *und* zwischen Gruppen von Individuen das Ergebnis genetischer Verschiedenheiten sind. Die strengen Anhänger der Lehre von den Umgebungseinflüssen mögen dagegen der Auffassung sein, daß die allgemeine genetische Veranlagung bei allen Individuen identisch ist, obwohl sie alle Arten spezifischer unterschiedlicher geistiger Fähigkeiten aufweisen können. So kann man sämtliche Unterschiede in den kognitiven Fähigkeiten bei Individuen *ebenso* wie bei Gruppen als das Ergebnis unterschiedlicher Erfahrungen ansehen. Wie bei den meisten solcher Auseinandersetzungen sprechen die vorhandenen Daten am ehesten für eine Mittelposition. Sie würde bedeuten, daß die Individuen unterschiedliche geistige Fähigkeiten vererbt bekommen und daß sie sich in ihrer genetischen Intelligenzveranlagung unterscheiden. Andererseits sind aber große menschliche Gruppen wie Nationen oder Rassen in ihren genetischen Gesamtanlagen in bezug auf Intelligenz nicht verschieden. Alle Gruppenunterschiede hinsichtlich kognitiver Fähigkeiten sind das Ergebnis derjenigen Unterschiede in Umgebungseinflüssen und Lebenserfahrungen, durch die sich die eine Gruppe von der anderen unterscheidet. Im übrigen kann die Gesellschaft, gleich welchen Anteil wir der Vererbung an der Varianz der Intelligenz zuschreiben, pragmatisch so planen und handeln, als wären die Umgebungseinflüsse entscheidend.

Obwohl man Intelligenz-Tests auch dazu mißbrauchen kann, bestimmte Individuen zu stigmatisieren oder ihnen Lebenschancen vorzuenthalten, so muß doch generell festgestellt werden, daß unsere Beurteilungen und Einschätzungen ohne sie weniger fundiert wären. Wenn man sich nur auf die persönliche und möglicherweise idiosynkratische Beurteilung der Intelligenz verläßt, riskiert man sowohl eine Unterschätzung der Fähigkeiten von Individuen, die in anderer Hinsicht benachteiligt sind (z. B. durch Rasse, Armut oder Mißbildung), als auch die Gefahr, daß diejenigen mit intellektuellen Behinderungen nicht die Unterstützung und Chancen erhalten, die in einer hilfsbereiten Gesellschaft zur Verfügung stehen.

Die Untersuchung der Intelligenz hat sich trotz aller Kontroversen als erfolgreich erwiesen, solange ihre Grenzen beachtet wurden. Ihre gute Eignung für die Vorhersage des Schulerfolges war möglicherweise der entscheidende Anreiz für die Entwicklung weiterer psychologischer Testverfahren, mit denen eine Einschätzung anderer individueller Unterschiede versucht wird. Solche Bemühungen haben, obwohl sie ursprünglich nicht zur Unterstützung der Psychiater bei ihrer Arbeit mit Patienten entwickelt wurden, unser Verständnis für verschiedene Formen psychischer Störungen gefördert. Für das Thema der geistigen Behinderung sind sie von grundlegender Bedeutung.

Kapitel 10

Geistige Behinderung und das Problem kategorialer Unterscheidungen auf Grund dimensionaler Merkmale

Das Hauptmerkmal der geistigen Behinderung besteht in einem lebenslangen Defizit der intellektuellen Fähigkeiten. Dieses besondere Defizit hat über Jahrhunderte die Minderbegabten von anderen Menschen mit psychischen Schwierigkeiten unterschieden. John Locke bemerkte dazu: „Verrückte fügen falsche Ideen zusammen und kommen so zu falschen Behauptungen, aber sie argumentieren und schlußfolgern richtig aus diesen Ideen; Schwachsinnige dagegen stellen nur wenige oder gar keine Behauptungen auf und denken fast gar nichts“ [23]. In den vergangenen Jahren hat man in verschiedenen Klassifikationen zusätzliche Merkmale vorgeschlagen und diskutiert (z.B., ob soziale Inkompetenz, schlecht angepaßtes Verhalten oder wiederholtes Versagen in der Ausbildung einbezogen werden sollen oder nicht). Sämtliche Psychiater stimmen jedoch darin überein, daß der Begriff geistige Behinderung keinen Sinn besitzt, wenn man die mangelhafte Intelligenz nicht miteinbezieht.

An dieser Stelle mag es hilfreich sein, die Unterscheidung zwischen dem Konzept der Behinderung und dem Konzept einer Leistungseinschränkung zu diskutieren, die aus dieser Behinderung folgt. Man kann z. B. eine Behinderung der Blutbildung haben (Anämie) und dadurch eine Leistungseinschränkung (z. B. Schwäche) erfahren oder auch nicht. Entsprechend kann man auch eine Behinderung der Intelligenz aufweisen (geistige Behinderung), die mit einer Leistungsstörung (z. B. berufliches Versagen) einhergeht oder nicht. Es ist sehr wichtig, die unterdurchschnittliche intellektuelle Begabung bei Individuen, die dadurch Leistungseinschränkungen zeigen, zu identifizieren. Trotz des Risikos der Stigmatisierung erscheint ein solches Erkennen selbst bei Personen wünschenswert, die gegenwärtig noch keine Probleme haben, damit die Behinderungen gebessert, Gefahrenmomente erkannt und künftige Leistungsstörungen vermieden werden.

Wir bevorzugen die Bezeichnung *geistige Minderbegabung* gegenüber dem traditionelleren Begriff der *geistigen Retardiertheit. Retardiertheit* eignet sich als Bezeichnung für diejenigen Individuen, die sowohl zu langsam sind, um intellektuelle Fertigkeiten zu erwerben, als auch in ihrer Aufnahmefähigkeit beschränkt erscheinen. Daneben gibt es andere, die keinerlei Hinweise für eine langsame Entwicklung bieten und lediglich Mängel in der schließlich erreichten Leistungsfähigkeit aufweisen. Die Bezeichnung geistige Minderbegabung kann auf beide Gruppen zutreffen.

Die intellektuelle Minderbegabung wurde schon lange vor der Intelligenzmessung und den IQ-Tests entdeckt, doch kann man erst mit solchen Verfahren eine quantitative Definition vornehmen. Üblicherweise begrenzt man die Klasse der geistig unterdurchschnittlich begabten Individuen auf diejenigen, die zwei Standarddeviationen unterhalb des mittleren IQ einer Population liegen. Das bedeutet, daß jedes Individuum mit einem IQ unter 68 oder 70 als minderbegabt zu bezeichnen wäre, je nachdem, ob der Stanford-Binet-Test oder der Wechsler Intelligenz-Test für Erwachsene benutzt wird.

Diese Technik der Klassifizierung durch Punktwerte aus einem Testergebnis ist für einige, aber nicht für alle klinischen Zwecke geeignet. Die Intelligenz, wie sie von uns beschrieben wurde und von den IQ-Werten erfaßt wird, stellt eine gleichmäßig graduierte dimensionale Variable ohne Diskontinuitäten dar. Sie repräsentiert einen Zug, der stärker oder schwächer bei jedem Menschen vorhanden ist. Die Aussage, wo Normalität anfängt und aufhört, ist daher willkürlich. Dennoch fällt es nicht schwer, ein extrem stark behindertes Individuum zu erkennen.

Wie aber soll z. B. eine Person mit einem IQ von 75 bewertet werden? Fällt sie aus der Kategorie der Behinderten heraus, weil sie nur 1½ Standardabweichungen vom Mittelwert entfernt ist? Und würde, da eine Varianz von 8 Punkten bei Wiederholung eines Tests nicht ungewöhnlich ist, ein zweiter Test mit dem Punktwert 67 sie dann zu einem Behinderten machen? Offensichtlich nicht. Der Grenzwert der zwei Standardabweichungen unterhalb des Mittelwertes ist unter Berücksichtigung seiner willkürlichen Festlegung mit der Erwartung gewählt worden, daß Individuen unterhalb dieses Punktes aufgrund ihres intellektuellen Defizites sehr häufig Leistungsstörungen aufweisen. Oberhalb dieses Punktes werden Leistungsstörungen aufgrund intellektueller Minderbegabung zunehmend seltener werden. Wir haben die Unterscheidung an einem bestimmten mathematischen Punkt auf einer ungebrochenen Kurve getroffen, eine Unterscheidung, die eine Gruppe von Menschen abtrennt, die nach klinischer Erfahrung häufig wegen der Behinderung Schwierigkeiten haben, die von ihrer Position auf der Kurve ausgedrückt wird.

Die Stärken und Schwächen dieses Ansatzes, bei dem anscheinend willkürliche Entscheidungen Menschen kategorial einteilen, die an extremen Endpunkten einer gleichmäßig graduierten dimensionalen Charakteristik liegen, werden auch in bezug auf andere Merkmale sichtbar, doch lassen sie sich bei den geistig Minderbegabten am besten erläutern. Wir müssen uns vor Augen führen, daß es sich trotz der häufigen Anwendung und der nachgewiesenen Brauchbarkeit lediglich um eine Konvention handelt, die uns keineswegs der Notwendigkeit enthebt, die Patienten näher zu untersuchen, um die Quellen ihrer Schwierigkeiten zu finden. Psychiater müssen diejenigen Individuen identifizieren, deren Schwierigkeiten zumindest teilweise auf einem Mangel der intellektuellen Kräfte beruhen, die für die erfolgreiche Bewältigung einer bestimmten Situation erforderlich sind. Dies trifft auch für solche Individuen zu, deren IQ nicht unter das Kriterium der durch Konvention festgelegten zwei Standardabweichungen fällt; genauso wie wir verpflichtet sind, die intellektuellen und übrigen Fähigkeiten derjenigen Personen zu prüfen, deren Punktwerte diese Bedingungen erfüllen.

Man kann eine weitere Subklassifizierung durchführen in eine milde (IQ 69–55), mäßige (54–40), schwere (39–25) und sehr schwere (24 und niedriger) Minderbegabung, indem man die Standardabweichungen als Maßstab benutzt, um die Gruppen zu bilden. Es handelt sich um beliebige Einteilungen, die darauf zielen, eine Unterscheidung hinsichtlich des Ausmaßes des Defizites vorzunehmen, mit deren Hilfe prognostische Aufgaben besser gelöst werden können. Zum Beispiel können die nur leicht Minderbegabten trotz der Tatsache, daß sie in Belastungssituationen Unterstützung benötigen, viele einfache berufliche Fertigkeiten erlernen und sind zu sozialen und beruflichen Leistungen fähig, die ein unterschiedliches Ausmaß von Selbstversorgung bis hin zur völligen Selbständigkeit ermöglichen. Viele dieser Menschen fallen in ihrer Umgebung kaum auf und sind nie als subnormal erkannt worden [79]. Der mäßig Minderbegabte ist in sozialen und beruflichen Fertigkeiten bildbar, aber er wird immer eine Anleitung und Schutz benötigen, da seine Fähigkeiten nicht über das Niveau der zweiten Schulklasse hinausreichen. Der schwer intellektuell Leistungsgestörte kann durch Unterricht nicht gefördert werden, aber er kann gewisse Selbstversorgungsfertigkeiten und Maßnahmen der persönlichen Hygiene beherrschen, während der schwerst betroffene Subnormale in einem Heim gepflegt werden muß, wobei er nur in geringstem Ausmaß lernt, sich um sich selbst zu kümmern.

Obwohl wir aus Gründen der Definition unser Augenmerk auf den gleichmäßig graduierten Charakter der Intelligenz in der Bevölkerung gerichtet haben, wurde bereits eingangs erwähnt, daß die IQ-Kurve sich nicht vollkommen symmetrisch verhält. Es gibt mehr Individuen im Bereich von zwei Standardabweichungen unterhalb der Mitte als zwei Standardabweichungen darüber. Diese Beobachtung trifft immer dann zu, wenn eine Gesamtbevölkerung untersucht wird und wenn man darauf achtet, daß niemand ausgelassen wird, auch nicht Insassen von Institutionen.

E. O. Lewis hat bei einer Untersuchung in einer englischen Grafschaft festgestellt, daß diese Asymmetrie im wesentlichen auf der Tatsache beruht,

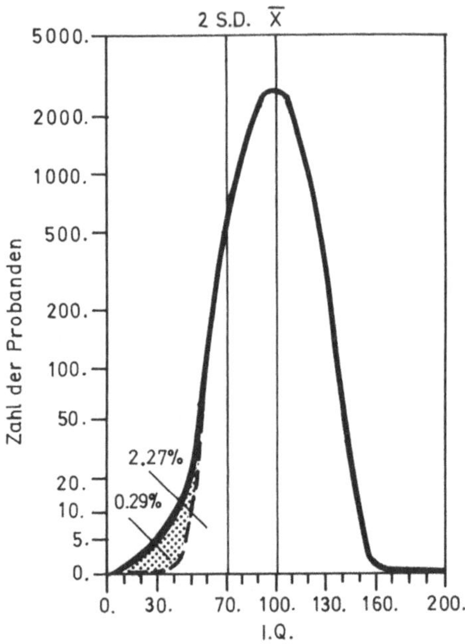

Abb. 3. Theoretische Verteilung der Intelligenz-Punktwerte in einer Gesamtpopulation (X = Mittelwert, S.D. = Standarddeviation). Modifiziert nach L. S. Penrose, The Biology of Mental Defect (Sidgwick & Jackson, London 1963)

daß es eine größere Anzahl schwer Minderbegabter (unter einem IQ von 50) gibt, als es nach einer idealen Gauss'schen Kurve zu erwarten wäre (Abb. 3) [100].

Die folgende Tabelle zeigt die von Lewis gefundenen Prozentsätze der verschiedenen IQ-Kategorien und vergleicht sie mit den Werten, die nach der Normalverteilung zu erwarten wären:

	0–20 IQ	20–50 IQ	50–70 IQ	Summe
Vorhergesagt	0,00%	0,04%	2,23%	2,27%
Gefunden	0,06%	0,24%	2,26%	2,56%

Der Prozentsatz von Menschen, die sich in der höchsten Kategorie finden, liegt genau in der Erwartung gemäß der Normalverteilung, dagegen gibt es sechsmal so viele Menschen in den niedrigen Kategorien als erwartet. Lewis konnte dieses Ergebnis erst erklären, nachdem er die Personen näher untersucht hatte. Dabei fand er, daß bei den unterdurchschnittlich intellektuell Begabten zwei Gruppen vorhanden sind.

Die eine Gruppe von Menschen, die er als subkulturell oder physiologisch Unterbegabte bezeichnete, besteht aus Individuen, die als Gegenstück zu den intellektuell Hochbegabten in der Gesamtpopulation anzusehen sind. Sie haben offensichtlich ein ungeschädigtes Nervensystem, sind meist nur leicht unterdurchschnittlich begabt (mit Häufung in einem IQ-Bereich zwischen 50 und 70) und stellen die zu erwartenden Anteile am unteren Ende einer Normalverteilung dar. Ihre Eltern liegen ebenfalls am unteren Ende des Mittelwertes für den IQ. In sozial gestörten Familien kommen sie häufiger vor. Zu ihren Defiziten scheint ein Zusammenspiel von Anlage und Umgebungsfaktoren geführt zu haben. Sie machen die Mehrzahl (75–80%) der Minderbegabten aus.

Die andere Gruppe besteht aus Individuen, die bereits während der Empfängniszeit, der Schwangerschaft oder der Geburt Schädigungen erlitten. Lewis nannte diese Individuen die pathologisch Subnormalen. Obwohl sie den geringeren Anteil (nicht mehr als 25% der subnormalen Population) ausmachen, haben sie meistens IQs unter 50. Ihre Hirnschäden sind in der Regel nachweisbar und verursachen viele neurologische Abweichungen und intellektuelle Ausfälle. Ihre Eltern verteilen sich gleichmäßig um den Mittelwert des IQs und sind in den sozial gestörten Schichten nicht überrepräsentiert.

Diese zweite Gruppe ist für den asymmetrischen Charakter der IQ-Kurve verantwortlich. Tatsächlich kann man die Asymmetrie am besten als eine Form der Bimodalität jener Dimension menschlicher Variabilität verstehen, welche die Intelligenz darstellt. Am unteren Ende ist ein schmaler Bereich, der überwiegend aus hirngeschädigten Individuen und nur einer kleinen Anzahl offensichtlich ungeschädigter Personen besteht. Beim Anstieg in der Dimension fallen die Hirngeschädigten heraus und der Hauptmodus der Verteilung intellektueller Fähigkeiten bei ungeschädigten Individuen tritt in Erscheinung, mit einem Gipfelpunkt bei einem IQ von 100, um dann wieder zu einem normalen Kurvenende im oberen IQ-Bereich abzusinken.

Es liegt tatsächlich nur ein einziger Zug vor, aber innerhalb der Population, die diesen Zug aufweist, gibt es zwei Gruppen von Menschen, was eine klare bimodale Verteilung ergeben würde, wenn ihre Zahl in der pathologisch subnormalen Gruppe größer wäre. Wenn allerdings nur wenige Individuen vorhanden sind, die Hirnschäden bis zu einem Alter überleben, in dem sie getestet werden, dann wirken sie sich lediglich als Asymmetrie im unteren Schenkel der Kurve aus. Dieser Gesichtspunkt der Bimodalität bei der Verteilung bestimmter Merkmale wird bei anderen psychiatrischen Störungen noch erörtert werden, er läßt sich jedoch am klarsten bei den geistig Minderbegabten zeigen.

Wir wollen hier nicht im Detail die spezifischen Ursachen der pathologischen Minderbegabung untersuchen, doch gibt es einige repräsentative Beispiele, die für den Psychiater instruktiv sind. In dieser Gruppe finden sich alle Arten von Hirnkrankheiten, insbesondere diejenigen, die mit Infektionen, Mißbildungen, Traumen, Asphyxie und endokrinen Störungen während der Entwicklung zusammenhängen. Die Patienten weisen neurologische Symptome auf, die je nach Art und Lokalisierung ihrer pathologischen Störung variieren, z. B. Epilepsie, motorisch-sensorische Behinderungen, Wahrnehmungsstörungen und Abweichungen in Längenwachstum und Körperbau. Ihre Leistungsstörungen beruhen auf mehr als nur intellektueller Behinderung. Sie bieten klar erkennbare klinische Syndrome, für die das Krankheitskonzept geeignet ist. Die Hauptaufgabe für die Zukunft hinsichtlich der Gruppe von Faktoren, die für Minderbegabungen verantwortlich sind, liegt in besseren Präventivmaßnahmen angesichts der relativ gut umschriebenen pathologischen Zustände und Ätiologien.

Zwei besondere Formen pathologischer biologischer Verhältnisse, die eine unterdurchschnittliche intellektuelle Begabung verursachen können, müssen gesondert betrachtet werden, weil sie wichtige Prinzipien deutlich machen. Die erste ist die genetische Störung. In der Gesamtpopulation der pathologisch Subnormalen sind häufig Störungen an Einzelgenen vorhanden, wobei normalerweise ein homozygotes, rezessives Gen betroffen ist. Störungen bei dominanten Genen kommen unter den geistig Subnormalen selten vor, weil sie, sofern sie als Mutationen auftreten, wegen der verringerten Fruchtbarkeit der Minderbegabten schnell aus dem genetischen Pool eliminiert werden. Rezessive Gene, die ihre Symptome nur manifestieren, wenn sie homozygot sind, können sich länger im genetischen Pool halten, weil die heterozygoten Individuen klinisch unbeeinträchtigt sind.

Ein klassisches Beispiel dieser rezessiven Anlage bietet die Phenylketonurie. Bei dieser Störung weist das homozygote Individuum einen Mangel an Phenylalanin-Hydroxylase auf, ein Enzym, das entscheidend für die Bildung von Tyrosin und damit von verschiedenen wichtigen Neutrotransmittern ist. Ohne dieses Enzym häuft sich Phenylalanin an, weil es nicht metabolisiert werden kann. Die Patienten weisen hohe Blut- und Liquorspiegel von Phenylalanin auf. Es kommt zum Ausscheiden der Stoffwechselprodukte dieser Aminosäure im Urin. Die Kinder können vor den klinischen Erscheinungen der Erkrankung (zu denen ein verminderter Wuchs, Krämpfe und Ekzeme sowie eine schwere geistige Behinderung gehören) bewahrt werden, wenn sie in ihren frühen Lebensjahren eine Diät mit wenig Phenylalanin erhalten.

Diese Störung verdeutlicht viele Gesichtspunkte, die mit rezessiven genetischen Erkrankungen zusammenhängen. Erstens rufen diese Erkrankungen eine sehr schwere geistige Behinderung hervor, wenn keine Behandlung möglich ist. Zweitens kann oft eine biochemische Normabweichung gefunden und direkt auf einen Enzymmangel zurückgeführt werden. Drittens kommen diese Zustände bei Paarungen zwischen Blutsverwandten häufiger vor, weil Individuen, die bestimmte Teile des genetischen Pools gemeinsam haben, mit größerer Wahrscheinlichkeit als Individuen ohne verwandtschaftliche Beziehungen von einem gemeinsamen Vorfahren ein seltenes Gen gemeinsam haben. Viertens hat die Suche nach Trägern des rezessiven (heterozygoten) Gens große Bedeutung für die genetische Beratung. Bei der Phenylketonurie kann man solche heterozygoten Individuen identifizieren, weil bei Personen, die nur ein einziges normales Gen für das Enzym und damit einen niedrigen Blutspiegel davon aufweisen, die Metabolisierung von Phenylalanin langsamer verläuft (obwohl wiederum nicht so langsam, daß sie dadurch geschädigt werden). Schließlich ist es bei der Phenylketonurie und bei ähnlichen Erkrankungen erforderlich herauszufinden, wie die biochemischen Abweichungen sich auf das in der Entwicklung begriffene Gehirn auswirken, damit man auf diese Weise bessere Methoden des Schutzes finden kann.

Die Gruppe der pathologisch subnormalen Individuen mit Genstörungen ist von der Gruppe zu unterscheiden, die Abweichungen in der Anzahl oder Struktur ihrer Chromosomen aufweist. Chromosomale Abweichungen können entweder bei der Gametogenese oder bei der Embryogenese auftreten. Sie betreffen entweder alle oder nur einige Zellen des Körpers (Mosaikbildung). Die Entwicklung von zytologischen Standardmethoden für die Identifizierung und Typisierung der Chromosomen hat erst in den letzten 3 Jahrzehnten stattgefunden. Inzwischen sind schon hunderte von chromosomalen Störungen beschrieben worden. Die häufigste von ihnen, bei der es zu schwerer geistiger Behinderung kommt, ist das Down-Syndrom (Trisomie 21). Dabei beeinträchtigt die generalisierte chromosomale Störung die Entwicklung des Gehirns und führt zur Behinderung der Intelligenz, doch werden auch andere Teile des Körpers betroffen, so daß es zu Abweichungen im Körperbau, im Aussehen, in der Zahnbildung und in der Funktion der inneren Organe kommt. Die meisten Syndrome geistiger Behinderung infolge von Chromosomenanomalien wurden als Folge von Störungen der Autosomen beschrieben. Anomalien bei der Anzahl der Geschlechtschromosomen scheinen insgesamt weniger geistige Behinderungen zu verursachen als die autosomalen Abweichungen, obwohl sie deutliche körperliche Stigmata erzeugen können, z. B. beim Turner- und beim Klinefelter-Syndrom. Jüngst wurde eine morphologische Abnormität auf dem X-Chromosom beschrieben, die möglicherweise für eine große Anzahl von leichten bis mäßigen Minderbegabungen bei Männern (vielleicht auch bei einigen Frauen) verantwortlich ist, von denen man bisher eher annahm, daß sie einen Teil der physiologisch minderbegabten Population ausmachten [63].

Um die intellektuelle Behinderung von pathologisch subnormalen Individuen besser zu verstehen, muß man sich klarmachen, daß sie qualitativ defekte Organismen darstellen. Diese Patienten weisen Schädigungen auf, die sich nicht nur in verminderter Begabung, sondern auch in ungenügender und ungleichmäßiger Entwicklung ihrer Fähigkeiten äußern. Die natürlichen Entwicklungsabläufe, die zu einem harmonischen Gleichgewicht der Fähigkeiten führen, sind durch Hirnschäden ebenso leicht zu stören wie die Fertigkeiten selbst. Dies führt dazu, daß für die Beschreibung der Psychologie pathologisch subnormaler Personen das Konzept des verminderten geistigen Alters ungeeignet ist, weil sie einem normalen Kind vergleichbaren geistigen Alters kaum ähneln. Dagegen kann das Konzept eine sinnvolle Beschreibung für die Behinderung beim physiologisch subnormalen Individuum liefern, weil es intellektuell einer gesunden Person mit jüngerem chronologischem Alter ähnelt [138].

Die pathologisch Subnormalen erreichen die wesentlichen Entwicklungsstadien häufig sehr viel langsamer und mit weniger Erfolg, wobei sie die Fähigkeiten, die sie einmal erlangt haben, oft wieder verlernen. Zum Beispiel wird die Sprache spät erlernt und bricht bei einigen Individuen unter emotionaler Belastung zeitweise wieder zusammen. Schon lange vor dem Schulalter wird deutlich, daß das Kind in vielen Bereichen behindert ist. Es ist nicht nur langsam beim Lernen, sondern hat auch Schwierigkeiten beim Denken. Viele dieser Kinder erscheinen apathisch und an der Umwelt nicht interessiert, während andere sich vielleicht mit einer bestimmten Tätigkeit sehr intensiv beschäftigen und dort auf Kosten anderer Leistungen übertriebene Fertigkeiten entwickeln. So kann es z. B. zu einer Störung ihrer übrigen Beziehungen zu anderen Menschen kommen, wenn sie sich intensiv Tätigkeiten wie Sammeln von Gegenständen, Berechnen von Daten sowie rigidem Befolgen irgendwelcher Pläne und Vorstellungen widmen. In der Kombination von Mängeln und Übertreibungen im psychischen Leben liegt die fehlende Harmonie bei diesen Individuen begründet, ein psychisches Ungleichgewicht, vergleichbar dem motorischsensorischen Ungleichgewicht als Folge einer Hirnschädigung. Auf diese Weise unterscheiden sie sich oft von normalen Kindern entsprechenden psychischen Alters.

Trotz der kognitiven und psychischen Behinderungen, die mit der pathologischen geistigen Minderbegabung verbunden sind, können doch viele dieser Individuen ein menschenwürdiges und erfülltes Leben führen. Wenn man allerdings ihre speziellen Vulnerabilitäten außer acht läßt, besteht die Gefahr, daß auch die Möglichkeit psychiatrischer Erkrankungen übersehen wird, einschließlich der Störungen, die in den Kapiteln 5, 7, 8 aufgeführt wurden. Die geistig Behinderten (und vor allem die Hirngeschädigten unter ihnen) scheinen für solche Erkrankungen besonders disponiert zu sein. Zum Beispiel legen Daten der Camberwell-Studien nahe, daß die Prävalenz der Schizophrenie unter den geistig Behinderten höher als in der übrigen Bevölkerung ist [25]. Individuen mit dem Down-Syndrom scheinen besonders disponiert für die Entstehung einer dementiellen Erkrankung unter dem neuropathologischen Bild der Alzheimerschen Krankheit [18]. Da die

Demenz auch bei geistig Behinderten vorkommen kann, erscheint es sinnvoll, zwischen beiden Konzepten zu unterscheiden. Wir würden demzufolge eher eine Demenz und weniger eine Minderbegabung diagnostizieren, wenn es um den Verlust einer intellektuellen Fähigkeit im Vergleich mit dem früher erreichten Niveau geht, gleichgültig wie hoch dieses Niveau war und wann auch immer (einschließlich der Entwicklungsperiode) der Abstieg begann.

Bei den leicht minderbegabten Individuen können Krankheitsbilder wie das Delir, die Demenz, die manisch-depressive Erkrankung und die Schizophrenie sämtlich durch die üblichen klinischen Kriterien diagnostiziert werden. Dagegen sind, wie Reid [108] und andere herausgestellt haben, die verbalen Fähigkeiten von Personen mit IQs unter 45 oder 50 häufig zu gering, um die charakteristischen abnormen psychischen Erlebnisse zu erkennen. Dort muß die Diagnose häufig aufgrund von Veränderungen des Verhaltens und des emotionalen Ausdruckes gestellt werden (z.B. können periodische Veränderungen hinsichtlich des geselligen Verhaltens, des Antriebsniveaus und des Schlafes eine manisch-depressive Erkrankung nahelegen). Aus ähnlichen Gründen erfordert die Behandlung dieser Störungen bei subnormalen Patienten besondere Sorgfalt, da sie weniger als andere zur Einschätzung des Behandlungs- und Therapieerfolges beitragen können. Die geistig Behinderten mit psychischen Erkrankungen müssen eine doppelte Last tragen und sind unglücklicherweise oft doppelt stigmatisiert.

Personen mit einer subkulturellen oder physiologischen Minderbegabung unterscheiden sich von der übrigen Bevölkerung nur hinsichtlich der intellektuellen Ausstattung. Diese Differenz ist graduell und erreicht selten mehr als ein mäßiges Ausmaß. Der Gesamtorganismus ist hinsichtlich der allgemeinen Begabung relativ behindert, ähnlich wie er bei anderen Menschen in bezug auf körperliche Kräfte, Koordinationsvermögen oder Ausdauer relativ behindert sein kann. Das Defizit dieser Menschen wird meist erst deutlich, wenn sie etwa in der Schule oder im Beruf Aufgaben gegenübergestellt sind, die ein gewisses Maß an Denken und Urteilskraft erfordern, um befriedigende Ergebnisse zu erzielen.

Bei Kindern wird deshalb häufig erst im Schulalter erkannt, daß ein relativer Intelligenzmangel vorliegt. Die früheren Entwicklungsschritte wie Sprechen, Laufen und Sauberkeitserziehung werden meist noch in vertretbarem Alter erreicht. Möglicherweise wären die Schwierigkeiten bei einer strengeren Prüfung auch schon früher offenbar geworden, aber der Spielraum des Normalen ist bei Kindern so hoch und die Anforderungen an ein erfolgreiches Verhalten sind in diesem Entwicklungsabschnitt so niedrig, daß die Diagnose selten gestellt wird. Die Schwierigkeiten liegen vor allem darin, abstrakte Konzepte zu erfassen. Lesen, Kombinieren und kausales Denken entwickeln sich langsam, das schließlich erreichte Niveau bleibt niedrig.

Wenn diese Individuen nur ein geringes Leistungsniveau erreichen, so liegt dies zum Teil oft daran, daß sie unter ungünstigen Umständen lernen. Bortner u. Birch haben festgestellt, daß ein wichtiger Unterschied zwischen dem kognitiven Leistungserfolg eines Individuums (d.h., wie es sich unter bestimmten Umständen bewährt) und der kognitiven Leistungsfähigkeit besteht, also der Begabung und den Fertigkeiten, die es tatsächlich besitzt und die unter günstigen Umständen realisiert werden können [9]. Ein intensiver Unterricht kann hier nützlich sein. Es besteht ein erheblicher Bedarf an Lehrern, die um die Bedeutung selbst geringer Fortschritte für die künftigen Entwicklungsmöglichkeiten dieser Personen wissen.

Im späteren Leben können die Schwächen der leicht minderbegabten Menschen wieder überdeckt werden. Zum Teil geschieht das durch die fest eingefahrere Routine der zwischenmenschlichen Beziehungen und des Berufes, etwa bei einer Hausfrau mit einer sie stützenden Familie oder bei einem Arbeiter mit überschaubaren täglichen Aufgaben. Nur bei einer plötzlichen Veränderung dieser Situationen (z.B. Tod eines Ehegatten oder Verlust des Arbeitsplatzes) werden die relativen Behinderungen dieser Menschen erneut als Schwächen deutlich. Das bedeutet, daß diese Personen ihre Vulnerabilitäten und das potentielle Risiko für emotionale Überforderung vor allem in solchen Lebensperioden zeigen, in denen eine Fähigkeit zum analytischen Denken, zum Lernen und zum Bewältigen von Veränderungen erforderlich ist. Dieser Aspekt wird in der Psychiatrie der geistig Behinderten häufig vernachlässigt, obwohl man doch auch bei ihnen davon ausgehen müßte, daß sie als Subjekt/Handelnder mit Intentionen und Zielen Schwierigkeiten gegenübergestellt sein können, die man klar erkennen muß, um sie zu bewältigen. Diese Individuen sind in der wichtigsten Fähigkeit beeinträchtigt, durch die der Mensch denken, interpretieren und planen kann. Deshalb sind sie anfällig für das Gefühl der Entmutigung und für emotionale Erlebnisse von Angst, Depressionen und Frustration, wenn das Erreichen ihrer Ziele scheitert durch das Zusammenwirken widriger äußerer Umstände und ihrer eigenen Unfähigkeit, ihr Handeln erfolgreich zu organisieren. Angst und Frustration ergänzen sich unter Umständen für eine gewisse Zeit und führen zu einer weiteren Reduktion der kognitiven Leistungsfähigkeit. Oft läßt sich eine abwärts gerichtete Spirale von Versagen, Deprimiertheit, weiterem Versagen und stärkeren emotionalen Reaktionen beobachten, wenn man nur genügend auf die Sorgen der Patienten schaut und anhört, wie sie ihre Ziele sehen und welche Vorstellungen sie haben, um sie zu verwirlichen. In einem einfühlsamen Interview lassen sich dann häufig ganz charakteristische Probleme des Patienten herausarbeiten und als Ausdruck einer gewissen Verzweiflung verstehen, etwa die Konfusion seiner Vorstellungen, die Vielzahl von Schwierigkeiten (Unfähigkeit, mit einem Scheckbuch umzugehen, sich mit einem Lehrer auseinanderzusetzen, sich gegen Ausbeutung zu wehren etc.), das Gefühl, der Situation nicht gewachsen zu sein, durch die Umstände überwältigt zu werden, sich nicht entschließen zu können und vor Niedergeschlagenheit keinen Mut mehr zu haben. Die intellektuelle Minderbegabung bringt eine Disposition des Patienten für solche Reaktionsweisen mit sich, provoziert werden sie jedoch durch die äußeren Umstände.

Zusammenfassung

Wir haben die geistige Minderbegabung recht ausführlich erörtert, um anhand dieser Zustände Gesichtspunkte zu verdeutlichen, die als Beeinträchtigung entlang einer Dimension der menschlichen Variabilität verstanden werden können. Als Ergebnis ergibt sich erstens, daß trotz bestehender Meinungsunterschiede über das Konstrukt Intelligenz für klinische Bedürfnisse ohne weiteres die Vorstellung akzeptiert werden kann, nach der die Individuen entlang dieser Dimension variieren. Zweitens, wir können Kategorien von Individuen innerhalb dieser Dimension bestimmen, allerdings nur durch willkürliche Grenzziehung im Verlauf des Kontinuums. Drittens, die Position einer Person auf dieser Dimension kann von vielen Faktoren abhängen. Die Hirnerkrankung stellt lediglich einen dieser Faktoren dar, der allerdings bei seinem Auftreten normalerweise ein klinisches Syndrom erzeugt, das neben der intellektuellen Beeinträchtigung weitere Merkmale aufweist. Als letztes ließ sich zeigen, daß die unterschiedliche Position auf dieser Dimension der Variabilität für einige der Individuen das Risiko mit sich bringen kann, unter bestimmten Umständen in emotionale Belastungssituationen zu geraten.

Kapitel 11

Die Einschätzung anderer Merkmale als der Intelligenz und das Konzept der Persönlichkeitsstörung

Wir haben darauf hingewiesen, daß der Krankheitsbegriff mit seinen klaren Kategorien, die auf Erkennen von Symptomverbänden, pathologischen Einheiten und Ätiologien beruhen, nicht die einzige erklärende Perspektive für die Psychopathologie bedeutet. Wir können auch eine Dimension der Variabilität für psychologische Merkmale aufstellen und die Auswirkungen bei Individuen untersuchen, die hinsichtlich dieser Dimension stark abweichen. Die Intelligenz stellt eines der Beispiele für ein solches Konstrukt dar, wobei zumindest die am unteren Ende der Dimension bleibenden Individuen eine ganze Reihe spezieller und miteinander zusammenhängender Probleme aufweisen können, welche sich durch die Position auf der Dimension erklären lassen. Im folgenden soll gezeigt werden, daß dieses grundlegende Beispiel von Dimensionen der Variabilität auch zur Verdeutlichung anderer klinischer Probleme dienen kann.

Bereits von den alten Griechen wurden bestimmte Konstellationen psychologischer Merkmale bei ihren Mitmenschen registriert. Die Beschreibungen etwa der sanguinischen oder cholerischen Persönlichkeitstypen sind uns so vertraut, daß wir sie heute sofort erkennen, auch wenn sie uns in einer Sprache und mit Konzepten (wie etwa der Säftetheorie) präsentiert werden, die längst überholt sind. Menschen, die sehr reinlich sind, können auch sehr perfektionistisch, sehr penibel und voller Selbstzweifel sein (heute nennt man dies den zwanghaften Persönlichkeitstyp), während diejenigen, die sich gern selbst in Szene setzen, auch zu emotionaler Labilität und Egozentrizität neigen (der hysterische oder histrionische Persönlichkeitstyp) [82]. Die Typen stellen Idealbildungen dar, dabei können Individuen wesentliche Eigenschaften verschiedener Typen aufweisen. In einer Gruppe, die als repräsentativ für einen bestimmten Typus angesehen wird, werden auch Beispiele enthalten sein, die sich mit der Normalpopulation überschneiden.

Bei einem typologischen Denkansatz treten verschiedene Schwierigkeiten auf. Erstens werden Kategorien benutzt, die meist in problematischer Weise disjunktiv sind. Man hat das Gefühl, daß es ein zentrales Konzept gibt, doch können wir kaum Einigkeit über seine Grenzen erzielen. Zum Beispiel verbindet man mit der Bezeichnung *hysterische Persönlichkeit* eine Kombination verschiedener Merkmale, zu denen in unterschiedlichen Verteilungsmustern die Dramatisierung, die emotionale Labilität und die Egozentrizität gehören. Der eigentliche Kern dieses Typus ist jedoch unbestimmt. Die dritte Ausgabe des *Diagnostischen und Statistischen Manuals psychischer Störungen* (DSM-III), der offiziellen Klassifikation der Amerikanischen Psychiatrischen Vereinigung, hat die Bezeichnung von hysterisch in histrionisch geändert, um die Kategorie klarer zu machen [3]. In ähnlicher Weise hat Jaspers versucht, das zentrale Merkmal dieses Typus zu benennen. Er schlug vor, daß diese Individuen „danach streben, mehr zu scheinen als zu sein" [66].

Eine weitere Schwierigkeit liegt darin, daß die Typen nur unzureichend mit Außenkriterien verbunden sind. Sie stellen keine Kategorien dar wie jene Krankheiten, die mit pathologischen Mechanismen und Ätiologien verknüpft sind und sich durch Laboruntersuchungen aufdecken lassen. Aus diesem Grunde erscheint einem der gedankenlose Gebrauch von Bezeichnungen für Persönlichkeitstypen häufig wie ein ungerechtfertigtes Etikettieren.

Dieses Problem läßt sich auch so formulieren, daß die Typologien schwer zu validieren sind. Dadurch kam es zu der Vielzahl einzelner Persönlichkeitstypen, die bisher beschrieben wurde. Jeder Typus wird in der Regel von seinem Autor sehr lebendig porträtiert, wobei es sogar geschehen kann, daß operationale Kriterien für die Erfassung vorgeschlagen werden. Aber Operationalisierung heißt nicht Validierung. Die Validierung von Typen erfordert Beobachtungen, die den Typus ganz klar von anderen unterscheiden, oder es sind Beobachtungen erforderlich, die auf differenten Methoden beruhen und einander ergänzend die Existenz dieses Typus evident machen.

Es ist jedoch zentral für die Erklärung psychiatrischer Störungen aus der Perspektive der individuellen Unterschiede, daß man von einem Zusammenwirken zwischen der Vulnerabilität eines Individuums und belastenden Umständen ausgeht. Nun gibt es zwar Situationen, die jeder als belastend empfindet, z.B. ein längeres Gefecht, Naturkatastrophen oder den Tod eines geliebten Menschen. In der Regel sehen die Psychiater ihre Patienten jedoch nicht unter den provozierenden Umständen solcher Extremereignisse. Viel häufiger läßt sich beobachten, daß Menschen, die durch bestimmte Situationen in Schwierigkeiten geraten, besondere Empfindlichkeiten aufweisen. Dadurch werden sie unter bestimmten Umständen für emotionale Belastungen vulnerabel, während andere Personen durch solche Ereignisse noch nicht in Schwierigkeiten kommen würden. Zum Beispiel wird ein Patient mit intellektueller Behinderung möglicherweise belastet durch Anforderungen an seine Fähigkeit zu abstraktem Denken, die ein anderer mit normaler Intelligenz ohne Schwierigkeiten meistern würde; eine sehr abhängige Person mag in Schwierigkeiten geraten und sogar suizidal werden, wenn eine Beziehung aufgelöst wird, deren Beendigung viele andere Menschen vielleicht froh gemacht hätte; eine besonders anspruchsvolle Person wird vielleicht wütend und frustriert im Umgang mit einem Untergebenen reagieren, dessen Leistungen die meisten anderen Vorgesetzten zufriedenstellen würden. Ernst Kretschmer nannte solche Ereignisse, die auf dem Boden einer speziellen Vulnerabilität einer Person zu einer charakteristischen Reaktion führen, Schlüsselerlebnisse, weil die Persönlichkeit und die Situation, die eine emotionale Reaktion hervorrufen, zueinander passen wie Schlüssel und Schloß [77].

Die individuellen Vulnerabilitäten können auch in anderen dimensionalen psychologischen Persönlichkeitsmerkmalen liegen als in der Intelligenz. Die *Persönlichkeit* beschreibt die überdauernden und unterscheidenden Züge eines Individuums, seine Tendenzen, auf Umstände in einer bestimmten Weise zu reagieren. Gebraucht man die Bezeichnung *Persönlichkeit* in dieser Weise, so wird deutlich, daß wir implizit ein Individuum mit einem anderen vergleichen und daß die konstituierenden Züge einer Persönlichkeit als Dimensionen angesehen werden, hinsichtlich derer die Menschen sich in ähnlicher Weise unterscheiden wie in bezug auf andere Merkmale (z.B. Körpergröße oder Intelligenz). Ebenso wie Menschen größer oder kleiner und klüger oder dümmer sind, sind sie auch mehr oder weniger optimistisch oder pessimistisch, abhängig oder unabhängig, gewissenhaft oder leichtfertig, mißtrauisch oder vertrauensvoll. Diese Perspektive geht also davon aus, daß es eine größere Zahl dimensionaler Züge hinsichtlich derer die Menschen variieren, als Typen gibt, in die sie eingeordnet werden können.

Dieses Konzept ist mit einer ganzen Reihe von Gesichtspunkten verbunden. Unsere Feststellungen über einzelne Persönlichkeitszüge beruhen auf Beobachtungen und Messungen, die am Ende mit den Kriterien der Reliabilität und Validität konfrontiert werden müssen. Vielleicht wird es eines Tages möglich sein, diese Kriterien zu erfüllen, aber bis heute gibt es nur wenige Merkmale, für die allgemein anerkannte Meßverfahren mit nachgewiesener Reliabilität und Validität vorliegen, so wie es bei der Intelligenz der Fall ist.

Es liegt auf der Hand, daß jedes Individuum durch eine Anzahl verschiedener Züge beschrieben werden kann, einschließlich der Intelligenz, und daß bei jedem dieser Züge eine Position auf einer Dimension der Variabilität vorhanden ist. Der Punkt, an dem man auf diesen Dimensionen normal von abnorm trennt, ist allerdings willkürlich und läßt sich nicht eindeutig begründen. Wann wird z. B. aus einem normalen gewissenhaften Verhalten ein zwanghafter Perfektionismus? Die Unterscheidungen lassen sich für die Extremwerte klar treffen, doch werden die Beobachter sich bei der Entscheidung, von welchem Punkt an eine Abweichung diagnostiziert wird, ebenso unterschiedlich verhalten wie bei der Festlegung auf dumm oder klug auf der Intelligenz-Dimension. In der klinischen Praxis liegt ein sinnvolles Kriterium für Normalität in der Frage, ob ein Patient hinsichtlich eines oder mehrerer Persönlichkeitszüge so abweichend ist, daß er dadurch vulnerabel wird, erkenntlich daran, daß er oder andere leiden, weil er z. B. so abhängig, so reizbar oder so dramatisierend ist.

Das Konzept der Persönlichkeit umfaßt auch die äußeren Umstände, da die Züge beschreiben, wie eine Person in bestimmten Situationen zu reagieren pflegt. Das bedeutet z. B., daß der Begriff *paranoide Persönlichkeit* ein Individuum bezeichnet, das mit Mißtrauen und Verfolgungsgefühlen auf Situationen reagiert, die für andere so wenig bedrohlich erscheinen, daß sie nicht so reagieren. Die jeweiligen Einstellungen werden jedoch trotz einer andauernden Vulnerabilität der Persönlichkeit abklingen, wenn der Betreffende in eine Umgebung kommt, in der er keine Bedrohung mehr sieht.

Die klinische Einschätzung der Persönlichkeit beruht auf der Selbstbeschreibung des Patienten, auf den Berichten anderer über ihn und auf der Interaktion des Psychiaters mit ihm. Die Reliabilität dieser Techniken variiert in demselben Ausmaß, wie sie sich in Form und Inhalt unterscheiden. Manchmal gibt es nur geringe Übereinstimmungen zwischen den globalen Persönlichkeitsdiagnosen (während sie bei der Erfassung individueller Züge höher ist), selbst wenn eine standardisierte Methode benutzt wird [106]. Dennoch stellt die klinische Einschätzung einen brauchbaren und entwicklungsfähigen Weg dar, und Methoden mit akzeptabler Reliabilität kommen zunehmend in Gebrauch (z. B. das Standardisierte Instrument zur Einschätzung der Persönlichkeit) [87].

Man hat auch Fragebogen wie den MMPI (Minnesota Multiphasic Personality Inventory) benutzt, um Persönlichkeitszüge zu messen, aber sie sollten nicht an die Stelle einer auf Anamnese und wiederholten Interviews beruhenden klinischen Einschätzung treten. Diese Tests stellen eine Reihe fester Fragen und vergleichen die Antworten der Patienten mit denen früher untersuchter Personen. Der einzelne Kliniker beurteilt eine Persönlichkeit lediglich auf der Basis seiner eigenen Erfahrungen. Die Persönlichkeits-Tests stellen dagegen einen standardisierten Vergleich mit viel größeren Gruppen her. Diesem Vorteil muß aber die Tatsache gegenübergestellt werden, daß die Punktwerte in den Tests häufig sehr stark durch die emotionale Verfassung des Patienten zum Untersuchungszeitpunkt beeinflußt werden. Oft reflektieren Tests daher in Wirklichkeit nur die passagere psychische Verfassung, z. B. Depression, Wut oder Angst, nicht aber die überdauernden Züge der Persönlichkeit [122]. Die Persönlichkeits-Tests stellen also keineswegs ein psychiatrisches Äquivalent etwa für Röntgenuntersuchungen dar. Sie können eine detaillierte Anamnese und wiederholte Beobachtungen des Patienten nicht ersetzen, wohl aber ergänzen.

Ähnlich wie beim Konzept der Intelligenz wurden auch bei der Definition und Erfassung von Persönlichkeitszügen Fortschritte gemacht, trotz aller theoretischen Auseinandersetzungen und methodologischen Probleme. Können Persönlichkeitsmerkmale durch Fragebogen eingeschätzt werden oder lassen sie sich nur am Verhalten beobachten? Gibt es verschiedene reliable und valide Techniken? Zusätzlich zu diesen Fragen liegt ein wichtiges Problem für die Psychologen darin, daß es in der Sprache tausende von Worten gibt, die als Bezeichnungen für Persönlichkeitszüge geeignet sind [2]. Welche sind klinisch relevant? Eine Lösung dieser Fragen bahnt sich mit den statistischen Techniken an, deren Entwicklung mit Galton begann. Die Faktorenanalyse liefert eine Methode, durch die viele unterschiedliche Messungen miteinander korreliert werden können, wodurch dann eine kleinere Zahl von Persönlichkeitszügen gewonnen wird, die in rationellerer Weise für die beobachtete Varianz aufkommen. Die Technik der Faktorenanalyse ist von vielen Forschern sehr produktiv eingesetzt worden, besonders von Hans Eysenck und seinen Mitarbeitern.

Die Gruppe von Eysenck begann mit den von Psychiatern vorgenommenen Einschätzungen über 39 Persönlichkeitszüge bei 700 neurotischen Soldaten [34]. Eine Faktorenanalyse der Interkorrelationen dieser Züge ergab zwei Hauptdimensionen der Varianz: Neurotizismus–Stabilität und Introversion–Extraversion. Diese Persönlichkeitszüge wurden bereits früher beschrieben und konnten in der Folge bei anderen Populationen repliziert werden.

Die Dimensionen von Neurotizismus–Stabilität und Introversion–Extraversion sind von erheblicher Bedeutung. Wie die Dimension der Intelligenz lassen sie sich bei der Gesamtbevölkerung nachweisen. Sie können also bei normalen Individuen wie bei Patienten eingeschätzt werden, wozu Testinstrumente von akzeptabler Reliabilität zur Verfügung stehen, etwa das Persönlichkeits-Inventar von Eysenck. In vielen Studien ließ sich nachweisen, daß diese beiden Züge klinische Relevanz haben. In seiner ersten Studie konnte Eysenck zeigen, daß die Patienten mit hohem Neurotizismus und hoher Introversion häufig „dysthyme“ Diagnosen erhalten (Angst, reaktive Depression, Zwänge), während diejenigen mit hohem Neurotizismus und hoher Extraversion hysterische und psychopathische Diagnosen bekamen [34].

Dennoch ist die Validierung solcher Züge wie Introversion–Extraversion und Neurotizismus–Stabilität immer noch problematisch. Wir besitzen kein entscheidendes Kriterium für die Validierung, wie etwa beim Nachweis einer Störung in einem Körperorgan. Die wesentliche Frage lautet hier: Was ist die natürliche Basis der Dimensionen der Persönlichkeit? Als

Antwort wurde vorgeschlagen, daß den charakteristischen Unterschieden im Testverhalten das Konstrukt der Züge (traits) zugrundeliegt [90]. Die Validierung eines Konstruktes von Zügen ist von zwei Weisen der Evidenz abhängig: Der diskriminatorischen und der konvergierenden Evidenz.

Wir diskriminieren, wenn wir zeigen, daß die Meßergebnisse eines Zuges spezifisch für diesen und nicht für andere sind. Dies hat sich für Introversion–Extraversion und Neurotizismus–Stabilität zeigen lassen. Sie sind voneinander unabhängig und bilden zwei getrennte Dimensionen der Persönlichkeit. Deshalb kann man die Individuen als variierend ansehen hinsichtlich Wärme, Geselligkeit, Durchsetzungsvermögen und Suche nach Aufregung (die Extraversion-Introversion-Dimension) und hinsichtlich Angstbereitschaft, Feindseligkeit, Selbstbewußtsein und Vulnerabilität für Depression (die Neurotizismus-Stabilität-Dimension).

Die diskriminatorische Evidenz ist jedoch nicht gleichbedeutend mit der konvergierenden Evidenz. Eine wesentliche Validierung für diese Konstrukte liegt darin, daß die Meßergebnisse Eysencks sich sowohl hinsichtlich ihrer Ausprägung wie ihrer Art durch Messungen bestätigen ließen, die auf anderen Methoden beruhten. So haben Eysenck, Cattell und Guilford trotz vieler theoretischer und technischer Unterschiede in den von ihnen entwickelten Meßverfahren sämtlich empirische Ergebnisse erzielt, die dahin konvergieren, daß diese beiden grundsätzlichen Dimensionen der Persönlichkeit vorgefunden wurden. Der *Neurotizismus* bei Eysenck korreliert mit der *Angst* bei Cattell und der *emotionalen Gesundheit* bei Guilford, die *Extraversion* bei Eysenck mit der *exvia* bei Cattell und der *sozialen Aktivität* bei Guilford [26].

Für die Validierung dieser Konstrukte als überdauernde Züge wird weitere konvergierende Evidenz durch den Nachweis geliefert, daß sie beständig sind. Tatsächlich kann man aufgrund der Punktwerte, die ein Individuum zu einem bestimmten Zeitpunkt mit diesem Meßverfahren erreicht hat, vorhersagen, welche Punktwerte es zu einer späteren Zeit erreichen wird. Costa und McCrae haben dies mit Retest-Korrelationen von 0,73 bei den Guilford-Merkmalen gezeigt, die über ein 12-Jahresintervall bei Erwachsenen gemessen wurden. Solche hohen Korrelationen zeigen sowohl die Stabilität der Meßverfahren wie die Validität des Konstruktes von überdauernden Persönlichkeitszügen [26].

Es hat sich gezeigt, daß die Dimensionen leichter repliziert und validiert werden können als die Typologien. Sie ermöglichen uns ein neues Verständnis der Typologien. Eysenck wies darauf hin, daß die Individuen, die auf seinen Dimensionen zu den Endpunkten hin abweichen, auch diejenigen sind, die leiden oder unter bestimmten Umständen andere leiden machen. Darüber hinaus können alte Typisierungen wie die des Cholerikers oder Sanguinikers auch als Kategorien angesehen werden. Diese Kategorien lassen sich ableiten aus einer Zusammenfassung von Individuen, welche über die Dimensionen der menschlichen Variabilität miteinander in Beziehung stehen.

In den letzten Jahren wurde unter den Psychologen eine Auseinandersetzung darüber geführt, ob die Persönlichkeit am besten mit einer Theorie der Persönlichkeitszüge (trait theory) erfaßt wird, bei der relativ stabile Merkmale vorausgesetzt werden, die eine kausale Rolle für das Verhalten spielen und auf Faktoren „innerhalb" der Person beruhen, oder ob die Persönlichkeit am ehesten mit einer Theorie des sozialen Lernens erfaßt wird, bei der die Verhaltenstendenz mit Konzepten wie operantes Konditionieren und Faktoren „außerhalb" der Person erklärt werden. Endler und Magnusson haben dies in die Frage gekleidet: „Ist das Verhalten konsistent durch alle Situationen hindurch oder ist es situationsspezifisch?" [33]. Ähnlich wie bei der über die Intelligenz geführten Debatte über Anlage und Umwelt scheint auch hier die beste Antwort in einer Kombination zu liegen.

Obwohl die Umgebung bei der Ausbildung der Persönlichkeit eine entscheidende Rolle spielt, so ist doch die Möglichkeit für bestimmte Reaktionen in einem erheblichen Ausmaß von Geburt an präformiert. Diese Auffassung läßt sich durch Studien untermauern, die Unterschiede in der autonomen Reaktivität und im Verhalten von Neugeborenen zeigen [12], ferner durch genetische Forschungen, die eine erhebliche erbliche Komponente für die Persönlichkeit von getrennt aufgewachsenen monozygoten Zwillingen nahelegen [116]. Dennoch können wir, ähnlich wie bei der Intelligenz, nicht folgern, daß das, was schon vor der Lebenserfahrung „mitgegeben" war, nicht durch eben diese Erfahrung verändert werden kann. Bei jedem Menschen lassen sich sowohl die Konstitution als auch die Lebensumstände gesondert hinsichtlich ihres relativen Beitrags zur Vulnerabilität eines Individuums für Belastungen analysieren.

Die Vorteile, die Persönlichkeit von ihren Merkmalen her und aus der Bestimmung von Dimensionen wie Introversion–Extraversion und Neurotizismus–Stabilität zu erfassen, sind die gleichen wie bei der Bestimmung der Dimension Intelligenz. Diese Perspektive bietet uns ein aussagekräftiges und valides konzeptuelles Gerüst für das Verständnis der individuellen Vulnerabilitäten, ohne daß wir uns in der Unzahl der Individuen selbst verlieren. Vieles wird erklärt, allerdings bleibt auch viel unerklärt [94].

Kapitel 12

Die Emotionen und ihre Beziehungen zu Lebensereignissen und Persönlichkeitszügen

Das Konzept der Persönlichkeitszüge, das wir im vorigen Kapitel diskutiert haben, beinhaltet, daß die Abweichungen hinsichtlich unterschiedlicher dimensionaler Charakteristika das Individuum dazu disponieren können, auf bestimmte Lebensumstände mit Beschwerden zu reagieren. In diesem Kapitel soll das Konzept vertieft werden, indem wir uns auf die Art der besonderen emotionalen Reaktionen und auf ihre Verknüpfungen mit einzelnen Persönlichkeitsmerkmalen konzentrieren.

Die Persönlichkeitszüge ermöglichen die emotionalen Reaktionen, hervorgerufen aber werden sie durch die Lebensumstände. Die auf einzelnen Zügen beruhenden Möglichkeiten und die unterschiedlichen situativen Reize können unabhängig voneinander variieren und bei der Erzeugung einer Reaktion ähnlich wie Vektoren wirken. So benötigt z. B. eine Person, die aufgrund eines bestimmten Persönlichkeitsmerkmales sehr vulnerabel ist, nur einen geringen Reiz, um eine dysphorische und emotionale Reaktion in einer Stärke zu provozieren, wie sie bei einem weniger empfindlichen Individuum nur unter extremer Belastung auftritt.

In Kapitel 11 sind wir auf die Komplexität des Denkansatzes der Persönlichkeitszüge eingegangen. Das Thema der verschiedenen Lebensereignisse dürfte noch komplexer sein, weil dazu nicht nur offensichtliche Katastrophen wie Todesfälle und Unfälle gehören, sondern auch sehr subtile und symbolträchtige Situationen, deren Beziehung zu den emotionalen Reaktionen nicht immer sofort deutlich wird.

Einige Situationen sind so beschaffen, daß sie bei fast jedem Menschen emotionale Reaktionen der Angst oder der Trauer provozieren [38]. Bei empfindlicheren Menschen können auch weniger extreme Umstände dieselben Reaktionen bewirken, die man dann neurotisch nennen könnte, weil sie so viel leichter hervorzurufen sind und in Schweregrad und Dauer der Situation unangemessen erscheinen.

Eine solche Betrachtungsweise für die emotionalen Reaktionen unterscheidet sich vom Denkansatz des Krankheitskonzeptes, bei dem das Hauptaugenmerk auf psychische Ereignisse im Sinne einer Beeinträchtigung des Objektes/Organismus gerichtet ist. Wir benutzen die Kategorie *Krankheit* mit ihrer logischen Entwicklungsreihe von der klinischen Einheit zur Ätiologie, um so das gegenwärtige biologische Wissen nutzbar zu machen, die Behandlung festzulegen und Forschungsrichtungen zu bestimmen. Der Erfolg dieser Methode sollte uns jedoch nicht die Grenzen ihrer Anwendbarkeit übersehen lassen. Es gibt viele klinische Situationen, in denen die Schwierigkeiten des Patienten nicht durch einen prozeßartigen Eingriff in das psychische Befinden charakterisiert sind, sondern durch den störenden Ausprägungsgrad einer allgemein üblichen Emotion, d.h. mehr durch eine quantitative als eine qualitative Abnormität. Dabei könnten die Klagen des Patienten und seiner Familie etwa lauten, daß er häufiger als andere ängstlich ist oder häufiger entmutigt, demoralisiert und unsicher, als es adäquat erscheint.

Das Krankheitsmodell ist in solchen Fällen nicht angemessen und würde, falls man es anwendete, in die Irre führen. Es springt kein gleichförmiges Muster von Symptomen mit einem definierten Verlauf ins Auge, das auf eine bestimmte Klasse von Erkrankung deutet. Vielmehr handelt es sich hier um eine in Schwierigkeiten befindliche Person, die ihre natürlichen Gefühle ausdrückt und sich darüber beklagt, daß sie diese als zu stark und belastend empfindet. Wie können wir diese Probleme einschätzen und wie können wir ein interpretatives Verfahren entwickeln, das sich für die in Schwierigkeiten geratene Person ebenso eignet wie das Krankheitskonzept für pathologisch gestörte Menschen?

In diesem Bereich der Psychiatrie ändert sich unsere Methode des Erklärens vom kausalen Determinismus der Biologie zu einem Erfassen der Bedeutung oder des Sinnes menschlichen Verhaltens. Wir gelangen von der Sprache des Objektes/Organismus (Krankheit, Symptome, naturgesetzliche Entwicklung, Mechanismus, Ursache) zu einer Sprache des Subjektes/Handelnden (Gefühle, Intentionen, Urteile, Handlungen, Reaktionen). Wir versuchen, diese Patienten als Menschen mit nachvollziehbaren Plänen und einfühlbaren Reaktionen zu verstehen, die sich aus den Persönlichkeitseigenschaften und den Lebensumständen ergeben. Wir erwarten, daß wir in den Entscheidungen dieser Patienten und in den Gefühlen, die sie ausdrükken, einen Sinn finden. Unsere Vorstellungen über die Behandlung sind eher an Begriffe wie Überzeugung, Einsicht und Alternativen als an Wiederherstellung oder Heilung geknüpft.

Keine Psychiatrie kann vollständig sein ohne anzuerkennen, daß der Patient sowohl ein Subjekt/Handelnder wie ein Objekt/Organismus ist. Das Hauptanliegen dieses Buches ist es, gerade diesen Punkt zu betonen, um zu vermeiden, daß die konzeptuellen Unterschiede zwischen diesen beiden Möglichkeiten, einen Patienten zu betrachten, verschwimmen, obwohl natürlich im klinischen Alltag beide Gesichtspunkte eng miteinander verwoben sind. Diese Verschwommenheit ist eine der Hauptursachen für die Verwirrung in der Psychiatrie. So ist etwa das Wort *Neurose,* der am häufigsten benutzte Begriff für die hier diskutierten Zustände, direkt mit den Bezeichnungen *nervös* und *Nerven* verbunden, eine Verknüpfung, die gerade in einer solchen Situation auf Aspekte des Organismus verweist, in der diese wahrscheinlich am wenigsten sachdienlich sind.

Wenige Ausdrücke in der Psychiatrie sind so problematisch wie der Begriff der *Neurose,* der Schwierigkeiten sowohl hinsichtlich des Konzeptes wie des Sprachgebrauches mit sich bringt. Zum einen wird *Neurose* benutzt, um eine abgegrenzte Einheit zu bezeichnen, unterschieden von der Psychose, aber auch vom normalen psychischen Leben dadurch abgesetzt, daß sie als ein Krankheitszustand angesehen wird, der qualitativ anders als die Normalität gedacht wird. In anderem Zusammenhang wird *Neurose* benutzt, um einen Ausschnitt im theoretischen Kontinuum des psychischen Lebens zu bezeichnen, das sich von der Normalität über die leicht abnormen (neurotischen) zu den schwer abnormen (psychotischen) Gegebenheiten erstreckt. Dieses Durcheinander kann dadurch etwas gelichtet werden, daß man die affektiven Störungen und die Schizophrenie als klinische Krankheitseinheiten ansieht, bei denen es auf die Entdeckung ihrer Pathologie und Ätiologie ankommt. Demgegenüber stellen die Neurosen Beispiele für emotionale Reaktionen auf Lebenssituationen dar. Ihre Benennung richtet sich nach der am stärksten hervortretenden Reaktionsweise, die meist mit anderen vermischt ist. Die Abnormität besteht lediglich in quantitativen Merkmalen wie Frequenz, Dauer oder Intensität der Reaktion. Es erscheint ratsam, den Begriff der *Neurose* als Substantiv mit der darin enthaltenen Bedeutung von Einheit zu vermeiden, während man vielleicht das Adjektiv *neurotisch* als einen Kurzausdruck für emotionale Reaktionen, die quantitativ überschießend erscheinen, beibehalten kann. Es geht hier nicht um Krankheitseinheiten, vielmehr um die Art und Weise des emotionalen Geschehens, die mit Begriffen wie Bereitschaft, Provokation und Reaktion interpretiert und geklärt werden kann. Die Persönlichkeiten besitzen die Bereitschaften, die Lebensumstände bilden die provozierenden Reize, und die neurotischen Symptome sind die Antworten.

Zur Erläuterung dieses Denkansatzes wollen wir den emotionalen Zustand der Angst betrachten, eine universelle Erfahrung in Situationen der Bedrohung und Unsicherheit. Die Angst bedeutet keineswegs ein vollkommen destruktives, lebensfeindliches und unzweckmäßiges Gefühl, wie sich mit dem klassischen Yerkes-Dodson-Gesetz zeigen läßt, also der Beziehung eines „umgekehrten U“ zwischen Erregung und Leistungsfähigkeit. Diese Beziehung zeigt, daß für einc vorgesehene Aufgabe das Vorhandensein einer gewissen Angst sowie der begleitenden Erregung und Aufmerksamkeit zu einer Verbesserung der Leistungsfähigkeit führt. Wenn die Angst jedoch weiter ansteigt, so erreicht die Geschicklichkeit bei der Leistung zunächst einen Gipfel, um dann rasch abzufallen. Der Wendepunkt richtet sich nach der Schwierigkeit der Aufgabe. Bei einfachen Aufgaben verbessert die Angst die Geschicklichkeit selbst dann, wenn eine beträchtliche emotionale Spannung besteht. Dagegen ist bei schwierigen Aufgaben nur ein geringes Maß an Angst nötig, um die Leistung zu gefährden.

Die Angst ist somit in gewissem Ausmaß nützlich und wird von jedem gelegentlich verspürt. Je nach den Umständen und den Persönlichkeitsmerkmalen wird sie geringer oder stärker sein, doch können alle Menschen – trotz ihrer unterschiedlichen Disposition für die Angst – ihr Leistungsvermögen verlieren, wenn sie für längere Zeit einer bedrohlichen Umgebungssituation ausgesetzt sind. Im Verlauf eines schweren Gefechtes werden allmählich alle Soldaten durch Angst handlungsunfähig, wenn die Situation zu lange andauert [129].

Angst wird von der Furcht nur durch eine Konvention unterschieden, wobei die *Furcht* die Bezeichnung für eine vorübergehende, intensive und zielgerichtete Antwort auf eine bestimmte und plötzliche Bedrohung bedeutet, während der Begriff *Angst* ein länger andauerndes und variableres Gefühl bezeichnet, das sich im Rahmen einer in eher subtiler Weise bedrohlichen Situation entwickelt. Die beginnenden Anzeichen der Angst liegen in einem Gefühl der Wachheit und Anspannung, Merkmale, die eine Wahrnehmung der Alarmiertheit und der Stimulierung mit sich bringen, welche nicht unbedingt als unangenehm empfunden werden. Sie stellen einen Aspekt der Erregung dar und werden manchmal aus einer gewissen Abenteuerlust heraus regelrecht gesucht. Ihr Nachlassen und die Entspannung, z. B. nach einer erfolgreich vollbrachten Leistung, können zu einer lustvollen Erfahrung werden [80].

Wenn die Angst jedoch stärker wird, nehmen dysphorische Qualitäten zu. Alle Anstrengungen werden dann als ermüdend empfunden, häufig wird über eine chronische Erschöpfung geklagt. Gespanntheit, Wachheit und Reaktionsbereitschaft wandeln sich in Sorge, Erregung, Ablenkbarkeit, Sprunghaftigkeit, Depersonalisierung und Verlust der Effizienz; außerdem tragen vegetative Zeichen der Angst wie Tachykardie, Magenkrämpfe und Mundtrockenheit erheblich zur Dysphorie bei. Oft entsteht ein Gefühl, die Lungen nicht mehr richtig füllen zu können, dies hat eine Mehratmung zur Folge, die Depersonalisationsphänomene durch ein Gefühl der Schwerelosigkeit im Kopf und des Schwebens verstärken kann, was gelegentlich zur Hyperventilationstetanie führt. Am Ende steht eine handlungsunfähige und demoralisierte Person in schwerer Bedrängnis.

Die dysphorische Angst verlangt nach Beendigung, aber die geeigneten Lösungen sind je nach Umständen und Individuum verschieden. Natürlich besteht der unmittelbarste Weg zur Beseitigung der Angst im Verlassen der betreffenden Situation und in ihrer künftigen Vermeidung. Dies stellt jedoch nur selten eine realistische Lösung dar. So ist es z. B. unmöglich, aus einem Gefecht wegzulaufen, ohne neue Gefahren zu riskieren, oder einen Arbeitsplatz zu verlassen, ohne andere Verpflichtungen zu verletzen. Im Berufsleben kann eine gute Ausbildung die Angst reduzieren und dazu führen, daß sie durch Leistungsfreude abgelöst wird, ein Phänomen, das Lehrer überall beobachten können. In ähnlicher Weise kann eine geschickte Führung in der Schlacht die Intensität der Angst durch eine Erhöhung der Leistungsfähigkeit, des Vertrauens und des Korpsgeistes verringern. In solchen Fällen wird die Angst also mehr durch ein Meistern der Situation als durch ihre Vermeidung überwunden. Dies stellt einen sehr erfolgreichen Weg des Umganges mit der Angst dar, der allerdings neben der Kenntnis dessen, was am Beginn der bedrohlichen Situation stand, auch die nötigen Mittel erfordert, um ihre bedrohlichen Anteile zu beseitigen. Diese Aufgabe ist nicht leicht, so daß es kaum überrascht, daß die meisten von uns zu bestimmten Zeiten die Hilfe anderer benötigen, um mit ihr fertig zu werden.

Vermeiden und Meistern sind zwei ideale Lösungen im Umgang mit der Angst. Wenn sie nicht erreichbar sind oder aufgeschoben werden müssen, dann gibt es eine Reihe von anderen Möglichkeiten, wie man mit dem emotionalen Zustand verfahren kann. Dabei geht es um den Versuch, das Angsterleben zu verändern. So entdecken einige Menschen, daß Sedativa wie Alkohol die Spannung reduzieren können, was eine vorübergehende Erleichterung bringt, aber gleichzeitig auch das Risiko eines Mißbrauchs von Beruhigungsmitteln mit sich bringt, sofern die Angst chronisch ist. Manche Menschen gehen auch mit der Angst (und vor allem mit dem unangenehmen Gefühl der Schwäche, das damit verbunden ist) um, indem sie sie durch einen anderen, aktiveren Zustand ersetzen, z. B. Ärger oder Aggressivität. Eine solche Umwandlung geschieht oft so unbewußt, daß der Betreffende sich gar nicht über eine Beteiligung der Angst an seinen Gefühlsregungen im klaren ist. Das Erleben und der Ausdruck der Angst können auch auf viele andere Arten verändert werden, wobei in jedem Einzelfall die Faktoren des Individuums, der Situation, der früheren Erfahrungen und der soziokulturellen Erwartungen mitspielen.

Aus diesen verschiedenen Einflüssen ergibt sich nicht nur, ob die Angst gemeistert wird, sondern auch, ob aus der ängstlichen Person ein Patient wird. Die Dohrenwends und Mitarbeiter haben nachgewiesen, daß in der Gesamtbevölkerung viele Menschen emotionale Mißempfindungen in einem Ausmaß und in einer Art aufweisen, die nicht von den Berichten der psychiatrischen Patienten zu unterscheiden sind [29]. Diese Menschen suchen meist keine professionelle Hilfe, zum Teil, weil sie nicht – in der Terminologie von Frank – durch ihr Leiden demoralisiert sind [42]; oder weil ihr soziales Netz so beschaffen ist, daß sie durch die Unterstützung von Freunden und Familie genügend Hilfe finden; vielleicht auch, weil die kulturelle Perspektive es nicht zuläßt, das Problem als eines anzusehen, für das ärztliche Hilfe benötigt wird [32].

Der psychische Befund der Angst ist nicht schwer zu erheben. Sie kann zwar auch als Teil einer umschriebenen Erkrankung mit einer genetischen Grundlage auftreten (phobisches Angstsyndrom), doch läßt sich normalerweise eine verstehbare Beziehung zwischen dem Gefühl und dem Anlaß vom Patienten beschreiben und vom Untersucher nachvollziehen. Die Verknüpfung zwischen Bereitschaft, Provokation und Reaktion bei der Angst ist empirisch untersucht und stellt eines der klassischen Beispiele für den Denkansatz dar, bei psychischen Gegebenheiten eine Ebene der formalen Analyse von der Ebene der Funktionen zu unterscheiden [119].

Die hier gewählte Betrachtungsweise der Angst läßt sich in ähnlicher Weise bei einer Reihe anderer psychischer Zustände anwenden, die ebenfalls das Paradigma von Persönlichkeit, Provokation und Reaktion aufweisen. Bei jedem dieser psychischen Zustände gibt es sinnvolle Verbindungen zwischen einem Subjekt/Handelnden, einer spezifischen Situation und einer emotionalen Reaktion, die abnorm ist hinsichtlich ihres Ausmaßes, jedoch nicht hinsichtlich ihrer Form. Die Anwendung dieses Paradigmas auf bestimmte Individuen bietet uns ein verständliches Muster von Zusammenhängen, auf deren Basis wir Interventionsmethoden entwickeln können. Wenn eine ängstliche Persönlichkeit mit einer Situation konfrontiert ist, die sie als bedrohlich ansieht, dann können wir die Entstehung von Panik oder auch von Alkoholismus nachvollziehen. In ähnlicher Weise können wir bei den dramatischen, extravertierten und emotional labilen Individuen, die man histrionisch nennt, verstehen, wie eine Umgebung, von der ein Individuum sich vernachlässigt fühlt, Ärger, Deprimiertheit und selbstschädigendes Verhalten provozieren kann. Die selbstunsichere, perfektionistische und introvertierte Person ist in einer als unklar und wechselhaft erscheinenden Situation dem Risiko ausgesetzt, daß sich Angst, Frustration und Zwangserscheinungen entwickeln. Ein gemütloser und abenteuerlustiger Mensch kann in einer wenig straff geordneten Umgebung ein Verhalten mit Delinquenz entwickeln, während ein unsteter, aggressiver Mann in bedrohlichen Situationen leichter gewalttätig wird. All dies sind Paradigmen eines regelhaften Vorkommens. Der Umgang mit ihnen stellt einen großen Teil der psychiatrischen Tätigkeit dar.

Wenn wir diese Betrachtungsweise auf die reaktiven emotionalen Zustände anwenden, so finden wir verschiedene Charakteristika. Zunächst einmal zeigt sich als ein zentraler Gesichtspunkt die Übertreibung einer normalen emotionalen Reaktion. Zweitens, die Patienten lassen sich eher durch quantitative als durch qualitative Unterschiede von normalen Individuen trennen. Das ist der Grund, warum trotz der gemeinsamen Fähigkeit zu emotionalen Reaktionen nicht alle Menschen neurotisch sind, denn die

Reaktionen der meisten Menschen sind hinsichtlich des Ausmaßes und der Dauer den sie provozierenden Ereignissen angemessen.

Drittens, die Ursachen für die Schwierigkeiten sind vielschichtig, aber weitgehend verständlich. Sie beruhen auf Verknüpfungen zwischen Faktoren wie vererbte Eigenschaften, frühere Lebenserfahrungen, körperliche Gesundheit und situative Belastungen. Identische Symptome treten bei verschiedenen Personen in unterschiedlichen Situationen auf, weil es von der Art des Erlebens der Umgebung abhängt, ob eine Reaktion provoziert wird.

Viertens, die Diagnose ist individuell und wird von einer Vielzahl unterschiedlicher Merkmale eines bestimmten Patienten beeinflußt. Dazu gehört die Einschätzung seiner Stärken und Schwächen, der von ihm empfundenen Belastung und der daraus resultierenden Reaktionen. Es handelt sich also mehr um eine beschreibende Formulierung als um eine etikettierende Klassifikation. Krankheiten lassen sich in Kategorien fassen, die sich gut für eine etikettierende Nosologie eignen. Dagegen wird im Zusammenhang mit neurotischen Reaktionen für jeden Patienten ein ganzer Absatz benötigt.

Fünftens, beim neurotischen Patienten ist die Prognose aus zwei Gründen unsicher: Wegen ihres überdauernden Charakters bedingen die Persönlichkeitszüge auch dauerhafte Vulnerabilitäten. Außerdem lassen sich die situativen Umstände, die für die Provokation, das Andauern und die Rückbildung emotionaler Verfassungen entscheidend sind, oft nicht vorhersehen.

Als letztes, die Therapie muß trotz symptomatologischer Ähnlichkeiten für jeden Patienten maßgeschneidert sein. Wenn sich etwa zwei Menschen über Depressionen beklagen, so kann es sich im einen Fall um eine abhängige und dramatisierende ältere Witwe mit schlechter körperlicher Verfassung handeln, die aus dem Hause ihrer Tochter ausziehen soll, während es im anderen Fall um einen perfektionistischen und selbstunsicheren Heranwachsenden gehen kann, der von zuhause ausgezogen ist, um ein schwieriges Studium aufzunehmen. Beide mögen ähnliche emotionale Beeinträchtigungen aufweisen, doch sind ihre Persönlichkeiten und Lebenssituationen so unterschiedlich, daß die Behandlungsziele und die Methoden sehr voneinander abweichen können, mit denen Einsichten, Veränderungen der Situationen und Besserungen der Symptome angestrebt werden. Für beide wird es hilfreich sein, eine gewisse Vorstellung von den Beziehungen zwischen der Emotion und deren Anlaß sowie über die Beteiligung ihrer Persönlichkeit zu gewinnen. Bei beiden besteht auch die Notwendigkeit, für die Behandlung eine supportive Beziehung herzustellen und eine Entscheidung darüber herbeizuführen, welche Ziele für das jeweilige Individuum unter den vorliegenden Umständen erreichbar sind. Man muß klären, ob der Patient radikal neue Einsichten benötigt und dazu fähig ist, ob ein Neuanfang und eine grundlegende Veränderung der Situation erforderlich sind oder ob ihm besser mit einfachen Maßnahmen geholfen werden kann, die gegenwärtige Situation zu bewältigen und sein Gleichgewicht wiederzufinden.

Es hängt also von vielen Gesichtspunkten des jeweiligen Bildes ab, ob man anstrebt, die Vulnerabilität des Patienten zu mindern, die Belastungen der gegenwärtigen Lebenssituation zu reduzieren oder zu zeigen, wie er künftig psychologisch nachteilige Situationen vermeiden kann. Sicher ist jedenfalls, daß es hier nicht um eine Behandlung im Sinne der Beseitigung einer Krankheit geht, sondern um eine Art Lenkung und Führung von Menschen, die auf bestimmte Umstände empfindlich reagieren.

Der Kontext zur Verdeutlichung der neurotischen Zustände besteht in der Erkenntnis der Zusammenhänge zwischen Bereitschaften, auslösenden Anlässen und Reaktionen. Die Beziehungen zwischen diesen Faktoren nehmen keineswegs die Form biologischer Gesetze an und führen auch nicht zu einer identischen Reaktion in jeder Situation. Ihre prädiktive Kraft ist relativ gering, im Grunde sind sie gar nicht für die Vorhersage geschaffen. Sie wurden entwickelt, um einen Weg zum Verständnis von Menschen in emotionalen Schwierigkeiten zu finden.

Die Beziehungen zwischen Bereitschaften, Anlässen und Reaktionen tragen einen auf Sinn gerichteten, keinen determinierenden Charakter. Sie werden für uns einleuchtend, wenn wir uns einzufühlen versuchen. Sie sind insofern individuell, als sie nur unter ganz bestimmten Bedingungen zutreffen, obwohl sie Plausibilität für sehr viele Fälle besitzen. Man kann sie insofern als dynamisch bezeichnen, als sie eine Gruppe von miteinander in Interaktion tretenden Prozessen repräsentieren, zu denen Motive und Situationen gehören. Sie sind für viele Einflüsse offen und können auf unterschiedliche Weise einen Ausdruck finden. Ihre überzeugende Kraft liegt darin, daß sie offensichtlich eine Vielzahl von Aspekten umfassen, von denen bei jedem individuellen Patienten ein Teil in seinem Inneren begründet ist und sich nach außen entfaltet, während ein anderer Teil von außen nach innen wirkt.

Tcil IV
Das Konzept der Verhaltensweisen

Kapitel 13

Das Konzept der Motivation und seine Bedeutung für die Verhaltensweisen

Wir kennen eine große und heterogene Gruppe psychiatrischer Zustände, die sich schwer in Kategorien fassen lassen, obwohl sie in der psychiatrischen Praxis häufig vorkommen und eine gewisse Zahl von Merkmalen miteinander teilen. Hierzu gehören Probleme wie Alkoholismus, Suizidalität, Anorexia nervosa, Delinquenz und Drogenmißbrauch. Trotz der offensichtlichen Unterschiede ähneln die Zustände sich darin, daß es bei ihnen stets um eine Entscheidung geht, bestimmte Tätigkeiten durchzuführen. Außerdem stellt sich bei jedem dieser Zustände die Frage nach den Kriterien für die klinische Abnormität und damit nach der Eignung für eine Klassifizierung als medizinisch relevanter Zustand. Man könnte allerdings in einer solchen Bezeichnung als *Zustand* bereits eine Einengung der Gesichtspunkte sehen, weil die Einstellungen zu solchen Tätigkeiten ebenso sehr von sozialen Erwartungen, Institutionen und Werthaltungen bestimmt werden wie von Sachverhalten, die sich mit den biologischen und psychologischen Wissenschaften erfassen lassen, und auch deswegen, weil die Behandlung vor allem auf einer Art von Persuasion beruht, so daß sie mehr als ein Akt sozialer Einflußnahme denn als medizinische Therapie erscheint.

Jeder dieser genannten Zustände läßt sich isoliert betrachten, doch weist die von ihnen gebildete Gruppe eine zugrundeliegende Gemeinsamkeit auf. Wenn man sie erfaßt, gelangt man zu einem besseren Verständnis nicht nur der ganzen Gruppe von Zuständen, sondern auch der Kontroversen, die sich an ihnen entzünden. Die einzelnen Tätigkeiten stellen trotz ihrer Unterschiede sämtlich Beispiele für Verhaltensweisen dar, das heißt für Tätigkeiten, die durch ihre Folgen bestimmt sind.

Verhalten bedeutet, so definiert, mehr als bloß Tätigkeit und auch mehr als koordinierte sensorisch-motorische Abläufe. Mitgedacht ist das Konzept eines Zieles, das der Tätigkeit vor dem Hintergrund der besonderen Situation des Individuums, das sich so verhält, einen Sinn verleiht. Manchmal ist die dirigierende Wirkung des zielgerichteten Verhaltens auf die Tätigkeit klar und wird vom Subjekt deutlich gesehen; bei anderen Gelegenheiten ist das Subjekt nicht in der Lage, das Ziel zu definieren, obwohl andere Menschen es vielleicht aus den Folgen der Tätigkeit bei einer bestimmten Gelegenheit oder unter besonderen Umständen ableiten können. Verhalten ist ein Konstrukt, das einen Sinn hinter den Beobachtungen über die Tätigkeit und deren Regelhaftigkeiten erkennen läßt.

Die konzeptuellen und methodologischen Gesichtspunkte dieser Perspektive lassen sich am besten durch die Beobachtung bestimmter regelhafter Ereignisse in der Natur und weniger in der Psychopathologie verdeutlichen. Der kalifornische Grauwal lebt in der überwiegenden Zeit des Jahres in der Region der Beringstraße. In jedem Winter jedoch beginnt er eine Wanderung von vielen tausenden von Meilen entlang der nordamerikanischen Küste zur Halbinsel Baja. In den warmen Lagunen dieses Teiles von Kalifornien bringt er seine Jungen zur Welt und zieht sie auf, um dann im Beginn des Frühlings erneut über tausende von Meilen zurück in die nördliche Heimat zu wandern.

Im Verlauf dieser Wanderung entwickeln die Tiere viele Aktivitäten. Sie schwimmen, tollen herum, jagen einander, geben Töne von sich. Ein Beobachter, der sie nur für kurze Zeit sieht, würde die Bestimmung der einzelnen Tätigkeiten als zielgerichtetes Wanderverhalten nicht erkennen. Diese Ausrichtung bleibt verborgen, wenn man die Tiere nicht über längere Zeit beobachtet und das Ziel sowie die regelmäßige Wiederkehr des Wanderverhaltens sieht.

Die Wale schwimmen nicht nur, sie wandern. Für dieses Verhaltenskonstrukt – Wanderung –, das die Tätigkeiten des schwimmenden Tieres leitet und modifiziert, so daß es seinen Bestimmungsort erreicht, benötigen wir eine Erklärung. So gesehen, bedeutet Verhalten also ein Konstrukt, das hinter den bei den Tätigkeiten zu beobachtenden Regelmäßigkeiten einen Zweck sieht. Da es sich um ein Konstrukt handelt, kann die Reliabilität der Beobachtungen in Frage gestellt werden. Das gleiche gilt für die Validität des Konstruktes als Erklärung der beobachteten regelmäßigen Merkmale. Sehr wichtig ist jedoch, daß mit dem Konstrukt ein Fokus für die deskriptiven und erklärenden Versuche geschaffen wird, zu denen es nicht kommen würde, wenn man sich nur mit den motorisch-sensorischen Tätigkeiten des Tieres beschäftigte.

Die menschlichen Lebewesen verfügen über viele koordinative Fähigkeiten von Hand, Auge und Mund. Innerhalb dieser Fähigkeiten unterscheiden wir jedoch das Verhalten des Essens, bei dem verschiedene Handlungen zu dem Ergebnis der Nahrungsaufnahme führen. Essen ist ein klares und eindeutiges Verhalten, obwohl die spezielle Erscheinungsweise bei jeder einzelnen Gelegenheit unterschiedlich sein kann, abhängig vom Zustand des Organismus, vom Vorhandensein von Nahrungsmitteln, von der persönlichen Einstellung gegenüber der Nahrung und von den sozialen Gepflogenheiten. Doch obwohl das Verhalten unter verschiedenen Umständen ablaufen und auch in bestimmter Weise gestört sein kann (z.B. Völlerei, Nahrungsverweigerung, Pica), so bleibt doch durchgängig gültig, daß es immer um Erscheinungsweisen desselben Phänomens – dem Verhalten des Essens – geht und daß ein Verstehen dieses Verhaltens, sei es normal oder abnorm, die jeweiligen Umstände berücksichtigen muß, die von biologischen bis zu kulturellen Gegebenheiten reichen.

Nach unserer Auffassung stellen die anderen oben erwähnten Zustände in ähnlichem Sinne Verhaltensweisen dar. Sie sind Tätigkeiten, die durch ihre Folgen definiert sind, obwohl sie in verschiedenen Verkleidungen auftreten können. Das Konzept des Verhaltens als einer Kategorie (wenn auch einer großen und heterogenen) bietet uns Antworten für eine Reihe von Fragen, die dem Psychiater oft gestellt werden: Was ist Hysterie? (Es ist ein Verhalten, bei dem Symptome und Zeichen von Krankheiten imitiert werden.) Ist Homosexualität eine Krankheit? (Nein, es ist keine, vielmehr handelt es sich um ein Verhalten.) Wie behandelt man einen Menschen mit suizidalen Tendenzen? (Da suizidales Verhalten unter verschiedenen Bedingungen auftreten kann, hängt die Behandlung von den Umständen ab und reicht von einer Psychotherapie für jemanden, der demoralisiert ist, bis zur Elektrokrampftherapie für manisch-depressive Erkrankungen.)

Die Schaffung dieser Kategorie von Verhaltensweisen bietet den Vorteil aller kategorialen Ordnungen: Die Identifizierung. Man kann jedes Mitglied der Kategorie so auffassen, daß es mit anderen bestimmte Gemeinsamkeiten hat. Zu diesen Gemeinsamkeiten gehören vor allem die Beziehungen der Verhaltensweisen zum Körper, zur Psyche und zu den gesellschaftlichen Gepflogenheiten.

Mit der Identifizierung entsteht ein Bedürfnis nach Erklärung. Warum verhalten Menschen sich auf diese Weise? Die *Was*-Frage, die durch die Identifizierung beantwortet ist, wird gefolgt von der *Wie*-Frage nach den Mechanismen, die das Verhalten erzeugen, und von der *Warum*-Frage nach den Intentionen des Individuums, welches dieses Verhalten zeigt. Mit beiden dieser Aspekte für die Erklärung geraten wir in Schwierigkeiten. Beim Versuch der Analyse benutzen wir sowohl Gesichtspunkte auf der Ebene der Form als auch der Funktion.

Zunächst müssen wir feststellen, daß wir wenig Informationen über die grundlegenden Mechanismen besitzen, die irgendein Verhalten bei irgendeinem Organismus, geschweige denn bei menschlichen Lebewesen, hervorbringen. Zwar ist unsere Kenntnis vom Nervensystem recht weit vorangeschritten, wenn es um die Erfassung der integrativen Funktionen des motorisch-sensorischen Apparates geht, der koordinierte Bewegungen des Organismus ermöglicht. Dagegen wissen wir kaum etwas von den Mechanismen, welche diesen Apparat lenken und ihn in die Lage versetzen, Ziele auszuwählen und sich an wechselnde Situationen anzupassen. Dies aber sind die eigentlichen Merkmale, die das Konstrukt Verhalten von der bloßen Tätigkeit unterscheiden und einen Grundzug des animalischen Lebens darstellen. Diese Mechanismen stehen heute im Brennpunkt intensiver Studien der gesamten Neurowissenschaften.

Die Forschungen in diesem Bereich sind auf vielfältiger Weise mit dem Werk von Freud verknüpft, dessen vielleicht dauerhaftester Beitrag zur Psychologie darin besteht, daß er herausstellt, wie die Menschen durch Motivationen bewegt werden, die ihre Aktivität oft beherrschen und die in verschiedenen Formen vorkommen. Freud schrieb in der Arbeit: „*Entwurf einer wissenschaftlichen Psychologie*":

> „Mit der Komplexität des Inneren nimmt das Neuronensystem Reize auf aus dem Körperelement selbst, endogene Reize, die gleichfalls abgeführt werden sollen. Diese entstammen Körperzellen und ergeben die großen Bedürfnisse, Hunger, Atem, Sexualität ... Sie hören auf nur unter bestimmten Bedingungen, die in der Außenwelt realisiert werden müssen. Z. B. Nahrungsbedürfnis. Um diese Aktion zu vollbringen ... bedarf es einer Leistung ... da das Individuum unter Bedingungen gesetzt ist, die man als Not des Lebens bezeichnen kann" ([47] S. 306).

Diese „endogenen Reize" sind die Vorläufer von Freuds *Trieb*. In der Arbeit „Triebe und Triebschicksale" hat Freud den Trieb auf folgende Art definiert:

> „... ein Grenzbegriff zwischen Seelischem und Somatischem, als psychologischer Repräsentant der aus dem Körperinneren stammenden, in die Seele gelangenden Reize, als ein Maß der Arbeitsanforderung, die dem Seelischen infolge seines Zusammenhanges mit dem Körperlichen auferlegt ist.
>
> Wir können nun einige Termini diskutieren, welche im Zusammenhang mit dem Begriffe Trieb gebraucht werden wie: Drang, Ziel, Objekt, Quelle des Triebes.
>
> Unter dem Drange eines Triebes versteht man dessen motorisches Moment, die Summe von Kraft oder das Maß von Arbeitsanforderung, das er repräsentiert. Der Charakter des Drängenden ist eine allgemeine Eigenschaft der Triebe, ja das Wesen derselben.
>
> Das Ziel eines Triebes ist allemal die Befriedigung, die nur durch Aufhebung des Reizzustandes an der Triebquelle erreicht werden kann. Aber wenn auch dies Endziel für jeden Trieb unveränderlich bleibt, so können doch verschiedene Wege zum gleichen Endziel führen, so daß sich mannigfache nähere oder intermediäre Ziele für einen Trieb ergeben können, die miteinander kombiniert oder gegeneinander vertauscht werden ...
>
> Das Objekt des Triebes ist dasjenige, an welchem oder durch welches der Trieb sein Ziel erreichen kann. Es ist das variabelste am Triebe, nicht ursprünglich mit ihm verknüpft, sondern ihm nur infolge seiner Eignung zur Ermöglichung der Befriedigung zugeordnet. Es ist nicht notwendig ein fremder Gegenstand, sondern ebensowohl ein Teil des eigenen Körpers. Es kann im Laufe der Lebensschicksale des Triebes beliebig oft gewechselt werden ...
>
> Unter der Quelle des Triebes versteht man jenen somatischen Vorgang in einem Organ oder Körperteil, dessen Reiz im Seelenleben durch den Trieb repräsentiert ist. Es ist unbekannt, ob dieser Vorgang regelmäßig chemischer Natur ist oder auch der Entbindung anderer, z. B. mechanischer Kräfte entsprechen kann ...
>
> ... obwohl die Herkunft aus der somatischen Quelle das schlechtweg Entscheidende für den Trieb ist, wird er uns im Seelenleben doch nicht anders als durch seine Ziele bekannt. Die genauere Erkenntnis der Triebquellen ist für die Zwecke der psychologischen Forschung nicht durchwegs erforderlich. Manchmal ist der Rückschluß aus den Zielen des Triebes auf dessen Quellen gesichert ..." ([45] S. 214–216).

In dieser sehr schönen und sorgfältigen Beschreibung finden wir die grundlegende Bestimmung der Konzepte vom Verhalten und von der Motivation in den klinischen Wissenschaften. Das Konstrukt Verhalten setzt voraus, daß hinter den Tätigkeiten des Organismus Ziele stehen, auf welche die Tätigkeiten gerichtet sind, direkt oder indirekt, bewußt oder unbewußt. Aus der Beobachtung der Tätigkeiten und aus dem regelhaften Erreichen von Zielen wird die richtunggebende Wirkung des Verhaltens rekonstruiert. Da sich die Ziele ändern, unterscheiden sich die Verhaltensweisen in ihrer Art. Als Konstrukte sind die Verhaltensweisen von der einfachen Tätigkeit durch ihre Zielgerichtetheit unterschieden und untereinander durch ihre jeweiligen Ziele.

Freud ordnete allen Verhaltensweisen ein Motiv zu und war der Auffassung, daß diese Motivierungen einem großen Teil der psychopathologischen Erscheinungen zugrundeliegen. Zur Untersuchung dieser Auffassung müssen die Charakteristika der wichtigsten motivierten Verhaltensweisen näher betrachtet werden.

Kapitel 14

Die Charakteristika des motivierten Verhaltens

Motivierte Verhaltensweisen lassen sich auf verschiedenen Wegen charakterisieren. Man kann sie im Hinblick auf ihre Spezifität betrachten und gelangt dabei von Verhaltensweisen mit recht allgemeinen Merkmalen (z. B. dem Rhythmus der Aktivität und ihrem Anwachsen und Schwinden im Verhältnis zur Tageszeit und zu den Umgebungsreizen) bis hin zu charakteristischen Verhaltensweisen (z. B. Verteidigung, die sich entweder als Kampf oder Flucht in Reaktion auf eine Bedrohung äußert), und schließlich zu ganz stereotypem Verhalten (wie Essen, Trinken und Sexualverhalten, bei denen die Aspekte der Befriedigung von Bedürfnissen ganz evident sind).

Solche Verhaltensweisen besitzen eine adaptive Funktion. Sie stehen in einer hierarchischen Beziehung, wobei ein Verhalten das andere in den verschiedenen Situationen reguliert, so daß der Organismus selten durch die Dominanz eines inadäquaten Motives in eine gefährliche Tätigkeit gerät. Die Hemmung ist ebenso wichtig wie die Erregung, aus der Kombination dieser beiden Elemente entsteht das jeweilige Motivationsgefüge als eine variable und wechselvolle Gegebenheit.

Die motivierten Verhaltensweisen werden häufig durch äußere Reize hervorgerufen, doch ist ihre Kraft von Fall zu Fall unterschiedlich. Dieselben visuellen und olfaktorischen Stimuli, die nach einer Hungerperiode zum Essen führen, erregen unmittelbar nach einer Mahlzeit kein Interesse. Sexuell provozierende Signale mögen Erwachsene anregen, doch sind sie für Kinder weniger verlockend. Es gibt also passagere und auch dauerhafte Veränderungen in der Reagibilität auf verhaltensprovozierende Reize, und gerade diese wechselnde Reaktionsbereitschaft macht den Kern des Phänomens der Motivation aus.

Motivierte Verhaltensweisen werden auch durch innere Veränderungen hervorgerufen und hängen mit viszeralen und endokrinen Vorgängen zusammen, vor allem mit dem hypothalamisch-limbischen System als wichtigem neuronalen Sitz der Organisation und Integration.

Einige Aspekte der motivierten Verhaltensweisen beim Menschen lassen sich anhand von Selbstschilderungen von Individuen erhellen, die sich auf bestimmte Weise verhalten. Die Leitung der Aktivität durch bestimmte Motivationen, die bei Tieren durch Mittel wie Deprivation oder Hormoninjektionen künstlich bewirkt werden können, wird beim Menschen als eine Offenheit für Reize erlebt, als ein starkes Bedürfnis nach neuen Erlebnissen oder als Ablenkung von anderen Tätigkeiten. Das beste Beispiel für dieses Phänomen dürfte im Auftreten sexueller Interessen und Aktivitäten während der Pubertät liegen, wobei Reize, die vorher kaum Interesse fanden, nun erregend und beherrschend werden.

Das Ziel der sexuellen Betätigung erfordert einen Ausgleich zwischen persönlichen Bedürfnissen und sozialen Gepflogenheiten. Üblicherweise nimmt die Fähigkeit zur Schaffung eines solchen Ausgleiches allmählich zu, wodurch das Verhalten sowohl effizient wie akzeptabel wird. In bestimmten Situationen wird eine Tätigkeit vielleicht nur teilweise durchgeführt, ein Kompromiß, der partielle Befriedigung verschafft und eine Reduktion des Gefühls eines Dranges, eines Beherrschtwerdens und eines starken Interesses bewirkt.

Das sexuell motivierte Verhalten läßt sich beschreiben als einerseits eine Suche nach Befriedigung und andererseits ein Bedürfnis, von Spannung befreit zu werden. Beide Aspekte scheinen gleichzeitig vorzukommen und sind in bestimmte Theorien eingegangen (z.B. das Lustprinzip oder die Theorie von der Triebbefriedigung), wobei postuliert wurde, daß hier das eigentliche Ziel sämtlicher Verhaltensweisen liege. Aus deskriptiv-phänomenologischer Sicht liegen die Hauptelemente jedoch zum einen in einem Gefühl des Interesses und der Reagibilität, das bei genügender Dauer der Deprivation recht dominierend werden kann, andererseits in einer passageren Verringerung des Interesses und der Aktivität als Folge eines befriedigenden Aktes.

Ganz ähnliche Beschreibungen wie für das sexuell motivierte Verhalten lassen sich für andere Verhaltensweisen liefern, etwa Essen, Trinken und Schlafen, wobei hinzugefügt werden muß, daß jedes einzelne motivierte Verhalten bei langdauernder Deprivation von seinem Ziel an die Stelle all der anderen treten kann oder daß die Energie eines Menschen ganz auf dieses einzige Ziel gerichtet wird, bis es schließlich erreicht ist. Bei Verhaltensweisen wie Essen und Trinken, die lebensnotwendig sind, kann eine lange Deprivation schließlich zur Vernachlässigung sämtlicher anderer Interessen und zum Aufgeben des Bemühens führen, sein Verhalten den sozial erlernten Prinzipien anzupassen.

Die Durchführung der Verhaltensweisen ist mit einem subjektiv angenehmen Gefühl des Interesses verbunden. Zu einer Modifikation von Verhaltensweisen kann es kommen durch situative Umstände, durch Erfahrungen, durch Vorstellungen über gewisse Finessen zur Stimulierung, durch die Art, wie das Verhalten angestrebt wird und durch die Form seiner Durchführung. Sowohl das psychische Befinden wie das aktualisierte Verhalten können vom Individuum so erlebt werden, als stünden sie mit seinen Interessen und Aktivitäten in Beziehung, als seien sie Ausdruck seines Willens und auf einen bestimmten Handlungsablauf gerichtet.

Die vielen Elemente des motivierten Verhaltens können also bei einem bestimmten Individuum aus ganz unterschiedlichen Ursprüngen stammen. Diese Quellen der Variabilität beeinflussen allerdings lediglich die Ausführung des Verhaltens, indem sie es auf die Wirklichkeit des Individuums und die Erfordernisse der situativen Umstände abstimmen. Die Variabilität liegt im Vorgehen, der Abschluß ist dann stereotyp. Schaut man auf das Ergebnis, so tun Pfarrer und Pferd beide das gleiche, sie essen.

Die motivierten Verhaltensweisen, wie sie hier definiert wurden, liegen beim Menschen nicht alle in der simplen Form eines appetitiven Verlangens und einer befriedigenden Abschlußhandlung vor, wie es für die basalen Antriebe charakteristisch ist. Es gibt auch subtilere Interessen, Tätigkeiten und Befriedigungen, die kognitiv und sozial weiter entwickelt sind und auf der Fähigkeit des Menschen zu symbolischer Überhöhung sowie auf seiner sozialen Natur beruhen. Hierzu gehören die Verhaltensweisen des Lehrers, des Künstlers, des Sammlers, des Anführers, des Entdeckers und des kreativen Schöpfers. Zwar lassen sich einzelne Elemente solcher Tätigkeiten von den basalen Trieben ableiten, doch können sie als selbständige Phänomene erfaßt werden. Sie werden besser verstanden als sinnerfüllte Beispiele menschlicher Wunscherfüllungen denn als bloße rudimentäre Erscheinungen evolutiver Mechanismen. Sie lassen sich zwar auch als Ausdruck unterdrückter Begierden oder schlicht als das bloße Ergebnis einer Sequenz von Reizen und Reaktionen betrachten. Ein solch reduktionistischer Ansatz für diese Verhaltensweisen ist jedoch im psychiatrischen Denken heute seltener geworden. Er dürfte aber immer noch von Bedeutung sein bei der Anwendung (bzw. Fehlanwendung) psychiatrischer Theorien auf Themen der Biographik, der Geschichte und der literarischen Interpretation.

Verhaltensweisen müssen von einfachen Reflexen unterschieden werden, die als automatische Reaktionen auf Reize auftreten. Genauso muß jedoch gesehen werden, daß sie drängender und determinierender sind als ein beliebiges Auswählen zwischen mehreren attraktiven Alternativen. Eine motivierte Verhaltensweise stellt keine Reflexhandlung dar, weil die provozierenden Reize alles andere als stereotyp sind und ihre Stärke von einer Gelegenheit zur anderen variieren kann. Gerade diese fallweise unterschiedliche Kraft von identischen Stimuli stellt ein herausrangendes Merkmal der motivierten Verhaltensweisen dar. Dieselbe Tafel mit Speisen, die vor dem Essen so verlockend war, verliert diese Qualität unmittelbar danach. Die Ausführung des Verhaltens kann entweder unterdrückt werden durch eine andere Tätigkeit, die mit ihm nicht kompatibel ist, oder durch die bewußte Weigerung, ein Verhalten trotz eines bestehenden Dranges durchzuführen. Eine Weigerung kann sich aus einer ganzen Reihe von Motiven ergeben, die mit den menschlichen Werten, der Kultur und den Einstellungen zusammenhängen. Beispiele dafür sind der Zölibat beim Klerus, die asketische Enthaltsamkeit bei religiösen Zeremonien (z. B. Yom Kippur, Fastenzeit und Ramadan), schließlich auch der freiwillige Hungertod von politischen Gefangenen. Aus Untersuchungen an Menschen ergibt sich klar, daß solche motivierten Verhaltensweisen keineswegs lediglich einfache Tätigkeiten darstellen, die stets in gleicher Weise als direkte Folge bestimmter „Verkabelungen" des Nervensystems auftreten. Sie stellen auch Antworten auf psychologische und soziale Faktoren dar.

Der Antrieb hinter den motivierten Verhaltensweisen ist höchst komplex und bedeutet etwas anderes als die Wahl zwischen zwei angenehmen Alternativen. Die Interessen eines Menschen werden in zunehmender Weise beherrscht von Aspekten der Motivation, eine Beherrschung, die sich in seinen Vorlieben ausdrückt, in seinen Träumen und möglicherweise in einigen Teilbereichen seiner Aktivität. Das Gefühl der freien Wahl mag bestehen bleiben, doch wird sie immer weiter eingeengt, je mehr der Antrieb zunimmt. Der Impuls ist vielleicht nicht in gleicher Weise unwiderstehlich wie es ein Sehnenreflex ist, doch kann es sicherlich ein zunehmendes Bedürfnis zum Handeln geben, das so intensiv werden kann, daß die Durchführung fast einen erzwungenen Charakter trägt.

Motivierte Verhaltensweisen stellen einen entscheidenden Aspekt des menschlichen Lebens dar. Sie können zum Ausgangspunkt für pathologische psychische Erscheinungen werden, indem sie entweder auf abweichende Ziele gerichtet sind oder die Menschen, die von ihnen getrieben werden, in Bedrängnis bringen.

Kapitel 15

Die Charakteristika der abnormen Verhaltensweisen

Gestörte Verhaltensweisen lassen sich klinisch im allgemeinen erfassen als Abnormität in der Stärke des Antriebes, in der Art, wie er sich ausdrückt oder in der Art seines Zieles. Bei einigen Patienten liegt das Problem allerdings nicht so sehr in den Merkmalen der Motivation, sondern in anderen Aspekten des Individuums sowie der situativen Umstände. Hier sind z. B. die Schwierigkeiten zu nennen, die bei einer minderbegabten Person entstehen, wenn in der Pubertät die Sexualität erwacht, vor allem wenn die üblichen sexuellen Verhaltensweisen bei dieser Person nicht akzeptiert werden oder wenn sie unzureichende soziale Fertigkeiten besitzt. Ebenso kann man das homosexuelle Verhalten mancher Strafgefangener häufig als Ergebnis einer Hemmung der heterosexuellen Betätigung im Gefängnis verstehen. Wahrscheinlich aber stehen diese Beispiele nur für einen kleineren Teil der Verhaltensprobleme, für die ein Erklärungszusammenhang und auch eine Behandlung gesucht wird. Meistens sind es Verhaltensweisen bei Menschen ohne deutlich erkennbare Defizite oder Hemmungssituationen, die zur Frage führen, was als abnorm zu bezeichnen ist und was damit ein adäquater Gegenstand für psychiatrische Fragestellungen wird.

In manchen Fällen scheint die Antwort klar zu sein. Eine Selbstbeschädigung und ein Suizidversuch lassen sich durch das Handlungsziel als gestörte Verhaltensweisen erkennen, ebenso Alkoholkonsum, der bis zum Grad körperlicher Abhängigkeit, Krankheit und Zerrüttung der Persönlichkeit betrieben wird. Doch selbst diese Auffassung muß sich in der heutigen Gesellschaft zuweilen gegen Fragen verteidigen wie z. B.: „Wessen Leben ist es denn eigentlich?“

In diesen Fällen liegt die Hauptschwierigkeit bei der Einschätzung in der Natur der Verhaltensweisen selbst. Meist handelt es sich um graduelle Phänomene, die also nicht entweder vorhanden oder nicht vorhanden sind, sondern die sich in unterschiedlichem Ausmaß manifestieren. Menschen mit einem bestimmten schwierigen Verhalten zeigen es in einer stärkeren oder geringen Ausprägung und gehen unmerklich in die Population derer über, die es noch weniger oder gar nicht zeigen. Es gibt viele Beispiele für dieses Phänomen. Der Alkoholkonsum ist z. B. in der Erwachsenenbevölkerung der Vereinigten Staaten sehr verbreitet. Der Abusus erstreckt sich von den seltenen Intoxikationszuständen, wie sie bei den meisten Menschen vorkommen, bis zur ständigen Trunkenheit, den Gesundheitsschäden und der progredienten Abhängigkeit weniger Personen. Es ist sehr schwierig zu entscheiden, was als Alkoholismus gelten soll und wer ein Alkoholiker ist.

Ähnliche Abstufungen treten in der Bevölkerung auch hinsichtlich anderer Verhaltensweisen auf, z. B. in Hinsicht auf Glücksspiele, Drogenmißbrauch und Delinquenz. Für das sexuelle Verhalten haben Kinsey und Mitarbeiter eine bestimmte Dimension vorgeschlagen, die sich von der ausschließlichen Heterosexualität bis zur ausschließlichen Homosexualität erstreckt [74]. Verhaltensweisen stellen also in der Gesamtbevölkerung dimensionale Phänomene dar. Da aber klinische Diagnosen in die Form kategorialer Begriffe gefaßt werden (z. B. Alkoholismus oder Hysterie), erscheint es eine schwierige und willkürliche Festlegung, von welchem Punkt an man von Abnormität spricht – wo also die dimensionalen Unterschiede zu kategorialen werden.

Ein zwar unbefriedigender, aber zumindest logisch konsistenter Versuch, die Abnormität bei einigen dieser Verhaltensweisen zu definieren, bedient sich des sozialen Aspektes. Da Verhaltensweisen Handlungen in einer konkreten Gesellschaft darstellen, sind sie deren Regeln unterworfen. Die Unfähigkeit einer Person, ihr Verhalten innerhalb der gesetzlichen Grenzen zu halten, identifiziert sie als jemanden, der die Hilfe der Gesellschaft benötigt, z. B. durch ihre Ärzte. Allerdings sind mit dieser Sehweise viele Schwierigkeiten verbunden. Dieser Denkansatz kann die Entscheidung über die Abnormität eines bestimmten Verhaltens im medizinischen Sinne von den Schwankungen des politischen Umfeldes abhängig machen. Der Mißbrauch gesetzlicher Definitionen von Verhaltensabnormitäten kann zu Situationen führen, wie sie in einigen totalitären Staaten vorkommen. Dort hat man die Gesetze benutzt, um Personen als psychisch krank zu stigmatisieren, weil diese sich in politischen Aktivitäten engagierten, die für den Staat eine Herausforderung bedeuten.

Ein zweites, etwas besser geeignetes Kriterium, um ein Verhalten als einen adäquaten Gegenstand von klinischem Interesse zu identifizieren, liegt in der Einschätzung, ob das in Frage stehende Individuum oder andere unter dem Verhalten leiden. Dies ist ein recht praktikabler Maßstab, wie sich an der Frage des Alkoholkonsums verdeutlichen läßt. Dieser Denkansatz beruht auf objektiv beobachtbaren Störungen im Bereich der Gesundheit, des Berufes und der sozialen Beziehungen des Individuums. Diese Störungen können Personen identifizieren, die sich wegen ihres Verhaltens in

Schwierigkeiten befinden. Aber auch die Einschätzung, daß ein gestörter Zustand besteht, kann manchmal auf einer sehr subjektiven Wertsetzung beruhen, zumindest in den Grenzfällen.

Ein letztes und in der Regel überzeugendes Kriterium für Abnormität liegt in der Störung des Verhaltens selbst, etwa wenn es die Form eines stereotypen Dranges nach einer bestimmten Tätigkeit annimmt. Dann läßt sich oft feststellen, daß das Verhalten sich von den aufeinander abgestimmten biologischen, psychischen und sozialen Zusammenhängen gelöst hat, die üblicherweise zu einer befriedigenden und akzeptablen Manifestation der Verhaltensweise gehören. Der Drang richtet sich auf einen bestimmten Teil der Tätigkeit und ruft ein starkes, nur darauf zielendes Interesse hervor.

Dieses starke Verlangen kann relativ gutartig sein, z. B. die Gelüste einer schwangeren Frau nach ungewöhnlichen Speisen, die nicht wegen ihres Nährwertes, sondern wegen einer anderen, recht unwiderstehlichen Qualität gewünscht werden. Stärker störend und möglicherweise zu Schwierigkeiten führend sind die sexuelle Antriebe, bei denen bestimmte sexuelle Tätigkeiten zum alleinigen Mittelpunkt des Interesses werden und alle anderen Aspekte sexueller Verhaltensweisen in den Hintergrund drängen, etwa das Gefühl für die Wertschätzung und die Bindung an den Partner. Die einzelnen Verhaltensweisen werden ritualisiert und nehmen eine stereotype Form mit starkem Aufforderungscharakter an. Oft werden sie trotz erheblicher Gefahren für das Individuum, das dieses Verlangen spürt, in die Tat umgesetzt. Noch deutlicher wird die Beherrschung des Lebens eines Menschen bei dem Drang, der bei einer Abhängigkeit von Drogen und Alkohol beobachtet wird. Hier wird die medizinische Intervention gerechtfertigt als ein Versuch, jemanden von der Sklaverei seines abnormen Verlangens zu befreien. Eine solche Sucht ist nicht nur stärker und schwerer zu beherrschen als andere Motivationen, sondern sie wird auch, wie Jaspers gezeigt hat, häufig als etwas Fremdes und Zwanghaftes erlebt, dessen Vollzug nur eine vorübergehende Erleichterung bringt und nur wenig Ähnlichkeit mit den normalerweise beobachteten Begleiterscheinungen von Verhaltensweisen aufweist [66].

Diese besondere Qualität – das starke suchtartige Verlangen – läßt sich sicherlich als ein Kriterium für die Abnormität verwenden und wird bei einigen sexuellen Perversionen beispielhaft deutlich, ebenso bei der krankhaften Furcht vor Fettleibigkeit bei der Anorexia nervosa, bei bulimischen Episoden mancher Menschen mit Eßstörungen, bei den Syndromen der Alkohol- und Drogenabhängigkeit und auch beim Verlangen nach symbolischen Erlebnissen, etwa den Verhaltensweisen von Menschen mit vorgetäuschten Störungen (Münchhausen-Syndrom), die sich selbst verletzen, um eine Krankenhausaufnahme zu erreichen. Die übermächtige Kraft des Verlangens zeigt sich darin, daß es sowohl das Verhalten des Patienten als auch seine psychischen Erlebnisse beherrscht. Viele Menschen mit einem solchen Drang können ihn hinsichtlich der Qualität und des Ausmaßes von ihren normalen Motivationen unterscheiden. Die Patienten bezeichnen sich häufig als abnorm, weil sie sich gequält und überwältigt fühlen. Ein solcher Drang macht evident, daß es Abnormitäten des Verhaltens im kategorialen Sinne gibt.

Vielleicht wird jetzt deutlich, warum die Fragen der Mechanismen und der Ätiologie im Bereich des Verhaltens so schwierig sind. Die Fragen nach der Erklärung, die *Wie*-Fragen (wie wurde das Verhalten hervorgerufen?) vermischen sich mit den *Warum*-Fragen (warum wollte er sich so verhalten?). Diese Durchmischung führt oft zu einem unklaren Denken. Man kann z. B. die Ursache für ein sexuelles Verhalten ausdrücken in Begriffen der hormonellen Aktivität, der sensorischen Reize, früherer Verstärker oder der situativen Umstände. Möglicherweise kann man zu einer Erklärung kommen, die mit Begriffen der Wahrscheinlichkeit sowie notwendiger und hinreichender Ursachen arbeitet. Eine ähnlich befriedigende Antwort mag mit Erklärungsversuchen zu gewinnen sein, die sich aus Fragen danach ergeben, welches Bedürfnis der Handelnde hat oder für wen die Handlung sinnvoll erscheint, wobei dieser Sinn im Bereich der Persönlichkeit, der zwischenmenschlichen Beziehungen, der Phantasien, der situativen Umgebung, der Gestimmtheit und der Intentionen liegen kann. Diese *Warum*-Antwort würde ihre Überzeugungskraft aus dem empathischen Gefühl eines plausiblen, sinnvollen Verstehens eines bestimmten Individuums zu einem besonderen Zeitpunkt seines Lebens beziehen.

Beide Erklärungsansätze besitzen ihren Wert. Bei einem bestimmten Patienten wird eine zweckmäßige Formulierung aus Gründen der Vollständigkeit beide Bereiche berücksichtigen. Bei dem einen Ansatz wird das Verhalten als eine Form der menschlichen Aktivität angesehen, die in Beziehung zu biologischen, psychologischen und soziologischen Variablen steht; beim anderen wird das Verhalten als ein sinnvolles Geschehen verstanden, das einer nachvollziehbaren Funktion für das beobachtete Individuum dient. Es empfiehlt sich, zunächst die Frage zu untersuchen, wie die Verhaltensweisen üblicherweise bei der Gesamtbevölkerung entstehen, um erst dann zu prüfen, warum ein bestimmtes Individuum sich auf eine besondere Weise verhält.

Kapitel 16

Verhaltensweisen als Formen

Verhaltensweisen lassen sich vielleicht mehr noch als viele andere Erscheinungen in der Psychiatrie mit dem Denkansatz der formalen Analyse untersuchen. Die meisten Verhaltensweisen sind allgemein erfahrbar, wobei es weniger auf Kommunikation als vielmehr auf Beobachtung ankommt. Zunächst wollen wir so an die Verhaltensweisen herangehen, daß die berechtigte Frage untersucht wird, ein wie großer Anteil der Varianz der Verhaltensweisen in der Bevölkerung sich durch bestimmte Ursachen und Mechanismen erklären läßt.

Eine wesentliche Ursache des Verhaltens liegt bei allen Organismen in den Genen. Zum Beispiel beginnt die Programmierung der normalen Entwicklung auf der genetischen Ebene, und damit verbunden ist die Entstehung neuronaler Strukturen, die Funktionen wie Essen und Schlafen dienen oder die für die zeitliche Abfolge der Entwicklungsstadien verantwortlich sind, z. B. die für das sexuelle Verhalten so wichtige Pubertät. Das Zusammenspiel von natürlicher Selektion und genetischen Bedingungen läßt sich in den homöostatischen Tendenzen der wichtigsten motivierten Verhaltensweisen beobachten, z. B. beim Essen, wo die kalorische Zufuhr üblicherweise auf einem bestimmten Niveau gehalten wird, das allerdings in geeigneter Weise modifiziert wird, und zwar in Abhängigkeit von der Aktivität, der situativen Umgebung, der Temperatur und anderen Faktoren.

Schädigungen des Gehirns können die natürliche Abfolge der genetisch determinierten Mechanismen stören, die normalerweise gut aufeinander abgestimmt zum Wohle des Organismus funktionieren. Nur in seltenen Fällen wie bei dem Prader-Willi-Syndrom, das auf einer chromosomalen Abnormalität beruht, bei der Eßsucht, der Fettleibigkeit oder beim Lesch-Nyhan-Syndrom mit rezessivem Erbgang und Selbstbeschädigungstendenzen kommt es vor, daß man auf genetischen Defekten beruhende Veränderungen der basalen Verhaltensweisen beobachten kann. Bei diesen Störungen ist zwar die Beziehung zwischen dem Phänotypus und dem Genom gesichert, doch ist die genaue Vermittlung zwischen genetischen Mechanismen und spezifischen Verhaltensweisen noch wenig klar.

Wenn wir an genetische Einflüsse auf verschiedene Verhaltensweisen denken, so geht es meist um solche wie Alkoholismus, Delinquenz und Homosexualität. Dabei ist nicht nur die phänotypische Ausprägung in der Bevölkerung graduell abgestuft, so daß eine zuverlässige Identifizierung sämtlicher Fälle ebenso schwierig wie umstritten ist, sondern es hängt auch bei diesen Verhaltensweisen der Phänotypus so sehr von einer Vielzahl von Umgebungseinflüssen ab, daß ein genetischer Anteil schwer nachzuweisen ist und auch sofort in Frage gestellt würde.

Sicherlich hat man in bezug auf diese Verhaltensweisen noch keinen Mendelschen Erbgang nachweisen können. Die Verhaltenskategorien sind in der Regel so heterogen und so disjunktiv, daß solche Erbmuster wahrscheinlich in jedem Einzelfall durch eine Mischung verschiedenster ursächlicher Einflüsse verdeckt werden. Man hat allerdings Zwillings-, Familien-, Bevölkerungs- und Adoptionsstudien durchgeführt, um durch indirekte Nachweise einen gewissen genetischen Einfluß auf die einzelnen Verhaltenskategorien aufzuzeigen. Zum Beispiel sah Kallmann eine Konkordanzrate von 100% bei männlichen monozygoten Zwillingen, von denen einer als homosexuell bekannt war, während die Rate für männliche dizygote Zwillinge viel tiefer lag [67]. In einem späteren systematischen Literaturüberblick haben Heston u. Shields gefunden, daß die Konkordanzrate bei den monozygoten Zwillingen wohl eher in der Nähe von 50% liegt [59], also immer noch eine eindrucksvolle Zahl, wenn man sie mit der Auffassung vergleicht, daß homosexuelles Verhalten lediglich durch die Umgebung und freie Entscheidung bestimmt wird. Slater u. Cowie haben die Ansicht vertreten, daß in der gegenwärtigen europäisch-amerikanischen Kultur die genetischen Faktoren eine gewisse Rolle bei der Entstehung homosexuellen Verhaltens spielen, aber sie wiesen auch darauf hin, daß sexuelles Verhalten durch viele Einflüsse modifiziert wird, wozu auch der „erworbene Geschmack" gehört, der eng mit der Kultur verbunden ist, in der das Individuum aufwuchs [120]. So blieb zum Beispiel im alten Griechenland, wo man die Homosexualität nicht als eine Abweichung ansah, der genetische Anteil des Verhaltens innerhalb der kulturellen Sitten verborgen. Slater u. Cowie erwägen, daß zukünftig homosexuelles Verhalten möglicherweise so stark in die kulturellen Erfahrungen jedes Individuums integriert sein wird, daß man einen genetischen Anteil nicht mehr feststellen kann.

Ganz ähnliche methodische Aspekte, Ergebnisse und theoretische Überlegungen betreffen den Beitrag genetischer Einflüsse, wenn man kriminelles Verhalten und Delinquenz untersucht. Das Bestehen einer genetischen Einwirkung wurde überzeugend durch Johannes Lange nachgewiesen, der eine Zwillingsstudie unter dem furchterregenden Titel „Verbrechen als Schicksal" publizierte. In dieser Studie waren nur drei von dreizehn monozygoten Zwillingspaaren hinsichtlich einer kriminellen Vorgeschichte diskordant, dagegen nur zwei von siebzehn gleichgeschlechtlichen dizygoten Paaren konkordant [81]. In einer jüngeren, auf einer Gesamtpopulation beruhenden Studie von Christiansen ergab sich bei fast 6000 Zwillingspaaren eine niedrigere Konkordanzrate für monozygote Zwillinge (35,8% bei monozygoten gegenüber 12,4% bei dizygoten Paaren). Diese Werte unterscheiden sich von den Ergebnissen von Lange sowie anderen Untersuchern, die mit ausgewählten Gruppen gearbeitet haben, doch wird immer noch ein gewichtiger hereditärer Einfluß nahegelegt [22].

In den Studien, die einen genetischen Faktor für die Kriminalität zeigen, sind auch die Umgebungseinflüsse berücksichtigt worden. So war in einer Zwillingsstudie von Rosanoff, Handy und Plesset die Rate der juvenilen Delinquenz bei den monozygoten und bei den dizygoten Zwillingen recht ähnlich, dagegen fand sich erneut eine höhere Konkordanzrate für die Erwachsenenkriminalität der männlichen monozygoten Zwillingspaare im Vergleich mit den männlichen dizygoten Paaren [111]. Diese Ergebnisse könnten darauf hindeuten, daß Einflüsse wie Elternhaus, Schule oder Nachbarschaft die wichtigste Rolle bei der Verursachung der juvenilen Delinquenz spielen, während die genetischen Faktoren für die Entwicklung der späteren Erwachsenenkriminalität Bedeutung gewinnen.

Eine ähnliche Interaktion zwischen genetischen und situativen Einflüssen fand sich auch bei Anwendung der Adoptionsstudien-Methode. Zum Beispiel sahen Hutchings u. Mednick, daß sowohl Anlage als auch Umwelt beim Entstehen kriminellen Verhaltens von männlichen Adoptierten eine Rolle spielen, allerdings schienen die hereditären Faktoren wichtiger zu sein [61]:

	Zahl der Adoptierten	Prozentsatz der Kriminalität
Weder biologischer noch der Adoptivvater kriminell	333	10,4
Adoptivvater kriminell	52	11,2
Biologischer Vater kriminell	219	21,0
Beide Väter kriminell	58	36,2

Für den Alkoholismus fand sich in den Familienstudien von Manfred Bleuler ein genetischer Einfluß [8]. Der Einwand, daß der Alkoholismus lediglich eine Folge des gemeinsamen Familienlebens sei und nicht auf die genetischen Verhältnisse zurückgehe, wurde zumindest teilweise durch systematische Adoptionsstudien von Goodwin und Mitarbeitern entkräftet. Sie wiesen nach, daß die Söhne von Alkoholikern, die bei nichtverwandten und nichtalkoholischen Adoptiveltern aufwuchsen, mit einer um den Faktor 4 größeren Wahrscheinlichkeit zum Alkoholismus tendierten als die wegadoptierten Söhne von Nichtalkoholikern [54]. Diese auch in anderen Untersuchungen bestätigte Studie [20] zeigt, daß vom Elternteil auf das Kind eine spezifische Disposition für Alkoholismus übertragen wird, weniger für andere psychiatrische Störungen einschließlich antisozialen Verhaltens. Dies trifft auch dann zu, wenn das Kind nicht dem Einfluß des alkoholischen Elternteils ausgesetzt ist.

Solche Studien liefern Hinweise für die Bedeutung genetischer Einflüsse bei den genannten und wahrscheinlich auch bei anderen Störungen des Verhaltens. Allerdings sind die Mechanismen für solche genetischen Wirkungen noch ungeklärt. Selbst wenn ein spezifischer, genetisch determinierter Enzymdefekt gesichert ist wie beim Lesch-Nyhan-Syndrom, ist immer noch unbekannt, wie dieser Defekt mit einem bestimmten Verhalten verknüpft ist. In anderen Fällen wird möglicherweise nicht ein für das Verhalten spezifischer Mechanismus vererbt, sondern eher etwas, das mit den Eigenschaften der Persönlichkeit zusammenhängt, so daß sie empfindlicher für bestimmte soziale Einflüsse wird. In bestimmten Umgebungssituationen kann jemand z. B. allein durch seine körperliche Erscheinung attraktiver für eine homosexuelle Betätigung werden. In einer anderen Umgebung wird bei einem anderen Individuum die Wahrscheinlichkeit weit höher sein, daß es wegen der Körperstärke und Wendigkeit für bestimmte aktive kriminelle Unternehmungen ausgesucht wird.

Ohne die klaren Belege, wie sei bei den Mendelschen Charakteristika vorliegen, müssen die genetischen Einflüsse bei Störungen der Verhaltensweisen gegenwärtig wohl als polygenetisch angesehen werden. Das bedeutet, daß die additiven Wirkungen einer größeren Zahl von Genen eine Modifizierung der familiären und situativen Einflüsse auf das Individuum bewirken, die seine Entwicklung formen, seine Dispositionen verstärken und sein Milieu ausmachen. Nachweisen läßt sich, daß die Gene beim Verhalten eine Rolle spielen. Es läßt sich aber auch zeigen, daß die Verhaltensweisen durch andere Faktoren beeinflußt werden, vor allem durch solche aus der sozialen Umgebung.

Es gibt viele Belege dafür, daß die kulturellen Einflüsse bei einer ganzen Reihe von Verhaltensweisen eine wichtige Rolle spielen und daß dies auf unterschiedliche Weise geschieht. Am deutlichsten zeigt sich die Umgebungsabhängigkeit dann, wenn sie überhaupt erst einmal die Gelegenheit für die Manifestierung eines bestimmten Verhaltens schafft. So haben z. B. die politischen Entscheidungen im England des 18. Jahrhunderts, durch die zur Unterstützung der heimischen Hersteller von Gin die Steuern auf Importwaren erhöht wurden, für eine große Zahl von Personen hochprozentigen Kornbrand zu niedrigen Preisen zugänglich gemacht. Dies hatte einen wesentlichen Einfluß auf die Erhöhung der Prävalenz des Alkoholabusus

[144]. Mit dem Anstieg der alkoholbedingten Probleme entstand eine Temperenzlerbewegung, die durch Psychiater wie Emil Kraepelin, Eugen Bleuler und Adolf Meyer tatkräftig unterstützt wurde. Diese soziale Einflußnahme hat in verschiedenen Ländern eine Restriktion in der Alkoholversorgung bewirkt. Das führte zu einem starken, allerdings nur vorübergehenden Absinken der Folgeerscheinungen des Alkoholkonsums, z. B. während der Prohibition in den USA und nach Einführung der Lizenzgesetze während des 1. Weltkrieges in Großbritannien.

Allerdings kann es neben dem bloßen Ermöglichen eines Verhaltens auch dahin kommen, daß es von der Gesellschaft regelrecht stimuliert wird. So können Alkoholkonsum, Rauchen und ein früher Beginn sexuellen Verhaltens durch einflußreiche soziale Erscheinungen gefördert werden, z. B. durch Gruppendruck, Werbung und die Schaffung von bestimmten Rollenmodellen. Verzweifeln nicht alle Eltern irgendwann an dem Unvermögen, das Verhalten ihrer Kinder angesichts dieser Mächte beeinflussen zu können?

Schließlich können auch die allgemeinen sozialen Umstände ganz plötzlich bestimmte Verhaltensweisen begünstigen. Emil Durkheim, der erste große soziologische Forscher, fand bei der Untersuchung von Einflußfaktoren für Suizidalität, daß dieses Verhalten häufiger bei Personen auftritt, die nur mangelhaft in ihre kulturelle Umgebung integriert sind, und daß belastende soziale Faktoren wie Armut und Isolation sowohl den Suizid wie die Delinquenz fördern [30].

Es entsteht allerdings ein gewichtiges Problem, wenn man die Ätiologie der Störungen des Verhaltens ausschließlich auf kulturelle und soziale Faktoren begrenzt. Solche Kräfte wirken nämlich auf viele Mitglieder der Gesellschaft ein, von denen nur wenige das in Frage stehende Verhalten entwickeln. Man kann also die Entstehung einer Verhaltensstörung bei einem bestimmten Individuum nicht zureichend erfassen, wenn man nicht auch der Möglichkeit Rechnung trägt, daß eine besondere Vulnerabilität bei dieser Person besteht.

In den Untersuchungen der Gluecks wurde gezeigt, daß sich bei delinquenten Populationen bestimmte Persönlichkeitsmerkmale finden lassen, die innerhalb gewisser Grenzen eine Vorhersage ermöglichen, welche Individuen in bestimmten sozialen Situationen delinquent werden [53]. Schon in früher Kindheit läßt sich bei delinquenten Kindern beobachten, daß sie übertrieben selbstsichere, egozentrische, abenteuerlustige, leicht gelangweilte und explosive Individuen sind, die gern ihre Grenzen erproben und sich ablehnend gegen Autoritäten einstellen. Diese Merkmale erhöhen die Wahrscheinlichkeit von Verhaltensweisen, mit denen die gesellschaftlichen Regeln und Normen verletzt werden. Die Gluecks weisen auf eine scharfe Trennung zwischen diesen Individuen und anderen in der gleichen Familie und im gleichen Kulturkreis hin, die nicht delinquent werden, obwohl ihre sozialen Belastungen ähnlich sind. Die wichtigsten Merkmale der nichtdelinquenten Individuen bestehen in einem Gefühl, daß ihnen die Einschätzung ihres Verhaltens durch andere etwas bedeutet, sowie in einer Befähigung, Schuldgefühle zu empfinden und sich Gedanken über die Folgen ihres Verhaltens zu machen. Diese Merkmale treten in allen Bereichen ihres Lebens in Erscheinung, nicht nur in der Beziehung zum Gesetz. Man kann deshalb soziale und kulturelle Einflüsse nicht als allein ausschlaggebende Gründe für ein bestimmtes Verhalten bei einem bestimmten Individuum ansehen. Wahrscheinlich aber gehören sie zu den wichtigeren der Determinanten, jedenfalls bei vielen Menschen, die ein bestimmtes Verhalten aufweisen und dadurch in Schwierigkeiten kommen, denn bei ansteigendem sozialem Druck dürfte immer weniger Vulnerabilität erforderlich sein, um abweichendes Verhalten hervorzurufen.

Wenn genetische und soziale Faktoren bei der Verursachung des Verhaltens zusammenwirken, so geschieht dies immer in der Person eines Menschen, der sich entwickelt und Erfahrungen macht. Das Konzept der Entwicklung stellt eine Perspektive dar, in der die genetischen mit den psychologischen und den sozialen Ursachen verbunden werden. Das Entwicklungskonzept erlaubt uns, diese verschiedenen Ursachen in Relation zu bestimmten Lebensphasen zu betrachten. Dabei erscheint von Bedeutung, daß die Entwicklung nicht nur allgemein das Verhalten beeinflußt, sondern daß dieses in einer bestimmten sequenziellen Folge geschieht, so daß ein Ereignis auf der einen Stufe einen formenden Einfluß auf künftige Entwicklungen, Verhaltensweisen und Erfahrungen nimmt.

Bei anderen Lebewesen als dem Homo sapiens gibt es recht eng definierte Perioden, in denen bestimmte für das Verhalten relevante Ereignisse eintreten müssen, damit die späteren artspezifischen Verhaltensweisen normal ausgebildet werden. Beispiele für diese Erscheinungen bieten die sensiblen Entwicklungsperioden und die Prägung, wie sie bei Tieren, etwa den Hunden und Vögeln, auftreten.

Beim Menschen gibt es weniger deutliche Hinweise für die Existenz solcher sensibler Entwicklungsperioden. Money und Mitarbeiter weisen darauf hin, daß die Geschlechtsidentität in der frühen Kindheit entsteht und das spätere Sexualverhalten in entscheidender Weise beeinflußt [96]. Bowlby benutzt ein ethologisches Konzept der Bindung, um die natürliche Entwicklung der Beziehungen zu den Eltern zu beschreiben, die später kaum ersetzt werden können, wenn sie im frühen Leben gestört waren [10]. Dennoch liegt bei keinem dieser Konzepte ein ähnlicher Determinismus wie in den sensiblen Perioden der Tiere vor, auch sind sie alle durch andere Beobachtungen in Frage gestellt worden.

Es ist gut gesichert, daß biologische Gegebenheiten einen wichtigen Einfluß auf das menschliche Verhalten haben, wenn sie in bestimmten Entwicklungsstadien auftreten. So scheint z.B. der pränatale Einfluß von Androgenen auf das Gehirn sehr wichtig für die Entwicklung der männlichen Geschlechtsidentität und der dazu gehörigen Verhaltensweisen zu sein, obwohl beides auch durch soziokulturelle Faktoren beeinflußt werden kann.

Bei gesunden Männern führt das Y-Chromosom zur Produktion von Androgenen, wodurch im Organismus ein Programm für die Sekretion der männlichen Hypophysenhormone und möglicherweise für die männliche sexuelle Aktivität in Gang gesetzt wird. Frauen, die kein Y-Chromoson haben, nehmen einen anderen Entwicklungsgang. Dieser läßt sich jedoch verändern, wenn sie vor der Geburt dem Einfluß von Androgenen ausgesetzt werden. So etwas geschieht manchmal, wenn die Mütter während der Schwangerschaft Progesteron erhalten, aber es kann auch beim adrenogenitalen Syndrom auftreten, wenn die fetalen Nebennieren mehr androgene Steroide als Kortisol produzieren.

Money u. Ehrhardt haben Patientinnen untersucht, deren adrenogenitales Syndrom früh diagnostiziert und behandelt wurde, so daß sie wie Mädchen aussahen und so aufgezogen wurden [95]. Trotz der frühen Behandlung jedoch entschieden sich später viele von ihnen für Spiele mit Gegenständen, die üblicherweise mehr Jungen (Gewehre, Autos) als Mädchen (Puppen) zugeordnet werden. Beim Spiel schlossen sie sich lieber den kraftvollen Sportarten der Jungen an, statt mit befreundeten Mädchen zu spielen, wie es eine Kontrollgruppe von Mädchen tat.

Money u. Ehrhardt haben auch Männer untersucht, deren Zellen für die von ihren Hoden produzierten Androgene nicht sensibel waren [95]. Diese genetischen Männer mit dem Syndrom der Androgenunempfindlichkeit reagieren auf die relativ kleinen Mengen des normalerweise bei Männern produzierten und zirkulierenden Östrogens. Sie entwickeln sich deshalb wie Frauen und ähneln ihnen sowohl in ihrem Verhalten wie auch in ihrer äußeren Erscheinung.

Die Auswirkung der hormonellen Veränderungen auf das Verhalten beschränken sich nicht auf die fetale Periode. In der normalen Pubertät kommt es zu Änderungen im Verhalten, wobei die Richtung bereits durch die frühere Entwicklung vorbereitet ist. Imperato-McGinley und Mitarbeiter haben Patienten untersucht, bei denen die Pubertät mit eingreifenderen Veränderungen verbunden war [62]. Diese Patienten waren genetisch Männer mit einem fetalen Mangel an Dihydrotestosteron, so daß sie doppelgeschlechtliche äußere Genitalien aufwiesen und als Mädchen aufwuchsen. Beim Auftreten deutlicherer männlicher Merkmale in der Pubertät konnten sie dann aber doch zu einer maskulinen Rolle überwechseln, also eine Änderung des Verhaltens, die sich gegenüber dem Geschlecht durchsetzte, in dem sie aufgezogen waren. Das bedeutet, daß die sexuelle Identität und das Verhalten nicht nur auf der chromosomalen Ausstattung des Individuums beruhen, sondern auch auf dem Ablauf des speziellen Entwicklungsganges, wozu die intrauterinen hormonellen Einflüsse, die Zuschreibung des Geschlechtes in der frühen Kindheit, Lernvorgänge und die hormonellen Veränderungen in der Pubertät gehören.

Obwohl die biologischen Faktoren in der Entwicklung theoretisch sehr interessant sind, so besitzen sie offenbar nur bei einer kleinen Zahl von Patienten mit problematischen Verhaltensweisen eine ausschlaggebende Bedeutung. Häufig treten entsprechende Schwierigkeiten bei Patienten auf, die keine Störungen im zeitlichen Ablauf des Entwicklungsganges, der auf sozio-kulturellen Erwartungen beruht, aufweisen.

Oft wird eine Interaktion zwischen genetischen, entwicklungsbedingten und sozio-kulturellen Faktoren postuliert, um eine Erklärungs- und Differenzierungsmöglichkeit für Verhaltensweisen zu gewinnen, die oberflächlich ähnlich erscheinen. Ein Beispiel dafür ist der Wunsch von Kindern, nicht zur Schule gehen zu wollen. Manchmal werden Kinder zum Psychiater gebracht, weil sie nicht gerne zur Schule gehen. Dabei sind, obwohl das Verhalten äußerlich gleich ist, die zugrundeliegenden Beweggründe höchst unterschiedlich. Einige dieser Kinder schwänzen einfach die Schule: Sie besuchen die Schule nicht, aber sie bleiben auch nicht zuhause. Sie suchen andere, gleichgesinnte Kinder auf und verbringen ihre Zeit beim Spiel oder auch mit Delikten. Andere Kinder weigern sich zur Schule zu gehen, indem sie zuhause bleiben. Diese können weiter aufgeteilt werden in Kinder, die dies wegen einer Angst vor bestimmten Aspekten der schulischen Situation tun (Schulphobie), und denjenigen, die zuhause bleiben, weil sie Angst vor dem Verlassen der Mutter haben (Trennungsangst). In der letzten Gruppe mag sich auch ein unreifes Kind befinden, dessen abhängige und oft konfliktreiche Beziehung zur Mutter dadurch bedroht wird, daß es einem in der Gesellschaft gültigen zeitlichen Entwicklungsplan folgen soll. Obwohl alle Mitglieder dieser einzelnen Gruppen, die wir differenziert haben, sich weigern, in die Schule zu gehen, so sind doch die zugrundeliegenden Ursachen und die Behandlungsmaßnahmen für die Verhaltensweisen unterschiedlich, was sich am besten an den unterschiedlichen Zielsetzungen jeder dieser einzelnen Verhaltensweisen aufzeigen läßt.

Zwar wirken genetische Mechanismen, Entwicklungsprozesse und soziale Einflüsse bei der normalen Durchführung eines Verhaltens zusammen, doch kann dieser Ablauf auch durch die Einwirkung eines Krankheitsprozesses verändert werden. In solchen Fällen sieht man die daraus resultierende Abnormität des Verhaltens als Teil der Symptomatik des Krankheitszustandes an, weil sie gemeinsam mit anderen Erscheinungen der Erkrankung auftritt und wieder verschwindet. So ist z. B. homosexuelles Verhalten bei einigen Personen nur in Zeiträumen beobachtet worden, in denen sie unter einer Manie litten. Das Verhalten unter solchen Bedingungen stellt lediglich den Ausdruck des erhöhten sexuellen Antriebes dar, wie er manchmal mit dieser Störung einhergeht und auch andere Formen annehmen kann. Ähnlich mag bei einem manischen Patienten, der eine allgemeine Zunahme seiner Appetenz verspürt, ein exzessiver Alkoholkonsum mit all seinen körperlichen Folgen auftreten, obwohl das in seinen gesunden Zeiten nie der Fall ist.

Diese Beispiele für bestimmte Verhaltensweisen, die Teil der Symptomatologie von Erkrankungen sind, verdienen besondere Beachtung, weil die Behandlungsmaßnahmen für abweichende Verhaltensweisen und die Prognose von der zugrundeliegenden Ursache abhängen. Man würde fundamentale Unterschiede übersehen, wenn man das suizidale Verhalten eines depressiven Patienten, der medikamentöse Behandlung oder Elektrokrampftherapie benötigt, mißverstehen würde als eine Autoaggression, wie sie bei einer abhängigen und zur Dramatisierung neigenden Person durch eine Liebesenttäuschung hervorgerufen werden kann, was eventuell eine psychotherapeutische Unterstützung erforderlich macht. Krankheitsbedingte Verhaltensweisen erkennt man am gleichzeitigen Auftreten mit anderen Symptomen. Die Möglichkeit einer Beziehung zwischen Krankheit und Verhalten sollte in allen Fällen berücksichtigt werden.

Die Tatsache, daß Verhaltensweisen und Krankheiten manchmal zusammen auftreten, gibt Anlaß zur Frage, ob bestimmte Verhaltensweisen selbst als Krankheit angesehen werden sollten. Manche Interessengruppen haben einen solchen Standpunkt vertreten, vor allem diejenigen, die mit dem Alkoholabusus befaßt sind.

Die Anwendung des Begriffes *Krankheit* für den Alkoholabusus scheint uns lediglich metaphorisch zu sein: Sie kennzeichnet, aber sie dramatisiert auch das besondere Verlangen, über das einige Alkoholiker offensichtlich keine Kontrolle haben. Es war zwar in mancher Beziehung nützlich, daß man den Alkohol als Krankheit bezeichnete, etwa weil sich dadurch die Einstellung der Gesellschaft gegenüber den Alkoholikern und ihren Behandlungseinrichtungen verbessert hat, dennoch würde dies auf lange Sicht wahrscheinlich eine Verzerrung unserer Perspektive für diese Verhaltensweise bedeuten.

Das Krankheitskonzept bewegt sich in logischer Weise von einem klinischen Syndrom zum Auffinden einer Pathologie und schließlich zu einem ätiologischen Agens. Es beschreibt sowohl einen Prozeß des Denkens als auch ein bestimmtes Muster von Fakten. Man kann das Krankheitskonzept zwar auf ein Syndrom wie die Manie anwenden, in der ein Alkoholabusus auftritt, oder auf eine Untergruppe von Alkoholikern, bei denen man eines Tages vielleicht nachweisen wird, daß sie einen genetischen, sie für die Sucht disponierenden Defekt aufweisen. Dennoch wird die Kategorie der Krankheit nicht allen unterschiedlichen Erscheinungsformen und Ursachen des exzessiven Alkoholkonsums gerecht.

Im Grunde ist natürlich der Alkoholkonsum das *sine qua non* des Alkoholismus. Dieser Konsum, also das Trinken von Alkohol, stellt ähnlich wie das Rauchen von Zigaretten, das Verweigern der Nahrungsaufnahme und das Einnehmen von Gift ein Verhalten dar, obwohl es auch ein ätiologischer Faktor sein kann, der zu pathologischen Veränderungen im Körper und klinischen Syndromen wie z.B. Leberzirrhose und Delirium tremens führt. Das abhängige Individuum, das an ein Verhalten gebunden ist, welches von einer Vielzahl biologischer, körperlicher und sozialer Faktoren bewirkt wird, stellt nicht weniger einen Gefangenen dar als eine Person mit einer Krankheit, die durch irgendein notwendiges ätiologisches Agens verursacht wird. Das Krankheitskonzept forscht aber lediglich nach dem einzelnen biologischen Agens.

Die auf das Verhalten und weniger auf die Krankheit gerichtete Perspektive läßt uns die in Frage stehenden Phänomene als das Ergebnis einer dynamischen Interaktion unterschiedlicher Kräfte verstehen, zu denen nicht nur biologische und soziologische Faktoren gehören, sondern auch die Einstellungen und Intentionen des sich verhaltenden Subjektes selbst. Wollten wir uns bei unserem Denken über Verhaltensweisen lediglich auf den relativ engen Rahmen des Krankheitskonzeptes beschränken, so würden wir uns konzeptuelle Grenzen auferlegen, die unsere Fähigkeit zum Verständnis und zur Therapie problematischer Verhaltensweisen einschränken würden. Verhaltensweisen können Krankheiten verursachen und Krankheiten Verhaltensweisen, aber beide Begriffe sind nicht austauschbar.

Kapitel 17

Verhaltensweisen als Funktionen

Wir haben bisher die Modalitäten erörtert, nach denen Verhaltensweisen auf dem neuronalen Apparat beruhen, der sich aus einer genetischen Konstitution ergibt, wir haben gesehen, wie das Verhalten eine Reaktion auf hormonale und andere biologische Einflüsse darstellt, wie es durch situative Umstände und sozio-kulturelle Faktoren modifiziert wird und wie es durch Krankheit abgewandelt oder hervorgerufen werden kann. Bei diesen *Wie*-Fragen jedoch wurde der Aspekt des Sinnes und des Zieles, der das deutlichste Merkmal des Verhaltens darstellt – die *Warum*-Frage – noch außer acht gelassen.

Der Aspekt eines Handelnden, der ein bestimmtes Ziel erreichen will, macht einen entscheidenden Teil des Phänomens Verhalten aus. Er stellt zumindest eine Herausforderung und oft genug eine Kritik an solchen Erklärungsweisen dar, die lediglich auf Mechanismen und Ätiologien gegründet sind. Wie können wir die Erfahrung der subjektiven Zielgerichtetheit in unser Verständnis der Patienten und ihrer Verhaltensprobleme einbauen?

Für die Freudianer und die davon sich ableitenden psychodynamischen Theoretiker liegt die Erklärung in den Trieben. Freud beschrieb die Triebe und baute sie dann in seine Theorien des menschlichen Verhaltens ein. Der hartnäckige Charakter des Triebes erklärt, warum die psychischen Störungen trotz aller Ermahnungen, Ratschläge und Erfahrungen solchen Widerstand gegen Veränderungen leisten. Die pathologische Rigidität, die Unerbittlichkeit und die Wiederholungstendenzen in den Lebensgeschichten seiner Patienten konnten, so argumentierte Freud, nicht aus freier Wahl, aus Überlegung oder aus dem Willen entstehen, sondern sie waren etwas, das aus den motivierten Trieben resultierte, Trieben, die unerkannt und verkleidet, aber dennoch hartnäckig und stets wiederkehrend sind. Sandor Lorand hat eine typische Beschreibung für einen solchen Trieb geliefert, als er am

Beispiel der Nahrungsverweigerung in der Anorexia nervosa die Funktionen, die das Verhalten erfüllt, und den Sinn, der sich darin offenbart, erklärte:

„Die Symptome drücken folgenden Sinn aus:

1. Der Appetitverlust: Die Nahrung bedeutet eine orale und sexuelle Gratifikation, die mit frühen Phantasien der Befruchtung identifiziert wird. Sie bedeutet eine Wiederbelebung starker Schuldgefühle, die eine Verleugnung durch Zurückweisung der Nahrung erforderlich machen. Die Nahrung wird üblicherweise in der Umgebung eines Patienten, der eine Anorexia nervosa entwickelt, extrem stark mit Aufmerksamkeit besetzt. Sie ist das Ausdrucksmittel für Liebe wie auch für Bestrafung ...
2. Die Ablehnung des Erwachsenenalters, generell gesehen und besonders hinsichtlich der Sexualität: Die Probleme der Erwachsenen können wegen der beständigen Beschäftigung mit den Problemen der Ernährung, um die die frühesten Schwierigkeiten des Kindes kreisten, nicht bewältigt werden. Durch diese ausschließliche Beschäftigung wird auch vermieden, sich an die sexuellen Bedürfnisse eines Erwachsenen anzugleichen. Die Genitalität muß im übrigen auch wegen der Wünsche und Schuldgefühle, die mit dem frühen Ödipuskomplex verbunden sind, abgewehrt werden.
3. Die Abmagerung: Sie drückt starke suizidale Bedürfnisse aus ...
4. Die Menstruationsstörungen: Das Ausbleiben der Menstruation ist ein Versuch zur Vermeidung der problematischen Beschäftigung mit den genitalen Funktionen, die beim Erwachsenen mit Gedanken an sexuelle Beziehungen und Schwangerschaft verbunden sind. Manchmal bedeutet die Amenorrhoe eine dauernde Schwangerschaft und auch dadurch eine vollständige Ablehnung der Frauenrolle. Dies sind Abwehrmechanismen gegen die ödipalen Schuldgefühle.
5. Schuldgefühle und Sühne: Weil die Symptome dazu dienen, Rache zu nehmen und Aufmerksamkeit zu erringen, sind sie mit Schuldgefühlen besetzt. Gleichzeitig dient das Leiden als eine Form büßender Selbstbestrafung" ([85] S. 282–292).

Dies ist wahrlich ein bemerkenswerter Standpunkt. Die Konzeption einer verborgenen Motivation hinter der Vielfalt der bewußten Handlungen wird gegen Einwände dadurch geschützt, daß man das logische Denken über den Haufen wirft. Sie liefert eine auf psychologische Inhalte gegründete funktionale Sinndeutung, die sowohl das Gefühl der Zielgerichtetheit, das der Patient erfährt, als auch die pathologische Rigidität der Symptome umgreift. Ein solches Vorgehen kann dem Therapeuten bei seiner täglichen Arbeit eine gewisse Sicherheit verschaffen, ob er nun die Symptome bessert oder nicht. Jung, Adler und all die anderen Schismatiker haben sich über die Frage darüber, welches die zugrundeliegenden unbewußten Motive sind, mit Freud zerstritten, aber der zentrale Gedanke der Motivation selbst bleibt auch in ihren Überlegungen erhalten. Methodologisch gleichen sie sich alle, nur die Akzentsetzung ist verschieden.

Gelegentlich mag durchaus ein klinischer Erfolg eintreten, weil solche Überlegungen eine Stütze für den Fortbestand und die Vertiefung der psychotherapeutischen Beziehungen bieten. Sie können bei ihrer Anwendung auf einzelne Menschen eine hilfreiche und einsichtsvermittelnde Funktion haben. Aber die Theoretiker überreizen ihre Karten, wenn sie von einzelnen Patienten verallgemeinernd auf die ganze Menschheit schließen. Bei einem solchen Denken wird dann jede Handlung und jede Fähigkeit menschlicher Lebewesen zum Ausdruck identischer Motivationen, die jeweils in einer bestimmten Verkleidung vorliegen. Für einige mögen solche Erklärungsvorschläge attraktiv klingen, doch wird die Glaubensbereitschaft anderer Kliniker überstrapaziert, die in den menschlichen Verhältnissen mehr Wahlmöglichkeiten und mehr Komplexität erblicken.

Die Behavioristen wählen einen anderen Denkansatz für die Funktion der Verhaltens. Sie erkennen zwar auch die Phänomene der motivierten Triebe an und folgen vielleicht sogar Freud bei seiner Beschreibung, doch vertreten sie die Auffassung, daß die subjektiven Merkmale ebenso wie das beobachtbare Verhalten erklärt werden müssen. Sie leugnen, daß die Antwort auf die Frage: „Warum trinkt er?" lautet: „Weil er durstig ist", denn dadurch werde die Erklärung auf ein Element gegründet, das ihnen als ein Teil des Verhaltens selbst gilt.

Demgegenüber ist B. F. Skinner, ähnlich wie andere Behavioristen, der Auffassung, daß alle Verhaltensweisen letzten Endes eine gesetzmäßige und direkte Folge früherer Erfahrungen darstellen, doch sieht er diese in einer dynamischeren Weise als sein Vorgänger [118]. Die Erfahrung besteht nicht nur aus dem regelmäßigen Auftreten von Reizen in zeitlicher Nähe zu einer Reaktion, die durch diese Reize einmal konditioniert wurde – dies wäre das ursprüngliche Pavlovsche Prinzip, das klassische Konditionierungsparadigma. Es liegt vielmehr eine Interaktion zwischen dem Organismus und der Umgebung vor, so daß Handlungen des Lebewesens, die anfangs bloß zufällig sind und spontane Elemente aus seinem Verhaltensrepertoire darstellen (z.B. Picken, Stoßen, Kratzen, Beißen) auf die Umgebung einwirken und so eine Veränderung in ihr bewirken. Diese Änderung kann dann umgekehrt wieder auf den Organismus einwirken: Sie wird vielleicht Nahrung zur Verfügung stellen, ein Geräusch machen oder Schmerz verursachen. Dieses Umgebungsereignis führt dann zu einer Verstärkung, wobei die Frequenz der initialen Verhaltensweise erhöht oder vermindert wird. Die Antworten aus der Umgebung „modellieren" das ursprünglich zufällige Verhalten in dauerhafte, zielgerichtete und effiziente Handlungssequenzen. Die inneren, psychischen Zustände der Zielgerichtetheit, des Begehrens, der Furcht usw. stellen Teile dieser Sequenzen dar, die „von innen" wahrgenommen werden können, die aber wie das nach außen sichtbare Verhalten in ihrem Sinn und ihrer Zielgerichtetheit abhängig von den modellierenden Einflüssen der früheren Erfahrungen sind.

Skinner erkennt an, daß innere Zustände wie Hunger, Durst, Zuneigung und Furcht bei einem Lebewesen vorkommen und eine beträchtliche Kraft entfalten können. Einige der motivierten Gefühle treten zum Beispiel bei der Deprivation auf, weil sie auf angeborenen physiologischen Mechanismen beruhen. Solche Gefühle aber werden im unreifen Organismus wahrgenommen und in solche zielgerichteten Verhaltensaspekte integriert, die früher durch geeignete, zur Verstärkung führende Tätigkeiten zu einer Entspannung geführt haben. Alle Aspekte des Verhaltens – seine teleologische Qualität, seine Zielgerichtetheit, seine Verbindungen mit den inneren psychischen Zuständen, seine Fähigkeit zu komplexen Sequenzen – lassen sich nach dem Behaviorismus erfassen durch die Analyse der Interaktionen an der zwischen Organismus und der Umgebung gelegenen Berührungsstelle, die in dem Begriff „frühere Erfahrung" zusammengefaßt wird.

Es handelt sich hier um mehr als nur einen plausiblen Vorschlag. Dieses Modellieren des Verhaltens läßt sich nachweisen. Der Behaviorismus bildet die konzeptuelle und methodologische Grundlage für umfangreiche Forschungsvorhaben. Bei einigen psychiatrischen Störungen hat er wesentliche neue Einsichten gebracht. Zum Beispiel wird vom Behaviorismus die Auffassung vertreten, daß einige phobische Zustände sich als Varianten des Vermeidungsverhaltens entwickeln, welches normalerweise dazu dient, ein Individuum vor Gefahren zu bewahren. Früher haben sich solche Zustände sowohl für die Einsichten der Psychotherapie wie auch für die biologischen Eingriffe mit medikamentöser Behandlung häufig als unbeeinflußbar erwiesen. Die Auffassung, daß es sich bei den Phobien um abnorm lang andauernde, konditionierte emotionale Reaktionen handelt, die sich durch „Extinktion" umformen lassen, führte zu einer Behandlungsmethode, deren Erfolge nachweisbar sind. Sie stellt auch eine enorme Herausforderung für die Auffassung dar, jedes Symptom sei die Manifestation latenter und unbewußter Motive. Die Besserung dieser Symptome führte nicht zum Auftreten neuer Symptome, was eine solche Ansicht logischerweise nahelegt.

Der Behaviorismus weist aber auch klar erkennbare Schwierigkeiten auf. Er verspricht mehr, als er bisher gehalten hat, ähnlich wie die meisten Richtungen, die allumfassende Standpunkte vertreten. Die Generalisierung über alle Arten von Lebewesen hinweg, von den Ratten über Schweine bis zu den Menschen, läßt sich ebenso wenig rechtfertigen wie die Generalisierung hinsichtlich der Umgebungseinflüsse, die von der Skinner-Box bis zur gesamten Welt reichen. Zum Beispiel ist der Versuch, die Sprache in Begriffen des Behaviorismus zu erklären, bei denen die Intentionalität und die Kreativität des menschlichen Denkens und unsere Kommunikation außer acht gelassen wurden, erfolgreich widerlegt worden [21]. Wenn man ihn bis zum Extrem fortführt, dann negiert der Behaviorismus den Sinn innerhalb des Denkens und die Freiheit der Wahlmöglichkeiten.

Das Verhalten stellt gerade für die Psychiatrie einen sehr wichtigen Untersuchungsgegenstand dar. Die einzelnen Standpunkte hinsichtlich dieses Bereiches sind sowohl in sich problematisch wie auch in bezug darauf, was sie überhaupt umfassen wollen. Unsere Erklärungsversuche müssen aus vielen Quellen schöpfen. Auf der einen Seite müssen natürlich klare Risikofaktoren für problematische Verhaltensweisen erforscht werden, andererseits muß aber auch Gewicht auf allgemeinere Konzepte gelegt werden, etwa bezüglich Wahl, Wille oder Sinn. Hierdurch erst wird das Individuum für einen Teil seiner Handlungen verantwortlich gemacht, wird ein Verstehen ermöglicht und eine Leitlinie dafür gefunden, wie die Einstellungen modifiziert werden können, die für die Entscheidung zwischen verschiedenen Verhaltensmöglichkeiten ausschlaggebend sind.

Diese Sicht ist grundlegend für unsere Auffassung hinsichtlich des Verhaltens sowohl in der Klinik wie im täglichen Leben. Die Menschen entwickeln Einstellungen und Intentionen, die zu den am ehesten faßbaren Beweggründen ihres Verhaltens gehören und befriedigende Antworten auf Fragen etwa dieser Art erlauben: Warum ißt dieses Mädchen nicht? Die Antwort, weil es Angst hat, dick zu werden, leitet eine Erforschung des Sinnes und des Zieles bei dieser Verhaltensweise ein, durch die das Individuum zu einem empathisch verstehbaren Subjekt wird, nicht nur zu einem Objekt des Mitleides angesichts anonymer Kräfte, die auf es einwirken.

Um diese Aspekte zu vertiefen, müssen wir uns nun über eine weitere Perspektive bei der Beschäftigung mit dem Menschen klar werden. Diese strebt eine Erhellung der Funktionen und Bedeutungen an, die den psychischen Gegebenheiten und den Verhaltensweisen zugrundeliegen.

Teil V
Das Konzept der Lebensgeschichten

Kapitel 18

Das Individuum: Eine Betrachtung über das Selbst und seine Bedeutung für das Denken in Lebensgeschichten

In den vorangegangenen Kapiteln haben wir zu zeigen versucht, daß Krankheiten, Dimensionen und Verhaltensweisen beobachtbare, mit einer gewissen Regelmäßigkeit auftretende Sachverhalte im psychischen Leben des Menschen und seiner Störungen darstellen. Wir haben uns auf die konzeptuellen Merkmale und methodologischen Regeln konzentriert, mit Hilfe derer sich die beobachteten Regelmäßigkeiten verstehen lassen, und ihre Anwendung bei der Beschreibung der Patienten und in der Forschung wurde definiert.

Die Untersuchung dieser Regelmäßigkeiten und ihres Auftretens bei psychischen Belastungen wie bei Störungen des Verhaltens geschieht als formale Analyse. Diese Anwendung der Logik der Naturwissenschaften im Bereich des veränderten Verhaltens ist zwar nicht gleichbedeutend mit biologischer Psychiatrie, doch stellt sie eine empirische Tätigkeit dar. Sie beruht entscheidend auf unserer Fähigkeit, aus Studien an vielen Patienten in reliabler Weise Beobachtungen zu sammeln und Hypothesen zu formulieren, die durch weitere allgemein zugängliche Beobachtungen überprüft werden können. Diese Arbeitsrichtung bildet einen wachsenden Zweig innerhalb der Psychiatrie und verbindet sie mit anderen Wissenschaften. Der Mensch wird dabei sowohl als Objekt im Kräftespiel der Natur angesehen wie auch als ein Subjekt/Handelnder mit bestimmten Dispositionen und Vulnerabilitäten gegenüber den Einflüssen der ihn umgebenden Gesellschaft.

Dennoch reicht unser Wissen über Krankheiten, Eigenschaften und motivierte Verhaltensweisen bei der Begegnung mit einem Patienten nicht aus, um ihn als Person zu erfassen. Seine Individualität, die sich in Meinungen und Vorlieben, in Stimmungen und Launen, in Erfolgen und Mißerfolgen ausdrückt, gilt es noch besser zu verstehen. Dazu ist eine zusätzliche Perspektive erforderlich.

In der Psychiatrie bereitet uns die Trennung zwischen Körper und Psyche erhebliche Schwierigkeiten. In einigen zeitgenössischen Verhaltenswissenschaften dagegen ist von Psyche überhaupt keine Rede mehr. Wir besitzen viele Informationen über bestimmte Hirnkorrelate für das Verhalten und über bestimmte soziale Einflüsse und ihre Auswirkungen auf das Verhalten. In der Regel aber wird der Großteil des individuellen psychischen Lebens sowie seine Bedeutung für das Verhalten von den Wissenschaftlern vernachlässigt und den praktisch Tätigen überlassen, die sehen müssen, wie sie damit zurechtkommen. Die einzige Ausnahme stellt die Phänomenologie dar als operational fundierte Methode zur Erforschung des bewußten Seelenlebens.

Es überrascht nicht, daß eine „seelenlose", aber empirisch gut begründete Psychiatrie für viele Praktiker nur wenig Anziehungskraft besitzt, da sie sich oft als ungenügend erweist, wenn sie mit dem Individuum und seinen Intentionen konfrontiert sind. Die praktisch Tätigen benötigen eine Methode, die ihnen ein Gefühl des Sinnes, der Logik und des Zweckes hinter den Reaktionen und Verhaltensweisen ihrer Patienten gibt. Die Praktiker werden daher jeden Vorschlag, durch den sie in einer gegebenen Situation kompetenter werden, oder auch eine regelrechte Philosophie akzeptieren, wenn sie ihnen nur helfen, den Patienten aus einer neuen Perspektive zu sehen. Sie werden sehr vieles annehmen, sofern es ihre tägliche Routinearbeit mit den Patienten so gestaltet, daß sie selbst einen Sinn erkennen und mit klarem Ziel und Autorität handeln können. Zwar würden sie die Wahrheit ergreifen, wenn sie erreichbar wäre, doch werden sie sich vorläufig mit etwas zufrieden gegen, das vernünftig erscheint, bis die Wahrheit eines Tages auftaucht.

Sicher können wir Nutzen ziehen aus der kategorialen Trennung unterschiedlicher Krankheiten und der damit verknüpften Behinderung, aus den dimensionalen Merkmalen und der damit verbundenen Vulnerabilität oder aus der Analyse der motivierten Verhaltensweisen mit ihren Auswirkungen auf Wahrnehmen, Entscheiden und Lernen. Mit all dem haben wir aber immer noch nicht das Individuum, geschweige denn seine Intentionen erfaßt. Diese sind letzten Endes Schiedsrichter darüber, was aus dem betreffenden Menschen und anderen Personen werden kann und werden wird. Warum fühlt *er* so, wie es der Fall ist, warum denkt *er* so, wie er denkt, und warum tut *er* das, was er in dieser ganz bestimmten Weise tut, obwohl er sich in Situationen befindet, wie sie anderen Individuen in ähnlicher Weise begegnen? Dies sind die täglichen Fragen, die sich der Psychiater stellt. Doch wie können wir einen systematischen Ansatz für solche individuellen Gesichtspunkte finden?

Man könnte meinen, es gäbe nur zwei Alternativen: Nämlich entweder sich allein auf die Wissenschaft zu verlassen und die Gültigkeit der individuellen Gesichtspunkte abzulehnen, oder einen auf die psychologische

Plausibilität im Einzelfall gerichteten Verstehensansatz zu wählen, bei dem die Einwände von Wissenschaftlern und anderen Personen damit zu beantworten wären, daß sie in Situationen inkompetent seien, die durch Empathie zu erfassen sind. Wie man sich hier entscheidet und aus welchen Gründen dies geschieht, das sind für den Arzt ebenso wichtige Fragen wie diejenigen, die es am Krankenbett zu beantworten gilt. Beim Entscheidungsvorgang wird deutlich, daß es hier um mehr als um eine einfache klinische Angelegenheit geht. Die Entscheidung steht in Beziehung zu unserer eigenen Persönlichkeit, unserer Ausbildung, unseren Überzeugungen und unseren Ideologien. Wir sind jedoch der Ansicht, daß diese alternativen Positionen sich durch eine Klarlegung dessen überwinden lassen, was mit dem Verstehen eines Individuums angestrebt wird. Wir können die Methode des Verstehens und das damit über die Individuen erlangte Wissen zu einem Bestandteil unserer beruflichen Tätigkeit machen, ohne die Autorität unserer Rolle zu sehr zu strapazieren.

Was also ist Individualität? Welches sind die Merkmale des psychischen Lebens, die uns beim Versuch des Verstehens so große Mühe bereiten? Welche Methode bietet sich natürlicherweise an, um diese Fragen zu erhellen? Mit Individualität meinen wir das Selbst, das sichere Gefühl, eine Person, der Lenker oder Bestimmer des Lebensplanes zu sein und nicht nur ein lediglich reagierender und passiver Vermittler von körperlichen Mechanismen, psychologischen Dispositionen und situativen Lebenseinflüssen. Mit den Merkmalen des psychischen Lebens meinen wir die Intentionen des Selbst sowie ihre Auswirkungen im Verhältnis zu anderen Intentionen, Emotionen und Verhaltensweisen. Mit der erhellenden Methode meinen wir jene, deren Technik in der Deutung von Geschichten besteht. Dadurch sollen empathisch plausible Verbindungen zwischen den Lebensereignissen, den Intentionen des Selbst und deren Folgen hergestellt werden. Die erzählte Geschichte kann sich in einem ganz eng gefaßten situativen Rahmen bewegen oder in einer vollständigen biographischen Anamnese. Als Geschichte trägt sie Bedeutungen und Botschaften, die nicht allein vom Subjekt, sondern auch von einem Autor, dem außenstehenden Deuter, stammen. Um die Geschichte zu verstehen, müssen wir also die Ansichten und Ziele des Autors beim Entwerfen der Geschichte kennen, z. B. indem wir feststellen, daß er einige Dinge betont und andere vernachlässigt. Wir verwenden alle diese miteinander verbundenen Konzepte, um das menschliche Verhalten als Ausdruck der Funktionen aufzufassen, die eine Person ausmachen. Diese Person können wir im Rahmen ihrer Lebensgeschichte verstehen aufgrund unserer natürlichen Befähigung zur Empathie, zum Nachempfinden von Erfahrungen und zur Schaffung einer imaginativen Rekonstruktion.

Das Konzept des Selbst oder des Subjektes/Handelnden

Wir haben bereits angeführt, daß dieses ursprüngliche Gefühl des Selbst und des Ich sich im Grunde mit dem Problem von Körper und Psyche berührt. Es ist nicht bekannt, wie eine Gruppe von Organsystemen schließlich die Fähigkeit nicht nur zum Wahrnehmen und Fühlen, sondern auch zu selbständiger Kontrolle und Lenkung seiner Mechanismen hervorbringen kann. Gegenwärtig scheint uns nur die Anschauung zu bleiben, daß sich jeder so versteht, als lenke er bis zu einem gewissen Grade seine körperlichen Abläufe in Richtung auf Ziele, die er „im Sinn" hat; möglicherweise wird sich dies eines Tages als ebenso illusorisch erweisen wie die frühere Vorstellung, daß die Erde flach sei. Andererseits jedoch kann bei einem Individuum, wenn es durch Krankheitssymptome beeinträchtigt oder durch die Beharrlichkeit und Intensität seiner motivierten Verhaltensweisen bedrängt wird, auch das Gefühl entstehen, daß es sich nicht mehr vollständig unter Kontrolle hat.

Eine hervorragende Beschreibung dieses Konzeptes des Selbst hat William James geliefert, der es mit dem kontinuierlichen Fluß des Bewußtseins und Denkens in Verbindung brachte, bei dem die Gedächtnisinhalte, die Wahrnehmungsgegenstände, die emotionale Gestimmtheit und die Ziele, die jemand in seinem Leben hat, miteinander verschmelzen [64]. Freud hat ebenfalls ein ausdifferenziertes Gebäude von Funktionen entwickelt, die er mit seinem Konzept des Ich, einer dem Selbst ähnlichen Idee, in Verbindung brachte.

Wir wollen hier die verschiedenen Konzeptionen des Selbst nicht in aller Breite sondern nur so weit entwickeln, wie es zum Erhellen der in der klinischen Praxis gebräuchlichen Perspektive nötig ist, die auf der Auffassung beruht, daß es ein lenkendes Selbst gibt. Jede Betrachtungsweise, die das Selbst außer acht läßt, muß verkürzt und verzerrt erscheinen. Doch was bedeutet dieser Begriff des Selbst für unser Denken?

Erstens, er zwingt uns zur Frage nach dem Warum: „Warum hat jemand sich auf diese und nicht auf eine andere Weise verhalten, hat so geantwortet und so reagiert?". Die Warum-Frage (im Gegensatz zu den Fragen nach dem Wie bzw. wie etwas geschehen ist) läßt sich nur aus der Logik eines Selbst beantworten, also eines Subjektes/Handelnden, desjenigen, der in der Lage ist, einen Plan zu fassen, eine Entscheidung zu fällen und eine Wahl zu treffen.

Zweitens geht daraus hervor, daß das Selbst in einer Welt der Entscheidungen existiert, auf denen die Leistungen und schließlich auch die Zufriedenheit und des Wohlbefinden des Selbst beruhen.

Drittens ist das Selbst reflexiv, wie es der Ausdruck Subjekt/Handelnder impliziert. Das Selbst kann, wenn auch nur in den Grenzen seiner Möglichkeiten und der Umstände, in denen es sich entscheiden muß, doch seine eigene Rolle und Mitwirkung hinsichtlich des eingetretenen Zustandes erkennen. So gesehen ist es gerade das Selbst, an das sich die Psychotherapie wendet. Die Psychotherapie versucht das Selbst in die Lage zu versetzen, ein besserer Steuermann für den Lebensplan zu sein. Dies geschieht durch Stützung seiner Fähigkeiten, Veränderung seiner Ziele und Anhalten zur Reflektion seiner Intentionen. Die reflexive Kapazität des Selbst ist allerdings nicht unbegrenzt. Manchmal berichten die Patienten, daß sie nur wenig oder gar kein Verständnis für die Beweggründe ihres Denkens und Verhaltens besitzen. Diese Erscheinung hat zu dem Vorschlag eines Kontinuums der Selbstbewußtheit geführt, das sich in einer Dimension bewußt–unbewußt erstreckt. Bei dem psychotherapeutischen Prozeß kommt es entscheidend darauf an, die Möglichkeit unbewußter Mechanismen zu berücksichtigen, wobei man allerdings vermeiden muß, sich ständig auf sie zu berufen, um sämtliche Rätsel zu erklären.

Viertens, das Selbst läßt sich auf viele verschiedene Weisen beschreiben. Man kann es als eine Struktur ansehen, wie Freud dies in der Dreiteilung von Es, Ich und Über-Ich tat; es kann als eine Ansammlung von Rollen gedacht werden, wie es die Transaktionsanalyse mit Eltern, Erwachsenen und Kindern tut; oder es läßt sich als eine Entwicklungsaufgabe betrachten, z. B. in dem Rahmen der Separation–Individuation. So lassen sich verschiedene Ansätze für eine Intervention in Hinblick auf das Selbst finden. Im Grunde liefern alle diese Beschreibungen sinnvolle Namen und Rollen für das Selbst. Sie stellen nützliche Metaphern dar, wenn sie dem Psychotherapeuten einen Zugang zum Selbst ermöglichen und ihm dabei helfen, Einblick in Elemente seines Lebensentwurfs zu erlangen.

Manchmal wird das Selbst als Handelnder innerhalb des Lebensentwurfes und manchmal als dessen Produkt angesehen. Oft werden diese Unterscheidungen allerdings auch vermischt, so in Freuds Konzept des Über-Ich. Meistens jedoch läßt sich das empirische Phänomen des Selbst klar von den funktionellen Rollen trennen, die ihm aus theoretischer Sicht zugewiesen werden können.

Das Es, das Ich und das Über-Ich sind nicht eigenständig als Formen des Selbst existent, sondern bedeuten Metaphern für bestimmte seiner Funktionen. Sie sind populäre Kunstgriffe, um eine bestimmte Art von Lebensgeschichten zu erzählen, und sie beinhalten bestimmte Annahmen über die „wirkliche Natur“ des Menschen. Im klinischen Bereich werden sie von einigen Leuten verwandt, die sie für geeignet halten, während andere sie vernachlässigen, da sie andere Möglichkeiten sehen, um den Erfordernissen für die psychotherapeutischen Interventionen gerecht zu werden.

Diese Erfordernisse liegen zunächst einmal darin, ein einleuchtendes Konzept des Selbst als einer Einheit zu formulieren. Sodann wird eine Ausdrucksform für dieses Konzept benötigt, die akzeptabel und auch überzeugend ist, und zwar sowohl für das in Behandlung stehende Selbst als auch für die anderen Beteiligten, welche die therapeutischen Bemühungen unterstützen und die Ergebnisse bewerten. Entscheidend ist, daß für eine wirksame Arbeit mit dem individuellen Patienten eine Psychiatrie benötigt wird, die das Konzept eines handlungsfähigen Selbst verwendet, gleichgültig, welche Begriffe wir dafür benutzen und welche Funktionen wir ihm innerhalb der Lebensgeschichte zuweisen.

Intentionen und Konsequenzen

Wenn wir im Bereich des psychischen Lebens und seiner Störungen die Warum-Frage formulieren, so unterstellen wir dabei mehr als nur das Gefühl, das jemand hat, der sich selbst als Handelnden sieht. Es wird weiter davon ausgegangen, daß Verhalten auf irgendeinem Niveau intentional, also zielgerichtet ist und daß es als Folge von Zielen, Wünschen, Vorstellungen und Plänen des Handelnden entsteht. Ferner wird unterstellt, daß das Verhalten und die anderen Reaktionen des Selbst sich als sinnvoll erweisen würden, wenn die zugrundeliegenden Intentionen bekannt wären. Die Aussage, daß eine Reaktion sinnvoll ist, bedeutet in ihrer einfachsten Form, daß sie mit irgendetwas anderem verbunden ist. Dieses andere kann ein Gedanke sein, eine Ansicht oder ein Gefühl. Durch sie können Lebensereignisse bestimmte Verhaltensweisen und emotionale Reaktionen bei einem Menschen hervorrufen.

Wenn wir von den Intentionen des Selbst sprechen, so meinen wir damit nicht nur die psychischen Fähigkeiten wie z.B. die Intelligenz. Wir meinen auch nicht nur solche Aspekte des Temperaments, die ein Individuum dazu disponieren, die Dinge in der einen oder anderen Weise aufzufassen. Ebenso haben wir nicht solche Gesichtspunkte im Sinn, die allein mit dem motivierten Verhalten in Verbindung stehen. All diese beobachtbaren Zusammenhänge bedingen sicherlich eine Prädisposition und somit auch eine Einengung der intentionalen Aspekte bei einer Person, doch trotz ihres Einflusses gibt es immer noch bestimmte unvorhersehbare Gedanken und Gefühle, die einmalig für die jeweilige Person und ihre Lebensumstände sind und die man mit der Frage untersuchen muß, ob die speziellen Schwierigkeiten und Verhaltensweisen sich verstehen lassen.

Viele dieser Gedanken und Gefühle können wir leicht durch einfaches Befragen der Person eruieren. Sie kann über ihre Ziele und Wünsche im Beruf erzählen, über ihre Ansichten zu wichtigen Bezugspersonen und zur Familie, ihre Werthaltungen und deren Bedeutung für ihr Verhalten. Oft kann man ein Netzwerk miteinander verknüpfter Einstellungen herausarbeiten, die ein Selbst mit bestimmten Neigungen konstituieren. Die Kenntnis dieses Netzwerkes erlaubt eine recht genaue Vorhersage mancher Reaktionen und Gewohnheiten. So kann man z. B. mit Hilfe sog. liberaler und konservativer Standpunkte einen gewissen Eindruck davon bekommen, wie eine Person andere Menschen sieht. Diese Standpunkte werden z. B. am Verhalten bei Abstimmungen, an Verbindungen zu einer politischen Partei und an Reaktionen auf bestimmte politische Appelle deutlich [35].

Es zeigt sich also, daß der Gedanke von der Bedeutung des Intentionalen für das Verhalten eine geläufige Annahme darstellt, die durch empirische Beobachtungen unterstützt wird. In der Klinik kommt es darauf an, den intentionalen Hintergrund für die Reaktionen und Verhaltensweisen des Patienten zu untersuchen, wenn man seine psychischen Erlebnisse in Verbindung mit seinen Schwierigkeiten bringen will. Im Grunde geht es darum, daß wir die Intentionen kennenlernen wollen, die uns helfen, einen bestimmten Menschen zu verstehen.

Ein wichtiges mit diesem Ansatz verknüpftes Konzept sagt aus, daß manche Intentionen zu Konsequenzen führen, die unerwünscht, unbeabsichtigt und auch belastend sein mögen, die aber fast unvermeidbar sind. In der Psychotherapie zeigt sich oft, wie aus intentionalen Handlungen nicht gewollte Folgen entstehen. Man kann natürlich argumentieren, daß alle Folgen auf irgendeinem Niveau, entweder bewußt oder unbewußt, intendiert sind. Die Geschichte eines zugrundeliegenden Sinnes kann so immer geschrieben werden.

Uns kommt es dagegen darauf an, daß viele Ereignisse, auch recht belastende, eine zwar unerwünschte, aber vorhersehbare Folge von Intentionen darstellen, die dem Bewußtsein zugänglich sind. Man kann sich zu sich selbst und zu anderen so verhalten, daß man leichter Freundschaften verliert, ausgebeutet wird, sich enttäuscht, ärgerlich oder nutzlos fühlt. Das Interesse an bestimmten Therapien und ihre Verbreitung beruhen gerade darauf, daß sie Techniken zum Erforschen der Beziehungen zwischen den intentionalen Konstrukten und den unbeabsichtigten Folgen haben, z. B. in der „personal construct"-Theorie von Kelly [70] und in dem kognitiven Ansatz von Beck [5].

Nun gibt es aber unbegrenzt viele Intentionen, und ebenso verhält es sich mit den Konsequenzen, die darauf folgen können. Diese riesige Variabilität führt zu einem fast unwiderstehlichen Bemühen, die Zahl der Intentionen auf wenige zugrundeliegende zu reduzieren. Mit dieser Reduktion erhalten wir uns die Erklärungsmöglichkeiten hinsichtlich einer sinnvollen Verbindung zwischen Intentionen und Konsequenzen. Die Erklärungsfähigkeit läßt sich noch durch die Unterstellung erhöhen, daß die Vielzahl der bewußten Intentionen lediglich eine verzerrte Widerspiegelung einiger weniger zugrundeliegender Intentionen darstelle, etwa der Sexualität oder Aggressivität. Es ist leicht vorstellbar, wie eine solche Annahme sich durchsetzen kann, wenn es keine Möglichkeit zu ihrer Widerlegung gibt und wenn man nur solche Intentionen auswählt und mit einem entsprechenden Gewicht versieht, denen man allgemein gern eine dominierende Rolle zumißt (besonders wenn unbewußte Mechanismen angesprochen werden).

Trotz dieser Bedenken kann es sich auch in der Psychiatrie als nützlich erweisen, wenn man die komplizierten intentionalen Zusammenhänge hinter den Verhaltensweisen miteinbezieht. So haben sich bei der Untersuchung der vielen möglichen Intentionen, die hysterisches Verhalten mit der Krankenrolle und abnormen Einstellungen zur Krankheit verbinden können, sowohl bestimmte Einsichten in einzelne solcher Individuen als auch empirisch überprüfbare Konzepte ergeben [104]. Auch am Beispiel der Verlusterlebnisse und des Trauerns zeigt sich die Eignung dieser speziellen Sehweise, um Aspekte sowohl für die Analyse der Form als auch für die Analyse der Funktion zu gewinnen. In solchen Fällen läßt sich die emotionale Reaktion nicht ohne eine gewisse Kenntnis des Selbst und seiner Elemente verstehen, doch ist der Zustand des Trauerns so gleichförmig in seinen Erscheinungen, daß er leicht als eine Form des menschlichen Lebens erkannt werden kann und so einen Ansatzpunkt für die empirische wie auch für die auf Empathie gegründete Untersuchung liefert.

Das Denken in Lebensgeschichten

Eine Psychiatrie, die nach dem Sinn fragt, benötigt als Ingredientien das Selbst, seine Intentionen und ihre Konsequenzen. Ihre Überzeugungskraft – ein Gefühl des Wissens, das sowohl erhellend wie auch zwingend ist – gewinnt eine solche Psychiatrie mit der Methode, die hier als das Denken in Lebensgeschichten bezeichnet wird. Sie vereint die Aspekte der dynamischen Funktionen und der reflexiven Handlungen. Alle diese Gesichtspunkte werden zunächst in der Form von Geschichten formuliert, und vermittels dieser Geschichten werden die Gedanken mitgeteilt, eingeschätzt und belegt.

Zuweilen mag jemand aus solch einer Geschichte eine Hypothese entwickeln und sie mit der empirisch-deduktiven Methode prüfen, um herauszufinden, wie gut sie als Verallgemeinerung taugt. Aber das kommt nicht häufig vor und wird nur selten zu einem überzeugenden Argument für den auf einen Sinn gerichteten Denkansatz. Die treibende Kraft sind vielmehr die Geschichte und ihre Interpretationen des Selbst, seiner Intentionen und deren Konsequenzen.

Jede Person verkörpert eine Geschichte. Es gibt ebenso viele Geschichten, wie es Menschenleben gibt, und es gibt innerhalb jedes Lebens viele Geschichten. Benötigt wird jeweils diejenige Geschichte, die einen gerade aktuellen klinischen Gesichtspunkt erhellen kann. Das kann eine offen zugängliche Geschichte sein. In einem solchen Fall wird sie normalerweise sogleich vom Patienten und von anderen Personen akzeptiert. Gelegentlich ist die geeignete Geschichte jedoch sehr schwer zu finden, dann gibt es Konflikte, Streit und Auseinandersetzungen.

Die Kunst, die beste Geschichte für einen bestimmten Patienten zu erzählen, hängt von einer Fähigkeit zur imaginativen Rekonstruktion seiner Lebensumstände ab, eine Begabung, die bei Sigmund Freud reich entwikkelt war und in einigen paradigmatischen Geschichten der Psychoanalyse Ausdruck fand, etwa in denen von Anna O., Dora und dem kleinen Hans. Solche Fähigkeiten können ausgebildet und durch Übung verbessert werden, auch lassen sie sich durch die Supervision erfahrener Psychotherapeuten unterstützen. Gesucht wird etwas, das zum Zwecke der Aufrechterhaltung einer Interaktion zwischen Patient und Therapeut geeignet, einleuchtend und akzeptabel ist. Für diese Aufgabe kann die Plausibilität mindestens so wichtig sein wie die historische Wahrheit.

Lebensgeschichten ermöglichen eine Analyse der Funktion sowohl der speziellen klinischen Probleme des Einzelfalles als auch der allgemeinen Theorien, die sich anhand dieser Methode aufstellen lassen. Dennoch fällt es schwer zu definieren, worauf die Autorität einer Geschichte beruht. Es muß betont werden, daß die Geschichten weder harte Daten, aus denen Theorien aufgebaut werden können, darstellen noch unbestreitbare Fakten.

Geschichten sind keine Daten, kein Rohmaterial oder elementare Beobachtungen, die zur Basis für eine Deutung oder Interpretation werden, sondern sie stellen selbst Interpretationen dar, die in narrativer Form Ereignisse aus der Vergangenheit des Patienten so mit seinen gegenwärtigen Symptomen verbinden, daß daraus deren Entstehung erklärlich zu sein scheint.

Geschichten sind keine Fakten, obwohl sie zu einem Teil daraus zusammengesetzt sein können. Die Geschichte stellt einen Bauplan für die Verbindungen zwischen Ereignissen dar, eine Mischung aus Fakten und Annahmen, von denen einige vom Patienten berichtet und andere vom Autor unterstellt werden.

Viele der Ereignisse in einer Geschichte sind nicht unabhängig vom betreffenden Subjekt oder dem Autor der Geschichte nachweisbar. Ein wesentlicher Schritt in der Entwicklung der Psychoanalyse war der Sinneswandel Freuds von der Annahme, daß die Verführung in der Kindheit bei der Entstehung der Hysterie eine historische Tatsache darstelle, hin zu dem Konzept eines unbewußten Wunsches als Quelle sowohl für die falschen Erinnerungen, die Freud zunächst begegnet waren, als auch für die hysterischen Symptome, die er zu verstehen suchte. Von Freud haben wir gelernt, die verzerrten Wünsche und Abwehrreaktionen auf Konflikte als geeignete Elemente für eine klinische Geschichte anzusehen, und zwar in jener Form, in der sie vom Patienten berichtet und vom Therapeuten interpretiert werden. Daten also und Fakten sind die Lebensgeschichten nicht. Was aber sind sie dann?

Lebensgeschichten sind Symbole. Sie vermitteln ein Gefühl des Wissens, das durch Vorstellung und Einfühlen überzeugend wirkt. Sie bewegen sich nicht auf einer einzelnen Ebene der Analyse, sondern auf mehreren gleichzeitig. Zu diesen Ebenen gehören Erwägungen über Krankheiten, Persönlichkeitszüge und Motivationen ebenso wie theoretische Annahmen und die individuellen Ereignisse innerhalb des betreffenden Lebens. Alle diese Aspekte werden durch die Geschichte zu einer Einheit geformt, die plötzlich eine einzigartige Erklärung für eine bestimmte klinische Gegebenheit liefert und gleichzeitig ein Symbol darstellt, mit dem entweder dieser bestimmte Patient selbst oder ein Aspekt der allgemeinen menschlichen Natur ausgedrückt wird.

Die symbolische Geschichte besitzt die Kraft, das auszusagen, womit die nüchterne Logik in Schwierigkeiten gerät: Die Realität des inneren Konfliktes, der Unverträglichkeiten und Spannungen. Sie beschreibt diese Aspekte so, daß sie lebendige Gestalt gewinnen und in eine geeignete Perspektive rücken. Der jeweilige Aufbau der symbolischen Geschichte hebt diese Gesichtspunkte aus dem Zwielicht dessen, was noch nicht ganz realisiert ist, in die Klarheit des Bewußtseins. Dies geschieht sowohl beim Subjekt der Geschichte wie bei ihrem Autor. Wenn dieser Vorgang abgeschlossen ist, dann kann die Geschichte als Ausgangspunkt für neue Intentionen und für eine neue Lebensplanung dienen.

Die Geschichte entsteht aus der Beziehung zwischen dem Patienten und seinem Therapeuten. Aus diesem Zusammenwirken gewinnt sie ihre Kraft, Veränderungen herbeizuführen. Es könnte den Anschein haben, als ob es bei einer Geschichte lediglich um die Übermittlung von Informationen geht (z. B. die Aufdeckung der pathogenen Wirkung einer bestimmten Kindheitserfahrung, oder um die Bestimmung der „wahren" Quelle der Einstellungen des Patienten). Tatsächlich aber handelt es sich um eine Form der Überredung („Versuchen Sie, sich einmal so zu betrachten und dementsprechend zu handeln"). Meist verfolgt die Geschichte eher einen beziehungsmäßigen als einen informativen Zweck. Sie vermittelt dem Patienten und dem Arzt eine gemeinsame Sehweise. Durch die Veränderung der Auffassungen, der Absichten und der zwischenmenschlichen Beziehungen des Patienten entwickelt sie einen Weg, sich neu zur Zukunft einzustellen. Die Bedeutung einer Geschichte liegt im Grunde ebenso sehr in der Situation, in der sie geschaffen wird, wie in der speziellen Information, die sie übermittelt.

Die Kraft der Geschichte ist also gleichbedeutend mit der Kraft aller Symbole, die überzeugen, inspirieren und manchmal verführen können. Es ist eine Autorität, die sie jenseits des Zugriffes der Logik und der Prüfung zwecks möglicher Widerlegung rückt. Von einer solchen Autorität wird das Vertrauen derjenigen genährt, die sich für diese Art des Nachdenkens über ihre Patienten entscheiden. Denen allerdings, die diese Autorität in Frage stellen, bietet sie viel Grund zur Skepsis.

Welche Geschichten und welche Netzwerke sinnvoller Verknüpfungen werden üblicherweise erzählt? Die Geschichten leben meist von Themen, die ihre Plausibilität erhöhen können. So wird oft das Konzept der Entwicklung, das so wichtig für unser Verständnis der motivierten Verhaltensweisen ist und einen so überzeugenden Aspekt des menschlichen Lebens darstellt, in recht einfachen Bildern benutzt, etwa in Form der Trennung von der Mutter und des damit verbundenen Leidens für das Kind, oder der Pubertätsscheu und der Geschwisterrivalität. In stärker differenzierten und problematischeren Geschichten, die aus ähnlicher Quelle stammen, wird vielleicht die Anorexia nervosa einer jungen Frau verknüpft mit dem Ausdruck ihrer Ablehnung, erwachsen zu werden, mit Anforderungen der Sexualität, mit der Ablehnung mütterlicher Fürsorge oder mit einer primitiven Vorstellung über die Empfängnis. Aus solchen Geschichten und ihrer Entwicklungsthematik werden weitergehende Generalisierungen über die menschliche Natur gewonnen wie der Penisneid, die Kastrationsangst, Separation–Individuation und die Krise der Lebensmitte.

Charakteristischerweise werden die auf Geschichten beruhenden Ideen meist als grundlegendes Merkmal der gesamten Menschheit angesehen, obwohl die Belege für eine solche Behauptung lediglich aus den Geschichten einiger weniger, ausgesuchter Individuen stammen. Die Generalisierungen ähneln also Sprichwörtern und Maximen, die mehr in einen narrativen Zusammenhang gehören als daß sie Hypothesen und Gesetze mit definiertem Vertrauensbereich darstellen, die man benutzen kann, um Gedanken, Emotionen oder Verhaltensweisen zu erklären. Beispiele solcher Maximen liefern die Feststellung von Breuer und Freud, daß Hysteriker vor allem unter ihren Erinnerungen leiden [11], und Sullivans Ausspruch: „Der Zwangsneurotiker hat nie die Befriedigung eines großen Erfolges in den zwischenmenschlichen Beziehungen erlebt" [128]. Diese Maximen stammen aus den Lebensgeschichten individueller Patienten und helfen, diese zu erhellen. Allerdings sind die Individuen und ihre jeweiligen Umstände viel komplexer als irgendeine Maxime ausdrücken kann. Ferner liegt ein vertracktes Merkmal dieser Maximen darin, daß ihr Gegenteil meist ähnlich wahr erscheint. Selbst die am besten geeignete Maxime ist auf eine jeweils spezielle Lebensgeschichte angewiesen, um all die klinischen Daten zu einem dynamischen, plausiblen und einheitlichen Ganzen zusammenzuführen.

Wie bereits erwähnt, wird die Bedeutung einer Geschichte durch einen bestimmten Autor gestiftet und aufrechterhalten. Er wird sie nicht nur aus den Berichten des Patienten erschaffen, sondern auch aus seinen eigenen Erfahrungen und Anschauungen. Der Patient mag sie aus vielerlei Gründen akzeptieren oder zurückweisen, doch kann er dies nie auf der Grundlage eines Beweises oder einer Widerlegung tun.

Wegen der Tendenz, aus Geschichten eine globale Anschauung der Menschheit zu entwickeln, neigt diese Methode zur Entwicklung eines philosophischen Systems, einer „Metapsychologie“, wie Freud es nannte. Darin werden die Verallgemeinerungen über das Selbst und seine Intentionalität benutzt, um das Wesen der Menschheit, ihrer Historie und ihrer Zivilisation als Ganzes zu verstehen. In einer Metapsychologie lenkt eine grundlegende Annahme die Geschichten und ihre Verknüpfungen. Bei Freud werden verschiedene Ideen als zentral für seinen philosophischen Standpunkt angesehen. So finden einige seiner Schüler, Freuds Auffassungen über den psychischen Determinismus und das Unbewußte stellten seine Hauptbeiträge dar, während andere glauben, daß es sein Konzept der Übertragung bei den zwischenmenschlichen Beziehungen sei.

Für uns liegt das zentrale Konzept Freuds, das sich durch sein ganzes Werk hindurchzieht, sowohl in den Fallgeschichten wie in den komplexen Theorien, in dem Gedanken, die manifesten Inhalte des Bewußtseins einschließlich der wahrgenommenen Intentionen des Selbst seien verzerrte Elemente, die aus einem unbewußten und latenten Bezirk stammen. In diesem Bezirk werden die primitiven Triebe durch die repressiven Abwehrkräfte des Ichs vom Bewußtsein ferngehalten. Der Prozeß der Umwandlung unbewußter Motive in bewußte Inhalte ist der Kern der Freudschen Geschichte.

Zwar bestanden zwischen Freud und seinen Schülern unterschiedliche Auffassungen darüber, welche Triebe wichtiger seien, ihnen ist jedoch gemeinsam, daß jede Geschichte eine Übung in Hermeneutik bedeutet: Ein Blättern in den Büchern des Bewußtseins und Verhaltens auf der Suche nach verborgenen Bedeutungen, ein Aufdecken von Zielen und Funktionen des Selbst. Diese Suche geschieht durch jemanden, der bereits weiß, was gefunden werden muß und der aus jeder klinischen Untersuchung eher eine Bestätigung als eine Überprüfung seiner Visionen macht. Das was bereits bekannt ist, wird in jeder neuen Geschichte wiederentdeckt, um den Wissenden in seiner Meinung zu bekräftigen und seine Bindung an das, was schon zu Beginn vorausgesetzt wurde, zu verstärken.

Es ist das Verdienst Freuds, daß er uns gelehrt hat, überhaupt so etwas wie verborgene Bedeutungen zu erwägen und die Rolle noch nicht realisierter oder noch nicht erkannter Motive in bestimmten Situationen zu berücksichtigen. Dennoch müssen wir der Versuchung widerstehen, ständig in solchen Begriffen zu denken und dadurch einfachere Erklärungen für Handlungen und Gedanken zu übersehen.

So kommen wir zum Ausgangspunkt unserer Überlegungen zurück. Wir finden im Selbst und seiner Intentionalität genau das Anliegen jener Psychiatrie, in der die Funktion und die psychologische Plausibilität analysiert werden. Wie können wir sie am besten anwenden? Können wir diese Methode kontrollieren und ihre Ergebnisse anerkennen?

Kapitel 19

Die Stärken, die Schwächen und die Bewertung der Methode, in Lebensgeschichten zu denken

Bevor wir die wesentlichen Stärken und Schwächen der Geschichten-Methode untersuchen, wollen wir auf einen beim praktischen Gebrauch – nämlich in der Psychotherapie – auftretenden Aspekt eingehen, der häufig in der medizinischen Konnotation des Begriffes *Therapie* untergeht. Es muß untersucht werden, wie diese Methode ihre Aufgaben in bezug auf den Patienten, seinen gegenwärtigen Zustand und seine Zukunft definiert.

Das Krankheitskonzept unterstellt die Existenz und das Wirksamwerden eines pathologischen Prozesses, der in der Gegenwart Symptome verursacht und die Zukunft des Patienten in vorhersehbarer Weise beeinträchtigt. Die beste Behandlung besteht in einer Unterbrechung dieses Prozesses. Ihr Erfolg ist eindeutig: Die Beseitigung der gegenwärtigen Symptome und die Verhinderung ihrer Rückkehr, soweit sie eine Folge der vorliegenden Erkrankung sind.

Die Psychotherapie und die Geschichten-Methode, auf der sie basiert, setzen ebenfalls bei den bestehenden Beschwerden an, doch bewerten sie diese, wie auch jede Zukunftsprognose, vor allem unter Berücksichtigung der Vergangenheit des Patienten. Gegenwart und Zukunft stellen nicht Auswirkungen irgendeines andauernden Prozesses dar, sondern ergeben sich aus den nur unzureichend geklärten oder konflikthaften Entscheidungen des Selbst, die unbeabsichtigte und nachteilige Auswirkungen mit sich bringen.

Während also beim Krankheitskonstrukt der pathologische Prozeß eine Beeinträchtigung in der Zukunft herbeiführt, möchte die Geschichte zeigen, daß es die Intentionen des Selbst sind, die zu den in der Gegenwart vorliegenden und in der Zukunft zu erwartenden Konsequenzen führen. Der Psychotherapie geht es nicht darum, einen Prozeß mit spezifischem Charakter und vorhersagbarem Verlauf zu unterbrechen. Es geht ihr vielmehr darum, einem Menschen dabei zu helfen, sich in der Gegenwart für ein erfolgreicheres Leben zu entscheiden und sich auf die Zukunft besser einzustellen. Ihr Ziel ist ein perfekterer Mensch in dem Sinne, daß sein Verstehen besser ausgebildet ist, nicht aber, daß eine Krankheit beseitigt oder eine Verletzung ausgeheilt wird.

Dieser Wandel in den Prämissen bringt viele Implikationen mit sich, von denen zwei herauszuheben sind. Erstens, der Denkansatz in Lebensgeschichten ist für sein Ziel geeignet, weil er dem Patienten und dem Therapeuten einen praktikablen und der Reflektion zugänglichen Weg eröffnet, auf dem die Interaktion jener Ereignisse und Intentionen aufgedeckt werden kann, die zur Gegenwart geführt haben. Die Methode bewirkt eine Erhellung und Inspiration, dies erleichtert das gemeinsame Bemühen, bessere Ansätze für die Zukunft zu finden. Zweitens, die Kriterien für den Erfolg dieses Unternehmens sind vage und von subjektiven Vorurteilen abhängig, weil sie nicht auf der Zielvorstellung einer Zukunft beruhen, die frei von den Wirkungen eines spezifischen Prozesses ist, sondern auf Einschätzungen der Zufriedenheit durch das Selbst und auf abstrakten Vergleichen zwischen Lebenswegen, die gewählt und solchen, die verworfen wurden.

Da die Psychotherapie und die Technik der Lebensgeschichten auf intentionalen Akten und der individuellen Zufriedenheit beruhen, kommt es zu einer Berührung, wenn nicht gar zu einer Auseinandersetzung mit „letzten Zielen“. Es würde unsere Absichten überschreiten, wenn wir uns in diesen Dialog hineinbegäben, dennoch liegt hier ein wichtiger, wenn auch selten diskutierter Aspekt dieses Bereiches. Die „letzten Ziele“, die von einer auf Geschichten beruhenden Psychiatrie benannt werden, sind vergleichbar mit anderen umfassenden Anschauungen über die Menschheit, philosophischen und religiösen etwa. Obwohl mit diesem Vergleich ein Gebiet von Fragen und Kompetenzen berührt wird, das Ärzten nicht vertraut ist und von ihnen selten bearbeitet wird, so läßt sich doch sagen, daß die Wertentscheidungen dort mehr durch verdeckte Beeinflussungen als durch offene Auseinandersetzung getroffen werden. In der Diskussion über die beste Art, sein Leben zu führen, haben die Psychiater aufgrund ihrer beruflichen Funktion keineswegs die letzte Entscheidung.

Die Stärken der Geschichtenmethode

Die Überzeugungskraft des Denkansatzes in Lebensgeschichten läßt sich leicht erkennen, sie beruht auf der Kraft, die das Selbst, seine Intentionen und deren Konsequenzen verbindet. Am natürlichsten geschieht dies, wenn die Themen in einer narrativen Weise spielerisch miteinander verbunden werden.

In einer Geschichte kann alles eingesetzt werden, um das Erzählte sinnvoll zu machen. Dazu lassen sich z. B. auch die Elemente des psychischen Lebens, die wir als „Formen“ analysiert haben, verwenden, etwa wenn mit Angaben über ein bestimmtes Temperament, besondere Wahrnehmungsstörungen oder die Motivationen eines Individuums klinisches Material zur Vervollständigung der Geschichte hinzugefügt wird. Diese Phänomene sind Teile der Charakterisierung des Selbst und tragen dazu bei, bestimmte Aspekte seiner Intentionen zu klären. Dies bezeichnet man manchmal als „beide Wege benutzen“, d. h., sowohl wissenschaftlich als auch empathisch vorzugehen. Man muß allerdings sehen, daß eine wissenschaftliche Methode nicht mit einer Geschichte kombiniert werden kann. Die Geschichte wird das Übergewicht behalten, wenn das Ziel lautet, dieses Individuum und seine speziellen Umstände zu verstehen, unabhängig von den einzelnen Bestandteilen der Geschichte und ihren Quellen.

Eine Geschichte stellt einen sehr anschaulichen Weg dar, einen Teil der Realität zu erfassen – die Realität, die erfahren und gelebt wird. Keine andere Methode kann ein ähnliches Gefühl der Unmittelbarkeit erzeugen. Darüber hinaus verhilft die Geschichte zu einem Gefühl für die Komplexität im psychischen Leben. Da Geschichten unendlich sind in ihrer Variabilität, sind sie immun gegen die Kritik, daß „die Dinge komplizierter seien als irgendeine Wissenschaft sich vorstellen könne“. Wenn man dieses Argument gegen eine bestimmte Geschichte ins Feld führt, so läßt es sich stets mit einer noch detaillierteren Erzählung beantworten, welche die einzelnen Themen der Geschichte weiterentwickelt.

Die Geschichte ist die beste Methode, um unser empathisches Verständnis von einem Patienten zu fördern, weil sie ihn als Weggenossen ansieht, der im Prozeß des Lebens steht. Unsere Fähigkeit und auch unser Bedürfnis, ihm zu helfen, hängen wesentlich von dieser Einstellung ab. Der Protagonist der Geschichte ist kein Fremder, er ist immer eine Person wie wir, mit Hoffnungen, Befürchtungen und Intentionen. Wir können nur helfen, wenn wir verstehen können.

Für einen Patienten, der sich in einer Belastungssituation befindet, bietet die Geschichte eine Reihe von Vorteilen. Sie bringt ihm ein Gefühl der Erleichterung und der Hoffnung, daß er durch eine andere Person verstanden und geschätzt wird, vor allem, wenn dieser Andere eine Betrachtungsweise vorschlägt, die eine gewisse Ordnung in das Chaos bringt. Diese Erleichterung führt nicht nur zu einer Besserung der pessimistischen Verfassung des Patienten, sondern sie veranlaßt ihn auch, dem Therapeuten zu vertrauen und sich auf ihn zu verlassen. Dessen Bedeutung wird durch die Einsichten gestärkt, die er durch die Konstruktion einer verständlichen Geschichte vermittelt. So wirkt die Geschichte auf vielen Ebenen und verbindet ihr Subjekt mit ihrem Autor in dem gemeinsamen Unternehmen, die Zukunft zu verändern.

Die Geschichte entspricht üblicherweise den Zeitumständen, ein Merkmal, das sowohl für ihre gegenwärtige Überzeugungskraft als auch für ihre eventuelle Ablehnung verantwortlich sein dürfte. Sicherlich beruhte die Kraft der Visionen von Freud zu einem Teil auf der Mischung von klassischer Mechanik, romantischer Vorstellungskraft und einer profanen Weltsicht, wie sie der damaligen liberalen intellektuellen Gesellschaft vertraut war. Die Tatsache, daß die analytische Psychologie Jungs ursprünglich weniger populär wurde, mag teilweise seiner damals nicht sehr modernen Betonung eines mystischen und übernatürlichen Bereiches zuzuschreiben sein; heute dagegen gibt es viele Menschen, die in der Jungschen Konzeption Einsichten für ihr Leben finden.

Wenn Ärzte von der Notwendigkeit sprechen, den „ganzen Patienten" zu erfassen und eine „holistische" Medizin zu betreiben, dann ist die Methode der Lebensgeschichten angesprochen. Sicherlich stellt es einen Gewinn für unsere Verständnismöglichkeiten dar, wenn wir bei einem Individuum nicht nur seinen erkrankten Zustand sehen, sondern auch sein Gefühl dafür erkennen, daß er sich in einer kritischen Situation seines Lebens befindet. Die holistische Medizin ist im Grunde eine Kombination des Wissens über die Krankheit eines Patienten mit seiner persönlichen Geschichte. Wenn man dem Patienten die Zeit gibt, seine Geschichte zu erzählen, wie er sie sieht, und wenn man andere ähnliche Geschichten hinzunimmt, dann kann der Arzt die emotionalen und verhaltensmäßigen Reaktionen des Patienten verstehen und ihn dabei unterstützen. Zuhören ist nur ein erster Schritt, aber er ist entscheidend bei der Transformation des klinischen Problems von der Behandlung einer Krankheit zum Heilen eines Menschen.

Die Schwächen der Geschichten-Methoden

Die Schwächen der Geschichten bestehen weitgehend im Gegenteil dessen, was ihre Stärken ausmacht. Erstens, die Geschichte des Patienten wird von Autoren wahrgenommen und geschrieben, die von ihren Patienten bestimmte Aspekte sehen und hören, andere jedoch nicht. Damit bringt die Geschichten-Methode professionelle Besonderheiten mit sich, die es bei anderen Methoden nicht gibt. Man kann unmöglich die Geschichte ohne den Geschichtendeuter beurteilen. Dieses Phänomen mag zu den bemerkenswerten Feindschaften zwischen Freud, Jung und Adler beigetragen haben. So entsteht häufig der Eindruck, daß die Tatsache, welche Geschichten ein Arzt bei seinen Patienten findet, auch Auskunft über ihn als Fachmann gibt. Entsprechend wird man sich an manchen Orten durch die Bevorzugung der Geschichten-Methode als guter Psychiater ausweisen, an anderen jedoch als schlechter.

Ferner ergibt sich, daß Psychiater nicht immun gegen den Herdeninstinkt sind, der auch die Geschichtenerzähler befallen kann. Dies kann dazu führen, daß sie in ihren Patienten gerade das sehen, wovon andere ihnen sagen, daß sie es sehen müßten. Da eine Harmonie mit dem allfälligen Zeitgeist ebenso wichtig für therapeutische Zwecke wie zur Befriedigung von Verlegern und Herausgebern sein kann, mag es dazu kommen, daß die Psychiater, ähnlich wie Journalisten, eine Version derselben Geschichte von Fall zu Fall wiederholen.

Geschichten werden erlebt, geschrieben und erfahren. Mit den Techniken der Reliabilität und Validität sind sie nicht widerlegbar und auch nur schwer in Frage zu stellen. Die Geschichte ist oft sehr wichtig für den psychotherapeutischen Prozeß, aber man kann schwer beurteilen, ob die einzelne Geschichte wichtiger ist als das Gefühl der Fürsorge und des Optimismus bei dem Therapeuten (vielleicht auch verursacht durch seine Bindung an die Geschichte, die er erzählt).

Die Geschichte bringt ein Werturteil über den Patienten mit sich. Sie unterbricht die rationale Argumentation, weil eine Kritik ihrer Logik oder der Vorwurf eines Vorurteils entweder als eine inhaltlich verfehlte Kritik oder gar als „Widerstand" auf seiten des Kritikers interpretiert werden kann. Dennoch ist dieser Denkansatz anfällig für zwei potentielle Irrtümer: Die Entscheidung für die Geschichten-Methode anstelle einer anderen Erklärungskategorie, und die Wahl der falschen Geschichte aus mehreren möglichen im Leben eines Menschen.

Die irrtümliche Wahl der Geschichten-Perspektive bei einem Patienten mit einer Erkrankung bewirkt mehr, als daß ihm nur die Möglichkeiten der mit dem Krankheitsmodell verbundenen Methoden (spezifische Behandlung und Prognose) vorenthalten werden; sie belastet die klinische Situation mit den Schwächen der Geschichten-Methode, ohne daß ihre Vorteile wirksam werden können.

Die wichtigste dieser Schwächen wird von den Familienmitgliedern des Patienten empfunden. Die Geschichte kann wegen ihrer Kraft, Symbole zu schaffen, die Verwandten zu passiven Gestalten oder Rollenträgern innerhalb der Lebensgeschichte des Patienten machen, eine Transformation, die sie relativ ohnmächtig werden läßt, zur Genesung des Patienten beizutragen. Bei ihnen mag das Gefühl eines geheimen Einverständnisses zwischen Patient und Therapeut bezüglich der Interpretation ihrer sämtlichen Handlungen und Äußerungen entstehen. Häufig sehen sie sich gefangen in einem Geflecht von Vorstellungen, die man von ihnen hat. Vermittels einer Art „Spiegelbildlogik" wird jede ihrer Bemühungen zum Ausdruck gerade derjenigen Rolle, die von der Geschichte für sie vorbestimmt ist. Der Ärger und das Gefühl des Mißbrauchtwerdens, die dadurch hervorgerufen werden, schwächen das Netzwerk von Hilfen, das ein Patient mit einer Krankheit benötigt, um ihm über die Erkrankung und Rekonvaleszenz hinwegzuhelfen.

Einem ähnlichen Kreis von Problemen sehen sich die Familienmitglieder gegenüber, wenn eine falsche Geschichte erzählt wird. Unter solchen Umständen werden sie zu Rollenträgern in einer irrtümlichen Geschichte, ohne daß sie diese wirksam kritisieren können.

Das Denken anhand der Methode der Lebensgeschichten kann eine Reihe von Prämissen hervorbringen, die sowohl die Fundierung der Methode selbst als auch einige ihrer günstigen Wirkungen gefährdet. Aus dem Anschein der Zwangsläufigkeit, der mit der narrativen Entwicklungslinie in jeder individuellen Lebensgeschichte verbunden ist, kann die Ansicht entstehen, daß ein verantwortliches, entscheidendes und somit in einem gewissen Ausmaß freies und zurechnungsfähiges Selbst eine Illusion sei. Da das Selbst in einer bestimmten Weise gehandelt *hat, mußte* es in dieser Weise handeln. Das eigentliche Phänomen – das Selbst –, das die an Individuen interessierten Psychiater vor den Determinierungen der Biologie, der Konstitution und der Krankheit bewahren wollten, wird damit für eine Sehweise preisgegeben, die aus einer Reihe von psychologisch plausiblen Verknüpfungen besteht. Das Selbst wird dann aufgefaßt, als ob es stets in Beantwortung irgendwelcher zugrundeliegender Triebmotive reagiere und sein Verhalten nur dadurch als frei gewählt ansieht, daß das Wissen über die „wirklichen“ Quellen und „wahren“ Ziele des Verhaltens unterdrückt bleibt.

Diese theoretische Position muß keine notwendige Folge des Denkens in Lebensgeschichten sein, doch kann sie aus der Methode selbst und insbesondere aus der Überzeugungskraft der erzählerischen Linie entstehen. Diese Kraft resultiert aus der Kombination der retrospektiven Auswahl von Lebensereignissen mit einer der Empathie eigenen Tendenz, mögliche Verbindungen zwischen Ereignissen und Verhalten als unausweichliche Abfolge anzusehen.

Die Hypothese des Determinismus läßt sich jedoch nie durch retrospektive Beobachtungen beweisen, und wir brauchen auch keinen Determinismus zu unterstellen, wenn wir ausdrücken wollen, was wir bei einem Individuum aus seiner Lebensgeschichte heraus verstehen. Wir schlagen lediglich eine bestimmte Folge psychologisch plausibler, sinnvoller Verknüpfungen und ihrer Konsequenzen vor, doch ließen sich viele andere vorstellen und formulieren. Wollte man tatsächlich die Prämisse des absoluten Determinismus akzeptieren, dann müßte die Psychotherapie als ein von vornherein vergebliches Unternehmen erscheinen. Die Psychotherapie hängt schließlich von der Fähigkeit des Selbst zur Veränderung ab, dazu muß es in einem bestimmten Grad Freiheit besitzen. Wenn man den Determinismus voraussetzt und die Freiheit verneint, so hat das für die Zusammenarbeit der Psychiatrie mit anderen Institutionen, z.B. verschiedenen Behörden, weitreichende Konsequenzen. Eine demokratische Gesellschaft beruht auf der Voraussetzung menschlicher Freiheit und muß Lebensumstände gewährleisten, die ihre Entfaltung fördern. Psychiatrische Grundvorstellungen, die, so wohlgemeint sie auch für Versorgung der Patienten wären, diese Voraussetzungen verdrehen würden, wären ihrerseits repressiv und würden die Beziehungen der Psychiatrie zu der sie tragenden Gesellschaft stören. Solche unbeweisbaren und unnötigen Prämissen führen zu bedauerlichen Auswirkungen wie alle generalisierenden Anschauungen, die das Selbst durch das Postulat irgendeiner „grundlegenden Natur" des Menschen einengen.

Trotz ihrer Schwächen ist die Anwendung der Methode der Lebensgeschichten in der psychiatrischen Praxis von großer Bedeutung und unverzichtbar. Sie stellt eine Verstehensmethode dar, die wir nicht nur bei unserem Denken anwenden, sondern die auch Gegenstand unseres Denkens sein muß. Oft ermöglicht uns erst die Methode der Lebensgeschichten eine sinnvolle Begegnung mit unseren Patienten.

Die Maßstäbe, nach denen eine Gesichte beurteilt wird, gleichen denen, die man bei der Einschätzung einer historischen Interpretation benutzt. Aus den mitgeteilten Informationen über Ereignisse, chronologische Abläufe und die beteiligten Personen formt die Geschichtswissenschaft eine Sicht der Zusammenhänge, die einen Sinn ergibt und sie in das gegenwärtige historische Verständnis einfügt. Ähnlich entwickeln die Psychiater aus den Ereignissen, den Reaktionen und den Intentionen im Leben eines Menschen eine Geschichte, die den klinischen Zustand verstehen läßt und den Verlauf der Entwicklung miteinschließt. Die Überzeugungskraft der Geschichte hängt davon ab, daß sie die einzelnen Gesichtspunkte auf eine psychologisch plausible Weise in einen narrativen Zusammenhang bringt. Um für die Therapie wirksam zu sein, muß eine Geschichte sowohl einfach genug sein, damit man sie im Kopf behalten kann, als auch komplex genug, damit sie umfassend ist.

Wie man die Geschichte erkennt

Die Geschichten-Methode liegt ganz offensichtlich bei all den Erklärungsvorschlägen vor, die auf der Lebenserfahrung einer bestimmten Person zu beruhen scheinen. Die Freudschen Geschichten von Anna O., Dora und Schreber sind typische Beispiele dafür. Jede Zuschreibung eines psychischen Phänomens zu einer persönlichen Erfahrung benutzt die Geschichten-Methode. Freud beschrieb z. B. in seiner *Psychopathologie des Alltagslebens,* wie seine eigenen Sprach- und Schreibausrutscher durch ihre Beziehungen zu den gerade aktuellen Gedankeninhalten erklärt werden konnten, wobei er eine Vielzahl kleiner Vignetten anbot, um die Bedeutung eines einfachen Phänomens zu erhellen [48].

Wir finden die Geschichten-Methode allerdings auch dort vor, wo es gar nicht um bestimmte Personen geht. Bezeichnungen wie *Rollen, Charakter, Ausagieren* oder *Stigma* implizieren eine ganze Welt von Schauspielern, Protagonisten, reagierenden Subjekten und die Ereignisse in einer Geschichte.

Auch die therapeutische Begegnung ist in Begriffen der Geschichten-Methode zu beschreiben. Die psychoanalytische Auffassung, daß die Übertragungsbeziehung den entscheidenden Aspekt der Therapie ausmacht, mag zutreffen oder auch nicht, auf jeden Fall sieht sie den Therapeuten in einer sehr speziellen Rolle und in einer verblüffenden und kühnen Konzeption der Situation. Der Therapeut ist kein Ratgeber. Man stellt ihn sich eher als jemanden vor, der die Intentionen des Patienten auf indirekte Weise in einer Art „Spiel innerhalb des Spieles" zutage fördert. Die Behandlung geschieht nicht durch seine Steuerung des Spieles, sondern durch seinen Eintritt in die Inszenierung der Lebensgeschichte des Patienten. Es wird eine Gelegenheit zur Wiederholung der Geschichte des Patienten mit den in seinem Leben signifikanten Personen geschaffen, und von dem neutraleren Standpunkt des Analytikers aus kann all dies beobachtet und Schritt für Schritt „durchgearbeitet" werden. Die Geschichte wird neu erlebt und das Leben dann neu geschrieben.

Oft wird die Geschichten-Methode zugedeckt von der Metatheorie, die aus den Geschichten hervorgegangen ist. Unter diesen Umständen kann es schwer sein, die Methode noch zu identifizieren, doch gibt es Möglichkeiten, sie auch in ihrer metatheoretischen Form zu erkennen. Erstens sollte man vielleicht an das Vorliegen der Geschichten-Methode denken, wenn keine Anstalten gemacht werden, um für die angebotenen Auffassungen irgendwelche Grenzen aufzuzeigen. Angesichts der Sicherheit, mit der eine Theorie präsentiert wird, könnte es so scheinen, als gebe es keine Gesichtspunkte, die falsch aufgefaßt und fehlinterpretiert werden können, während solche Zweifel bei anderen Erklärungsmethoden ganz natürlich sind.

Zweitens dürfte wahrscheinlich eine Geschichten-Methode vorliegen, wenn keine Aufzählung von Erfolgen und Mißerfolgen, Irrtümern und Korrekturen vorgenommen wird. Eine Autorität, die über solche Gesichtspunkte erhaben ist, mag verführerisch sein. Dazu muß man allerdings der Geschichte von vornherein Plausibilität unterstellen oder bestimmte Annahmen über die beruflichen Qualitäten des Autors machen, die auf seiner Position, seinem Verantwortungsbereich, seinem allgemeinen Ansehen oder seinen intellektuellen Gaben beruhen.

Drittens wird eine Geschichten-Methode vorliegen, wenn die Generalisierungen universelle Aspekte der Menschheit betreffen, während diesen Auffassungen nur recht vage und vereinzelte Beobachtungen zugrundeliegen. „Kastrationsangst", „Minderwertigkeitskomplexe" und „Erdmutter" sind Beispiele, die sowohl in individuellen Geschichten auftauchen, aber auch als universelle menschliche Eigenschaften angesehen werden.

Viertens kann es vorkommen, daß der Geschichtenansatz ein wichtiger, wenn auch nicht offen dargelegter Bestandteil einer Mischung von Methoden ist, die zu einer Theorie führen. So macht etwa die „holistische" Medizin überwiegend Gebrauch von solchen Geschichten. Gelegentlich beschreiben auch Systemtheoretiker ihre Arbeit so, als werde eine ähnliche Denkmethode angewendet, etwa wenn sie die hierarchische Organisation in ihrem „biopsychosozialen" Ansatz über die Menschheit präsentieren. Dabei werden zwar auf bestimmten Ebenen dieser Hierarchie empirische Methoden eingesetzt, auf anderen dagegen handelt es sich um die Geschichten-Methode. Solche sehr wichtigen Verschiebungen in der Argumentationsebene sind geeignet, die Qualität der Schlußfolgerungen und unser Vertrauen in sie zu schmälern, doch kann es auch vorkommen, daß sie gar nicht bemerkt oder nicht erwähnt werden.

Resümee: Die Geschichten-Methode und das psychiatrische Denken

Im gesamten Verlauf dieses Buches galt unser Interesse der Frage, was wir wissen und wie wir es wissen. Deshalb erscheint es an dieser Stelle sinnvoll, einige allgemeine Bemerkungen über die Geschichten-Methode zu machen. Sie stellt keinen unfehlbaren Schlüssel zum Verständnis des Menschen und der Zivilisation dar. Als Methode ist sie vielmehr vulnerabel für die Vorurteile des jeweiligen Autors angesichts dieser Fragen. Dies kann ein höchst verführerischer Weg zu einer allgemeinen Betrachtung der Welt sein, weil sie auch dann unter dem Zeichen klinischer Neutralität auftritt, wenn diese nicht gewährleistet ist. Ein Beispiel dafür, wie weit man gehen kann, findet sich in einer Darstellung Foucaults in seinem Buch *Wahnsinn und Gesellschaft:*

> „Am Ende des Mittelalters verschwindet die Lepra aus dem Abendland. Am Rande der Gemeinden, vor den Stadttoren öffnen sich gleichsam große Uferflächen, die das Böse nicht mehr heimsucht, die es aber steril und für lange Zeit unbewohnbar zurückgelassen hat. Über Jahrhunderte hinweg gehören diese Flächen nicht zur menschlichen Welt. Sie ruhen vom vierzehnten bis zum siebzehnten Jahrhundert und erleben durch eigenartige Beschwörungen eine neue Inkarnation des Bösen, eine neue Fratze der Angst, von neuem magische Reinigungs- und Vertreibungsakte ...
>
> Die Lepra verschwindet, die Leprakranken sind fast vergessen. Oft kann man an denselben Orten zwei oder drei Jahrhunderte später die gleichen Formeln des Ausschlusses in verblüffender Ähnlichkeit wiederfinden. Arme, Landstreicher, Sträflinge und „verwirrte Köpfe" spielen die Rolle, die einst der Leprakranke innehatte, und wir werden sehen, welches Heil von diesem Ausschluß für sie selbst erwartet wird oder für diejenigen, die sie ausschließen ..."
> ([41] S. 19–23)

Die Geschichten-Methode liefert uns keine neuen Informationen über die Natur, aber sie kann zeigen, wie einige von uns die Welt erfahren. Das ist sehr hilfreich und stellt in der Tat ihr wichtigstes Merkmal dar. Wir müssen diese Tatsache in der Klinik im Auge behalten und uns darauf einrichten, die Geschichten-Methode als eine kraftvolle Technik beizubehalten, mit der sich allgemeines menschliches Leid aufdecken und in gewisser Weise bessern läßt. Wenn wir die unbeabsichtigten Auswirkungen intentionaler Akte verringern wollen, müssen wir in der Lage sein, die Geschichte zu erkennen, die hinter dem Handelnden steht. Wenn wir dagegen Symptome von Krankheiten behandeln wollen, müssen wir in der Lage sein, den Organismus hinter dem Menschen zu sehen. Beide Ansätze gehen von verschiedenen Methoden des Denkens aus.

Teil VI
Konflikte und Konzepte

Kapitel 20

Die Notwendigkeit einer Integration

Die Parabel von den blinden Männern, die alle einen Elefanten zu beschreiben versuchen, indem sie seine verschiedenen Anhängsel betasten, hat man dazu benutzt, die mannigfachen Schulen der Psychiatrie zu schildern, von denen jede einen unterschiedlichen Denkansatz vertritt und die anderen nicht zu sehen scheint. Eine solche Metapher erfaßt das blinde Herumsuchen nach einem vagen zentralen Konzept, wie es die meisten Forscher auf diesem Gebiet kennen, aber sie irrt in einem wichtigen Punkt. In der Psychiatrie gibt es keinen „Elefanten", es gibt nur Anhängsel. Es existiert auch keine „einheitliche Theorie des Faches", aus der sich alle für diese Disziplin notwendigen Informationen ableiten ließen.

Eine zutreffendere Metapher würde die Psychiatrie vielleicht als ein Gewebe aus verschiedenen Themenbereichen beschreiben: Ein Geflecht von Konstrukten – also Krankheitskategorien, Dimensionen, Verhaltensweisen, individuelle Lebensgeschichten –, das zusammengehalten wird durch ein Gespinst von erklärenden Methoden, die wir als Denkansätze zum Erklären von Formen (Antwort auf die *Was*- und *Wie*-Fragen) sowie zur Klärung von Funktionen (Antworten auf *Warum*-Fragen) bezeichnet haben (Abb. 4). Jedes Konstrukt und jede erklärende Methode verfügt über ihr eigenes Muster von Prämissen, Tatsachenmaterial und Vorgehensweisen, die sämtlich in einem für die Medizin bemerkenswerten Ausmaß voneinander abweichen. Aber jede muß in einer speziellen klinischen Situation in ein umfassendes Bild eingewoben werden. Wir haben in den vorangegangenen Kapiteln ihren jeweils separaten, aber auch ihren ineinandergreifenden Charakter zu zeigen versucht.

Eine wichtige Konsequenz eines solchen Denkens in verschiedenen Konzepten besteht darin, daß sich kategoriale Irrtümer erkennen und vermeiden lassen. So sollte es nach unseren Ausführungen z. B. klar sein, daß ein Denkansatz für die Erforschung der Demenz einem anderen Muster fol-

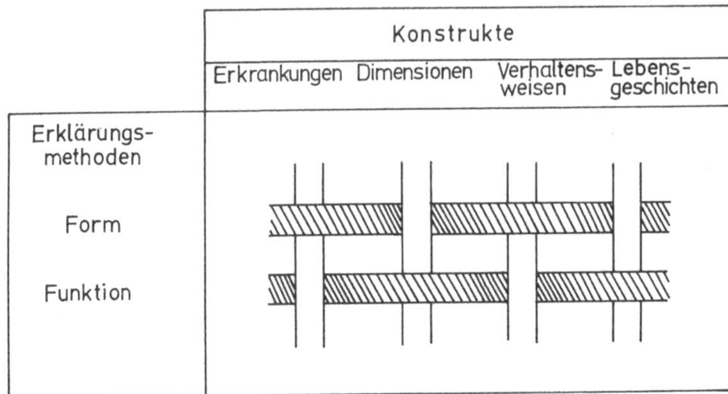

Abb. 4

gen sollte als ein Ansatz zum Verstehen der Trauer. Es würde ein Arbeiten mit falschen Prämissen oder Konstrukten bedeuten, würde man die Demenz als eine Reaktion auf Lebensumstände auffassen und die Trauer als Krankheit ansehen. Dennoch können erklärende Methoden sowohl aus dem Bereich der formalen Analyse wie auch aus dem der Funktion für beide dieser Zustände angewandt werden, allerdings in unterschiedlicher Weise, um verschiedene Informationen zu gewinnen.

Es gibt klare formale Elemente, die eine Demenz von Trauer unterscheiden. Eine formale Analyse würde versuchen, die einzelnen Elemente zu identifizieren und sie dann mit der Begrifflichkeit der Gehirnpathologie auf der einen Seite und derjenigen der konkreten Lebensereignisse auf der anderen Seite zu erklären. Es gibt aber bei beiden dieser Zustände auch funktionale Aspekte. Bei der Demenz spielen Gesichtspunkte der Persönlichkeit, der früheren Lebenserfahrungen und der gegenwärtigen Beziehungen eine wichtige Rolle für das Verständnis der emotionalen Reaktion auf die Behinderung. Bei der Trauer sind die Bedeutung des Verlustes für das Individuum, die Art der Persönlichkeit, um die es sich handelt, die momentanen Umstände und die in Vergangenheit und Gegenwart verfügbare Unterstützung wesentlich, um zu erhellen, warum der Mensch so reagierte.

Auch wenn man kategoriale Irrtümer vermeiden kann, so dürfte doch das Hin und Her zwischen den verschiedenen Aspekten in der Psychiatrie für den Anfänger verwirrend sein. Versuchen wir in einer klinischen oder in einer theoretischen Situation einen psychischen Befund zu beschreiben, eine Krankheitskategorie zu definieren, ein Verhalten zu erklären, die Schwierigkeiten einer Person zu verstehen oder etwa alle diese Dinge gleichzeitig zu tun? Wenn wir heute bei einer Gruppe von Patienten mit einer Krankheit das Schwergewicht auf die wissenschaftliche Erklärung legen, heißt das dann, daß wir morgen das empathische Verstehen bei einem Individuum mit Lebensschwierigkeiten ablehnen werden? Wie kann es in dieser Disziplin zu einem Fortschritt kommen und wie können wir ihn erkennen? Das sind Fragen, welche die komplizierte Situation des intellektuellen Unternehmens Psychiatrie kennzeichnen.

In diesem Buch haben wir zu zeigen versucht, daß jedes der ineinandergreifenden Themen zunächst für sich selbst erfaßt werden muß. Dies ist ein Weg, um Meinungsunterschiede und Verwirrung zu vermeiden, die in der Psychiatrie zwangsläufig auftreten, wenn die Anwendung einer bestimmten Perspektive nicht adäquat ist.

Dennoch gibt es immer wieder Fragestellungen, die wegen der „gewebeartigen" Natur dieser Disziplin und ihres Mangels an einer „einheitlichen Feldtheorie" umstritten bleiben müssen. So sind in der Psychiatrie die klassifikatorischen Systeme häufig unbefriedigend, unabhängig davon, wie gut solche Probleme wie Operationalisierung, Reliabilität und Validität angegangen werden. Ein klassifikatorisches System muß irgendeine zusammenhängende Perspektive als äußeren Rahmen wählen, wenn es überhaupt eine Art von „System" sein will. Die Psychiatrie als Ganzes dagegen umfaßt unterschiedliche Perspektiven, die in einer einzigen Klassifikation nicht leicht integriert werden können.

Das DSM-III [3] stellt einen Fortschritt gegenüber dem DSM-II dar. Es setzt sich für allgemein überprüfbare Kriterien bei der Diagnose und für strenge und konzeptuell klare Kategorien ein, darüber hinaus arbeitet es die empirischen Forschungsergebnisse über die psychiatrischen Störungen in die Klassifikation ein. Dabei zeigt sich, daß seine Stärken am deutlichsten bei den kategorialen Zuständen zutage treten, z. B. bei den Krankheiten. Dagegen gelingt es weniger gut, mit klinischen Situationen fertig zu werden, in denen sich individuelle Beiträge von seiten der Persönlichkeit, der Lebensumstände und der sozio-kulturellen Situation dazugesellen.

Die Psychiatrie wird sich wohl immer in Kämpfe verwickelt sehen, am häufigsten und am empfindlichsten durch die Parteigänger einer einzelnen Perspektive, die es nicht schaffen, die Legitimität einer anderen anzuerkennen. Die jüngsten Behauptungen der „Antipsychiater" sind Beispiele für die Gefährdung einer Disziplin, in der es mehrere Perspektiven gibt.

Der „Tod der Psychiatrie!"-Flügel dieser Bewegung vertritt die Auffassung, daß sich bei den Hauptkrankheitskategorien wahrscheinlich eine Hirnpathologie nachweisen lassen werde; deshalb solle die Versorgung von Patienten mit solchen Krankheiten an die Neurologen übergehen. Da eine medizinische Ausbildung für die Durchführung von Psychotherapie nicht erforderlich sei, sollten Patienten mit Symptomen, die nicht durch Krankheiten verursacht sind, durch Psychologen, Sozialarbeiter, Krankenpflegekräfte und Laien-Therapeuten behandelt werden. Für die Psychiatrie bleibe kein eigener Bereich übrig, sie werde deshalb dahinwelken.

Solch ein Syllogismus kann nur dann Bestand haben, wenn man die Psychiatrie als eine Disziplin definiert, die von den an das Gehirn gebundenen Krankheiten (z. B. Demenz, Delir und einige Formen der geistigen Behinderung) keine Notiz nimmt und die den Fragen der Persönlichkeitsstörungen, des Verhaltens und des Selbst lediglich unter dem Aspekt der Therapie gegenübertritt, nicht mit Überlegungen zur Differentialdiagnose, Prognose und Forschung. Eine Psychiatrie, die sich als eine Disziplin mit verschiedenen unterschiedlichen Konstrukten und Erklärungsmethoden versteht, die miteinander bei dem Versuch zu verbinden sind, Patienten mit abnormen psychischen Zuständen und Verhaltensweisen zu helfen, wird bei dieser Sehweise vernachlässigt. Eine solche Psychiatrie wird nur durch weitere Kenntnisse über das Gehirn und durch die Kooperation mit anderen Disziplinen wachsen und gedeihen.

In ähnlicher Weise argumentiert das Buch *Geisteskrankheit – ein moderner Mythos?* [131] auf der Basis eines kategorialen Irrtums. Man kann mit Thomas Szasz darin übereinstimmen, daß die Hysterie keine Krankheit ist und daß diejenigen, die sie wie Charcot als solche angesehen haben, sich irrten. Das bedeutet jedoch nicht, daß die anderen von Psychiatern behandelten Zustände erst dann als eine Krankheit angesehen werden dürfen, wenn man eine zugrundeliegende Pathologie gefunden hat. Das Krankheitskonstrukt ist ein Weg des Nachdenkens über klinische Daten beim Versuch, sie zu erklären. Es ist nicht mehr und nicht weniger ein Mythos wie jedes andere Konstrukt. Es ist eine Prämisse, die sich für jeden speziellen Zustand validieren lassen wird oder auch nicht. Die Legitimität der Psychiatrie als eine medizinische Fachrichtung hängt jedoch nicht allein von der Entdeckung von Krankheiten ab, denn diese stellen nicht die einzigen Sachverhalte dar, die das psychische Leben und das Verhalten stören. Einige psychiatrische Zustände sind in allem, was der Begriff beinhaltet, als Krankheiten anzusehen. Bei anderen Zuständen ist dies nicht der Fall, sondern sie gehören statt dessen zu unterschiedlichen Konstrukten unseren Faches, z. B. Reaktionen, Verhaltensweisen und Lebensgeschichten.

Die Kritiker der Psychiatrie berufen sich häufig auf forensische Aspekte und verdammen die Psychiater, die ihre Patienten gegen deren Willen festhalten oder die Gesichtspunkte liefern, um die Bestrafung bestimmter Personen, die das Gesetz gebrochen haben, zu mildern. Solche Argumente beinhalten gewöhnlich die Annahme, daß alle psychiatrischen Patienten im wesentlichen gleich sind und nur graduell von der Normalität abweichen. Deshalb solle das Gesetz sie fairerweise nicht anders als andere Menschen behandeln: Niemand solle ohne seine Zustimmung in ein Krankenhaus gebracht werden, alle sollten die volle Schärfe des Gesetzes für ihre Verhaltensweisen spüren.

Die Antwort auf solche Argumente lautet, daß die psychiatrischen Patienten alles andere als eine homogene Gruppe sind. Einige sind Individuen, die in ihrem Organismus geschädigt und in ihrem Denken, ihren Verhaltensweisen und ihren Wahlmöglichkeiten durch den stereotypen und progressiven Verlauf ihrer Erkrankung eingeengt sind. Die Aufgabe der Psychiatrie liegt darin, solche Menschen zu erkennen und sie von anderen zu unterscheiden, deren emotionale Reaktionen lediglich graduell, aber nicht qualitativ von denjenigen der Gesamtbevölkerung abweichen.

Die Gesellschaft muß entscheiden, wie diesen Unterschieden bei der Gesetzgebung Rechnung getragen werden soll. Bei bestimmten Fragestellungen geschieht dies bereits, wenn nämlich äußerlich ähnliche Verhaltensweisen auf unterschiedlichen Ursachen beruhen. Jemand kann ein Testament schreiben, das seine Erben von seinem Vermögen ausschließt. Wenn er dies tut, weil er mißmutig oder boshaft ist, dann sanktioniert das Gesetz sein Handeln noch. Wenn dies jedoch aus der wahnhaften Überzeugung heraus geschieht, daß seine Erben Doppelgänger sind, dann weist das Gesetz seine Willenserklärung zurück und verneint seine „Testierfähigkeit". Es lassen sich also Gesetze formulieren, die der Tatsache Rechnung tragen, daß Menschen unter bestimmten Umständen möglicherweise nicht „wissen", was sie tun. Ähnliche Überlegungen können die gegen eigenen Willen erfolgte Einweisung in ein Krankenhaus und auch die Prüfung der Schuldfähigkeit rechtfertigen.

Die „Antipsychiatrie" ist jedoch nur eine wichtigtuerische Nebenerscheinung, die vornehmlich für den Unerfahrenen Reiz besitzt. Sie stellt eine Form von intellektuellem Kitsch dar, der durch Sensationsgier und Sentimentalität gekennzeichnet ist. Als Betrachtungsweise verliert sie für die meisten Studenten rasch an Bedeutung, wenn sie erst einmal mit der Realität der psychischen Krankheit konfrontiert sind.

Es gibt jedoch ein wichtiges Problem, das mit der Eigenart der Psychiatrie als einer Disziplin zusammenhängt, in der verschiedene Konstrukte und Erklärungsmodelle miteinander verwoben sind. Dieses Problem steht in Beziehung zu den therapeutischen Möglichkeiten und führt zu einem Gegensatz zwischen zwei gleichermaßen richtigen Prinzipien. Die Behandlung nämlich erfordert ein Zutrauen in den Erfolg, aber ein sich zu viel zutrauender Therapeut wird zu einem Hemmnis für den Fortschritt.

Um eine Psychotherapie, welche die Einstellungen und Entscheidungen eines handelnden Selbst verändert, zu planen und durchzuführen, wird Optimismus benötigt. Das Selbstbewußtsein wird steigen, wenn sich Therapeuten zusammenschließen, die eine gemeinsame Sprache, einen konzeptuellen Rahmen und einen einheitlichen Behandlungsansatz entwickeln. Das Zutrauen dürfte weiter anwachsen durch gegenseitige Unterstützung und Berichte über Erfolge. Dagegen werden meist die Grundprinzipien kaum kritisch durchleuchtet, man bemüht sich nur selten um Möglichkeiten für Untersuchungen, mit denen die Wirksamkeit der Behandlungsmethoden überprüft wird.

Die Kritik an den psychotherapeutischen Ausbildungsstätten hat mit einem Bedürfnis nach allgemein überprüfbaren Fortschritten zu tun. Häufig sieht es aber so aus, als würde die notwendige Zuversicht des Therapeuten durch ein streng empirisches Vorgehen eher Schaden erleiden, weil dieses zu Recht davon ausgeht, daß nur empirische Forschungen zu einer künftigen Psychiatrie führen können, deren Vertrauen in die therapeutischen Möglichkeiten gerechtfertigt ist. Ein Interesse an Reliabilität und Validität könnte so als ein Diskreditieren von Bemühungen erscheinen, bei denen es um die Sorge für das Individuum geht. Falsche Behandlungen sind aber durch jede Art von verfehltem Enthusiasmus möglich.

Wir bleiben dabei, daß man gegen diese Probleme am besten gewappnet ist, wenn man sie gut kennt. Man muß nicht tief in eine Gemeinschaft von Therapeuten eingedrungen sein, um das große Zutrauen zu erkennen, das solche Gemeinschaften bei einem ungewissen Unternehmen erzeugen, oder um die intellektuelle Abhängigkeit wahrzunehmen, zu der sie führen können. Auch kann man an der Forschung teilnehmen, ohne das Gespür für die Kunst zu verlieren, einem Menschen in seinen Sorgen zu helfen.

Wenn wir diese häufigste Quelle für Meinungsverschiedenheiten in der Praxis der Psychiatrie ansprechen – die Notwendigkeit sowohl von therapeutischer Zuversicht als auch einer Kontrolle durch die Forschung –, dann sollen darüber nicht die stärker theoriebezogenen Quellen für Kontroversen vernachlässigt werden. Sie hängen ebenfalls mit dem vielschichtigen Charakter des Faches zusammen. Wie die in der Praxis begründeten Auseinandersetzungen treten auch die Spannungen auf theoretischer Ebene in der Schlachtordnung einer dialektischen Opposition auf: Form versus Funktion, Objekt/Organismus versus Subjekt/Handelnder, eine Krankheit, die geheilt wurde, versus eine Person, deren Leben leichter gemacht wurde. Für alle diese Aspekte gibt es Argumente pro und kontra, in denen das Gute auf der einen Seite und die Gefahren auf der anderen gezeigt werden. Solche Konflikte gehören zu unserer Disziplin, doch ergibt ihre nähere Betrachtung, daß weder schlechte Motive, schlechte Ärzte noch schlechte Patienten die Schuld daran tragen. Die eigentliche Wurzel des Problems liegt in der Konfusion darüber, was wir wissen und wie wir es wissen.

Wir haben uns vor allem auf die Konstrukte oder Perspektiven konzentriert, mit denen versucht wird, die an Patienten gewonnenen Beobachtungen zu erfassen. Wir glauben, daß die Perspektiven für Anfänger schwer zu verstehen sind und daß dies eine wichtige Quelle für viele Auseinandersetzungen in der Psychiatrie darstellt. Wenn wir den Denkansatz der verschiedenen Perspektiven wählen, dann werden die Beziehungen zwischen den einzelnen Beobachtungsweisen deutlich, aber auch die Art der Meinungsunterschiede und einige Wege, um sie zu überwinden.

Nach unserer Ansicht gibt es vier wesentliche Perspektiven für den Versuch einer vernünftigen Erfassung der klinischen Erscheinungen bei den

Patienten. Es handelt sich um die Krankheiten, die Dimensionen, die Verhaltensweisen und die Lebensgeschichten. Obwohl alle von ihnen in einer bestimmten klinischen Situation gemeinsam vorkommen können, sollte jetzt klar sein, daß jede einzelne ihre logische Fundierung aus unterschiedlicher Herkunft bezieht: Die Krankheit z.B. beruht auf dem Nachweis einer pathologischen Veränderung in einem Körperorgan, Dimensionen bestimmen sich durch unterscheidbare Häufigkeitsverteilungen und die Vorhersage künftigen Verhaltens erfolgt aufgrund der Position auf einer dimensionalen Achse.

Ein Psychiater kann für die Erklärung der Symptome eines Patienten jede dieser Perspektiven wählen oder auch neue konstruieren. Er kann sich auf den Krankheitsbegriff berufen, wenn er glaubt, daß eine gegenwärtige oder künftige biologische Information zur Identifizierung einer Ursache in einem Körperteil führen wird, oder er kann die Lebensgeschichte wählen, wenn er der Meinung ist, daß sie die Beziehungen zwischen Ereignissen und emotionalen Reaktionen erhellen wird.

Er hat die Freiheit, seine Perspektive zu wählen oder zu ändern, aber wenn die Wahl einmal getroffen ist, dann konfrontiert sie ihn mit einem bestimmten Muster von Forderungen, die bei der Art des einzelnen Patienten beginnen und sich bis zum gedanklichen Durchdringen seiner Wahl selbst erstrecken. Die Änderung der Perspektive entbindet ihn nicht von seiner Verantwortlichkeit, sie bedeutet lediglich einen Wechsel zu einem anderen Muster von Forderungen. Man begreift eine Perspektive und kann die Verantwortung für ihre Auswahl tragen, wenn man die relevanten Bereiche definieren kann, aus denen sich ihre Validierung ergeben soll, und wenn man die Erklärungsmuster beschreiben kann, die in diesen Bereichen gelten.

Wenn die Psychiatrie sich an diese Logik hält, dann werden der Einfallsreichtum und die kreativen Einsichten gefördert, ohne daß man eine Zukunft voller Konfusion, enthusiastischer Verirrungen und Kränkungen fürchten muß. Man kann „hundert Blumen blühen und hundert Schulen des Denkens miteinander wetteifern lassen“, wenn der Boden, aus dem die Blumen wachsen, gut untersucht und ständig kultiviert wird.

Literatur

1. Allport GW (1937) Personality. Holt, New York
2. Allport GW, Odbert HS (1956) Trait-names: A psycholexical study. Psycholog Monographs 47 (Whole No 211)
3. American Psychiatric Association: Diagnostisches und Statistisches Manual psychischer Störungen (DSM-III). Deutsche Bearbeitung und Einführung von Koehler K u. Saß H (1984). Beltz, Weinheim Basel
4. Andreasen NC (1979) Affective flattening and the criteria for schizophrenia. Am J Psychiatry 136:944–947
5. Beck AT (1976) Cognitive therapy and the emotional disorders. International Universities Press, New York
6. Blessed G, Tomlinson BE, Roth M (1968) The association between quantitative measures of dementia and of degenerative changes in the cerebral gray matter of elderly subjects. Br J Psychiatry 114:797–811
7. Bleuler E (1911) Dementia praecox oder Gruppe der Schizophrenien. In: Aschaffenburg G (Hrsg) Handbuch der Psychiatrie, Spez. Teil, 4. Abt. Deutike, Leipzig Wien
8. Bleuler M (1955) Familial and personal background of chronic alcoholics. In: Diethelm O (ed) Etiology of chronic alcoholism. Thomas, Springfield
9. Bortner M, Birch HG (1970) Cognitive capacity and cognitive competence. Am J Mental Def 74:735–744
10. Bowlby J (1977) The making and breaking of affectional bonds. I. Aetiology and psychopathology in the light of attachment theory. Br J Psychiatry 130:201–210
11. Breuer J, Freud S (1943) Über den psychischen Mechanismus hysterischer Phänomene. In: Gesammelte Werke (Bd 1). Imago, London
12. Bridger WH, Birns BM, Blank M (1965) A comparison of behavioral ratings and heart rate measurements in human neonates. Psychosomat Med 27:123–134
13. Bridgman PW (1928) The logic of modern physics. Macmillan, New York
14. Bridgman PW (1959) The way things are. Harvard University Press, Cambridge
15. Brown GW, Harris T (1978) Social origins of depression: a study of psychiatric disorder in women. Free Press, New York
16. Bunney WE Jr., Hartmann E, Mason JW (1965) Study of a patient with 48-hour manic-depressive cycles. II. Strong positive correlation between endocrine factors and manic defense patterns. Arch Gen Psychiatry 12:619–625
17. Bunney WE Jr., Goodwin FK, Murphy DL, et al. (1972) The "switch process" in manic-depressive illness. II. Relationship to catecholamines, rem sleep and drugs. Arch Gen Psychiatry 27:304–309
18. Burger PC, Vogel FS (1973) The development of the pathologic changes of Alzheimer's disease and senile dementia in patients with Down's syndrome. Am J Pathology 73:457–468

19. Butcher HJ (1968) Human intelligence: Its nature and assessment. Methuen, London
20. Cadoret RJ, Cain CA, Grove WM (1980) Development of alcoholism in adoptees raised apart from alcoholic biologic relatives. Arch Gen Psychiatry 37:561–563
21. Chomsky N (1959) Review of BF Skinner's verbal behavior language. 35:26–58
22. Christiansen KO (1970) Crime in a Danish twin population. Acta Genet Med Gemellol 19:323–326
23. Clarke AM, Clarke ADB (1974) Criteria and classification of subnormality. In: Clarke AM, Clarke ADB (eds) Mental deficiency (ed 3). Free Press, New York
24. Connell PH (1958) Amphetamine psychosis (Maudsley Monograph No 5). Chapman Hall, London
25. Corbett JA (1979) Psychiatric morbidity and mental retardation. In: James FE, Snaith RP (eds) Psychiatric illness and mental handicap. Gaskell, London
26. Costa PT Jr., McCrae RR (1980) Still stable after all these years: Personality as a key to some issues in adulthood and old age. In: Baltes PB, Brim OG (eds) Life development and behavior (vol 3). Academic Press, New York
27. Crow TJ (1980) Molecular pathology of schizophrenia: More than one disease process? Br Med J 280:66–68
28. Davison K, Bagley CR (1969) Schizophrenia-like psychoses associated with organic disorders of the central nervous system. A review of the literature. In: Herrington RN (ed) Current problems in neuropsychiatry (British Journal of Psychiatry Special Publication No 4). Royal Medico-Psychological Association, Ashford, Kent
29. Dohrenwend BP, Dohrenwend BS, Gould MS, Link B, Neugebauer R, Winch-Hitzig R (1980) Mental illness in the United States: Epidemiological estimates. Praeger, New York
30. Durkheim E (1951) Suicide: A study in sociology. Free Press, Glencoe IL
31. Edwards G, Gross MM (1976) Alcohol dependence: Provisional description of a clinical syndrome. Br Med J 1:1058–1061
32. Eisenberg L (1980) What makes persons "patients" and patients "well"? Am J Med 69:277–286
33. Endler NS, Magnusson D (1976) Personality and person by situation interactions, In: Endler NS, Magnusson D (eds) Interactional psychology and personality. Wiley, New York
34. Eysenck HJ (1947) Dimensions of personality. Routledge Paul, London
35. Eysenck HJ (1963) The psychology of politics. Routledge Paul, London
36. Fancher RE (1979) Pioneers of psychology. Norton, New York
37. Fiegl H (1945) Operationismus and scientific method. Psychol Rev 52:250–259
38. Finlay-Jones R, Brown GW (1981) Types of stressful life event and the onset of anxiety and depressive disorders. Psycholog Med 11:803–815
39. Folstein SE, Folstein MF, McHugh PR (1979) Psychiatric syndromes in Huntington's disease. In: Chase TN (ed) Advances in neurology (vol 23). Raven, New York
40. Folstein MF, Breitner JCS (1981) Language disorder predicts familial Alzheimer's disease. Johns Hopkins Med J 149:145–147
41. Foucault M (1969) Wahnsinn und Gesellschaft: Eine Geschichte des Wahns im Zeitalter der Vernunft. Suhrkamp, Frankfurt
42. Frank JD (1985) Die Heiler. Über psychotherapeutische Wirkungsweisen vom Schamanismus bis zu den modernen Therapien. Klett, Stuttgart
43. Freud S (1943) Über Psychoanalyse. Fünf Vorlesungen. In: Gesammelte Werke (Bd 8), Imago, London
44. Freud S (1943) Psychoanalytische Bemerkungen über einen autobiographisch beschriebenen Fall von Paranoia (Dementia paranoides). In: Gesammelte Werke (Bd 8), Imago, London
45. Freud S (1945) Triebe und Triebschicksale. In: Gesammelte Werke (Bd 10), Imago, London
46. Freud S (1943) Trauer und Melancholie. In: Gesammelte Werke (Bd 10), Imago, London
47. Freud S (1950) Entwurf einer Psychologie. In: Aus den Anfängen der Psychoanalyse 1887–1902, Briefe an Wilhelm Fließ. Fischer, Frankfurt
48. Freud S (1941) Zur Psychopathologie des Alltagslebens. In: Gesammelte Werke (Bd. 5). Imago, London

49. Fulker DW, Eysenck HJ (1979) Nature and nurture: heredity. In: Eysenck HJ (ed) The structure and measure of intelligence. Springer, Berlin
50. Galton F (1974) English men of science. Macmillan, London
51. Galton F (1884) Measurement of character. Fortnightly Rev 42:179–185
52. Garber H, Heber FR (1977) The Milwaukee project: Indications of the effectiveness of early intervention in preventing mental retardation. In: Mittler P (ed) Research to practice in mental retardation (vol. 1). Care and Intervention. University Park Press, Baltimore
53. Glueck S, Glueck E (1950) Unravelling juvenile delinquency. The Commonwealth Fund, New York
54. Goodwin DW, Schulsinger F, Hermansen L et al. (1973) Alcohol problems in adoptees raised apart from alcoholic biological parents. Arch Gen Psychiatry 28:238–243
55. Griesinger W (1845) Die Pathologie und Therapie der psychischen Krankheiten. 1. Aufl. Krabbe, Stuttgart
56. Griffith JD, Cavanaugh J, Held J et al. (1972) Dextroamphetamine: Evaluation of psychotomimetic properties in man. Arch Gen Psychiatry 26:97–100
57. Habermas J (1971) Knowledge and human interest. Beacon, Boston
58. Heston LL (1966) Psychiatric disorders in foster home reared children of schizophrenic mothers. J Ment Science 112:819–825
59. Heston LL, Shields J (1968) Homosexuality in twins: A family study and a registry study. Arch Gen Psychiatry 18:149–160
60. Hunter R, Macalpine I (1963) Three hundred years of psychiatry 1535–1860. Oxford University Press, London
61. Hutchings B, Mednick SA (1974) Registered criminality in the adoptive and biological parents of registered male adoptees. In: Mednick SA, Schulsinger F, Higgins J, Bell B (eds) Genetics, environment and psychopathology. Elsevier, Amsterdam
62. Imperato-McGinley J, Peterson RE, Gautier T, Sturla E (1979) Androgens and the evolution of male-gender identity among male pseudohermaphrodites with 5 a-reductase deficiency. New Eng J Med 300:1233–1237
63. Jacobs PA, Glover TW, Mayer M, et al. (1980) X-linked mental retardation: A study of 7 families. Am J Med Genetics 7:471–489
64. James W (1923) The principles of psychology (vol 1). Holt, New York
65. Jaspers K (1910) Eifersuchtswahn. Ein Beitrag zur Frage: „Entwicklung einer Persönlichkeit oder Prozeß." Zentralblatt für die Gesamte Neurologie und Psychiatrie 1:567–673
66. Jaspers K (1965) Allgemeine Psychopathologie. 8. Aufl. Springer, Berlin Heidelberg New York
67. Kallmann FJ (1952) Comparative twin study on the genetic aspects of male homosexuality. J Nerv Ment Dis 115:283–297
68. Kallmann F (1953) Heredity in health and mental disorder. Norton, New York
69. Kelly DHW (1966) Measurement of anxiety by forearm blood flow. Br J Psychiatry 112:789–798
70. Kelly GA (1955) The psychology of personal constructs (vol 1). A theory of personality. Norton, New York
71. Kendell RE (1975) The concept of disease and its implications for psychiatry. Br J Psychiatry 127:305–315
72. Kety SS, Rosenthal D, Wender PH, et al. (1975) Mental illness in the biological and adoptive families of adoptive individuals who have become schizophrenic: A preliminary report based on psychiatric interviews. In: Fieve RR, Rosenthal D, Brill H (eds) Genetic research in psychiatry. Johns Hopkins University Press, Baltimore
73. Kiloh LG (1961) Pseudo-dementia. Acta Psychiat Scand 38:336–351
74. Kinsey AC, Pomeroy WB, Martin CE (1948) Sexual behavior in the human male. Saunders, Philadelphia
75. Kraepelin E (1913) Das manisch-depressive Irresein. In: Psychiatrie, III. Bd, Klinische Psychiatrie, II. Teil. Barth, Leipzig
76. Kreitman N, Sainsbury P, Morrissey J, et al. (1961) The reliability of psychiatric assessment: An analysis. J Ment Sci 107:887–908

77. Kretschmer E (1963) Medizinische Psychologie. 12. Aufl, Thieme, Stuttgart
78. Kuhn TS (1970) The structure of scientific revolutions (ed 2). University of Chicago Press, Chicago
79. Kushlick A, Blunden R (1974) The epidemiology of mental subnormality. In: Clarke AM, Clarke ADB (eds) Mental deficiency (ed 3) Free Press, New York
80. Lader M, Marks I (1971) Clinical anxiety. Grune Stratton, New York
81. Lange J (1930) Crime and destiny. Boni, New York
82. Lazare A, Klerman GL, Armor DJ (1970) Oral, obsessive and hysterical personality patterns. J Psychiate Res 7:275–290
83. Leff JP (1978) Psychiatrists' versus patients' concepts of unpleasant emotions. Br J Psychiatry 133:306–313
84. Lipowski ZJ (1980) Delirium: Acute brain failure in man. Thomas, Springfield
85. Lorand S (1943) Anorexia nervosa. Psychosomat Med 5:282–292
86. Luria R, McHugh PR (1974) The reliability and clinical utility of the Present State Examination. Arch Gen Psychiatry 30:866–871
87. Mann AH, Jenkins R, Cutting JC, Cowen PJ (1981) The development and use of a standardized assessment of abnormal personality. Psycholog Med 11:839–847
88. McHugh PR, Folstein MF (1979) Psychopathology of dementia: Implications for neuropathology. In: Katzman R (ed) Congenital and cognitive defects. Raven, New York
89. Mellor CS (1970) First rank symptoms of schizophrenia. Br J Psychiatry 117:15–23
90. Messick S (1975) The standard problem: Meaning and values in measurement and evaluation. Am Psychol 30:955–966
91. Meyer A (1948) Substitutive activity and reaction-types. In: Lief A (ed) The commonsense psychiatry of Dr. Adolf Meyer. McGraw-Hill, New York
92. Michael RP, Gibbons JL (1963) Some inter-relationships between the endocrine system and neuropsychiatry. Int Rev Neurobiol 5:243–302
93. Mischel T (1975) Psychological explanation and their vicissitudes. In: Arnold WJ (ed) Nebraska Symposium on Motivation (vol 23), University of Nebraska Press, Lincoln
94. Mischel W (1979) On the interface of cognition of personality: Beyond the person-situation debate. Am Psychol 34:740–754
95. Money J, Ehrhardt AA (1972) Man and woman, boy and girl. Johns Hopkins University Press, Baltimore
96. Money J, Tucker P (1975) Sexual signatures: On being a man or a woman. Little, Brown, Boston
97. Moruzzi G, Magoun HW (1949) Brain stem reticular formation and activation of the EEG. Electrocenphalog and Clin Neurophysiol 1:455–473
98. Murphy EA (1981) Skepsis, dogma and belief: Uses and abuses in medicine. Johns Hopkins University Press, Baltimore
99. Pearlson GD, Veroff AE, McHugh PR (1981) The use of computed tomography in psychiatry: Recent applications to schizophrenia, manic-depressive illness and dementia syndromes. Johns Hopkins Med J 149:194–202
100. Penrose LS (1963) The biology of mental defect (ed 3). Sidgwick Jackson, London
101. Peroutka SJ, Snyder SH (1980) Relationship of neuroleptic drug effects at brain dopamine, serotonin, α-adrenergic, and histamine receptors to clinical potency. Am J Psychiatry 137:1518–1522
102. Perry EK, Tomlinson BE, Blessed G, et al. (1978) Correlation of cholinergic abnormalities with senile plaques and mental test scores in senile dementia. Br Med J 2:1457–1459
103. Piercy M (1959) Testing for intellectual impairment – some comments on the tests and the testers. J Ment Sci 105:489–495
104. Pilowsky I (1969) Abnormal illness behaviour. Br J Med Psychol 42:347–351
105. Popper K (1963) Conjectures and refutations: The growth of scientific knowledge. Routledge Paul, London
106. Presley AS, Walton HJ (1973) Dimensions of abnormal personality. Br J Psychiatry 122:269–276
107. Quetsch RM, Achor RWP, Litin EM, Faucett RI (1969) Depressive reactions in hypertensive patients. Circulation 19:366–375

108. Reid AH (1972) Psychoses in adult mental defectives: I. Manic-depressive psychosis. Br J Psychiatry 120:205–212
109. Ricoeur P (1970) Freud and philosophy. Yale University Press, New Haven
110. Romano J, Engel GL (1944) Delirium: I. Electroencephalographic data. Arch Neurology and Psychiatry 51:356–377
111. Rosanoff AJ, Handy LM, Plesset IR (1941) The etiology of child behavior difficulties, juvenile delinquency and adult criminality with special reference to their occurrence in twins. Psychiatric Monograph (California) No 1, Department of Institutions, Sacramento
112. Rutter M, Cox A (1981) Psychiatric interviewing techniques: I. Methods and measures. Br J Psychiatry 138:273–282
113. Scadding JG (1967) Diagnosis: The clinician and the computer. Lancet ii:877–882
114. Schildkraut JJ (1969) Neuropsychopharmacology and the affective disorders. Little, Brown, Boston
115. Schneider K (1971) Klinische Psychopathologie. 9. Aufl. Thieme, Stuttgart
116. Shields J (1973) Heredity and psychological abnormality. In: Eysenck HJ (ed) Handbook of abnormal psychology. Knapp, San Diego
117. Sigerist HE (1933) The great doctors. Norton, New York
118. Skinner BF (1974) About behaviorism. Knopf, New York
119. Slater E (1943) The neurotic constitution: A statistical study of two thousand neurotic soldiers. J Neurology and Psychiatry 6:1–16
120. Slater E, Cowie V (1979) The genetics of mental disorders. Oxford University Press, Oxford
121. Slater E, Roth M (1969) Clinical psychiatry (ed 3): Williams Wilkins, Baltimore, plate viii
122. Slavney PR, McHugh PR (1975) The hysterical personality: An attempt at validation with the MMPI. Arch Gen Psychiatry 32:186–190
123. Slavney PR, Rich GB, Pearlson GD, McHugh PR (1977) Phencyclidine abuse and symptomatic mania. Biol Psychiatry 12:697–700
124. Smith EE, Medin DL (1981) Categories and Concepts. Harvard University Press, Cambridge
125. Smith GP (1982) Satiety and the problem of motivation. In: Pfaff DW (ed) The physiological mechanisms of motivation. Springer, New York
126. Snyder SH (1973) Amphetamine psychosis: A "model" schizophrenia mediated by catecholamines. Am J Psychiatry 130:61–67
127. Snyder SH, Banerjee SP, Yamamura HI, Greenberg D (1974) Drugs, neurotransmitters and schizophrenia. Science 184:1243–1253
128. Sullivan HS (1956) Clinical studies in psychiatry. Norton, New York
129. Swank RL (1949) Combat exhaustion: A description and statistical analysis of causes, symptoms and signs. J Nerv Ment Dis 109:475–508
130. Sydenham T (1884) The works of Thomas Sydenham, M.D. (vol 1). Sydenham Society, London
131. Szasz TS (1972) Geisteskrankheit – ein moderner Mythos? Walter, Olten, Freiburg i. Br.
132. Taylor F Kräupl (1976) The medical model of the disease concept. Br J Psychiatry 128:588–594
133. Taylor F Kräupl (1979) Psychopathology (rev ed). Johns Hopkins University Press, Baltimore
134. Terman LM, Oden MH (1947) The gifted child grows up. Stanford University Press, Stanford
135. Tuddenham RD (1948) Soldier intelligence in World Wars I and II. Am Psychologist 3:54–56
136. Victor M, Adams RD, Collins GH (1971) The Wernicke-Korsakoff Syndrome. Davis, Philadelphia
137. Watson RI (1963) The great psychologists. Lippincott, Philadelphia
138. Weisz JR, Yeates KO (1981) Cognitive development in retarded and nonretarded persons: Piagetian tests of the similar structure hypothesis. Psycholog Bull 90:153–178
139. Wheeler LR (1942) A comparative study of the intelligence of East Tennessee mountain children. J Educat Psychol 33:321–334

140. Whitehouse PJ, Price DL, Clark AW, Coyle JT, DeLong MR (1981) Alzheimer's disease: Evidence for selective loss of cholinergic neurons in the nucleus basalis. Ann Neurol 10:122–126
141. Wing JK (1978) Reasoning about madness. Oxford University Press, Oxford
142. Winokur G, Clayton PJ, Reich T (1969) Manic depressive illness. Mosby, St. Louis
143. Wolberg LR (1967) The technique of psychotherapy (ed 2). Grune Stratton, New York
144. Zinberg NE, Harding WM (1982) Control over intoxicant use: Pharmological, psychological and social considerations. Human Sciences Press, New York
145. Zubin J (1967) Classification of behavior disorders. In: Farnsworth PR (ed) Annual Review of Psychology (vol 19). Annual Reviews, Palo Alto